职业教育智慧康养相关专业系列教材

老年人能力评估实务

主编　李玲　齐丽丽　谷波

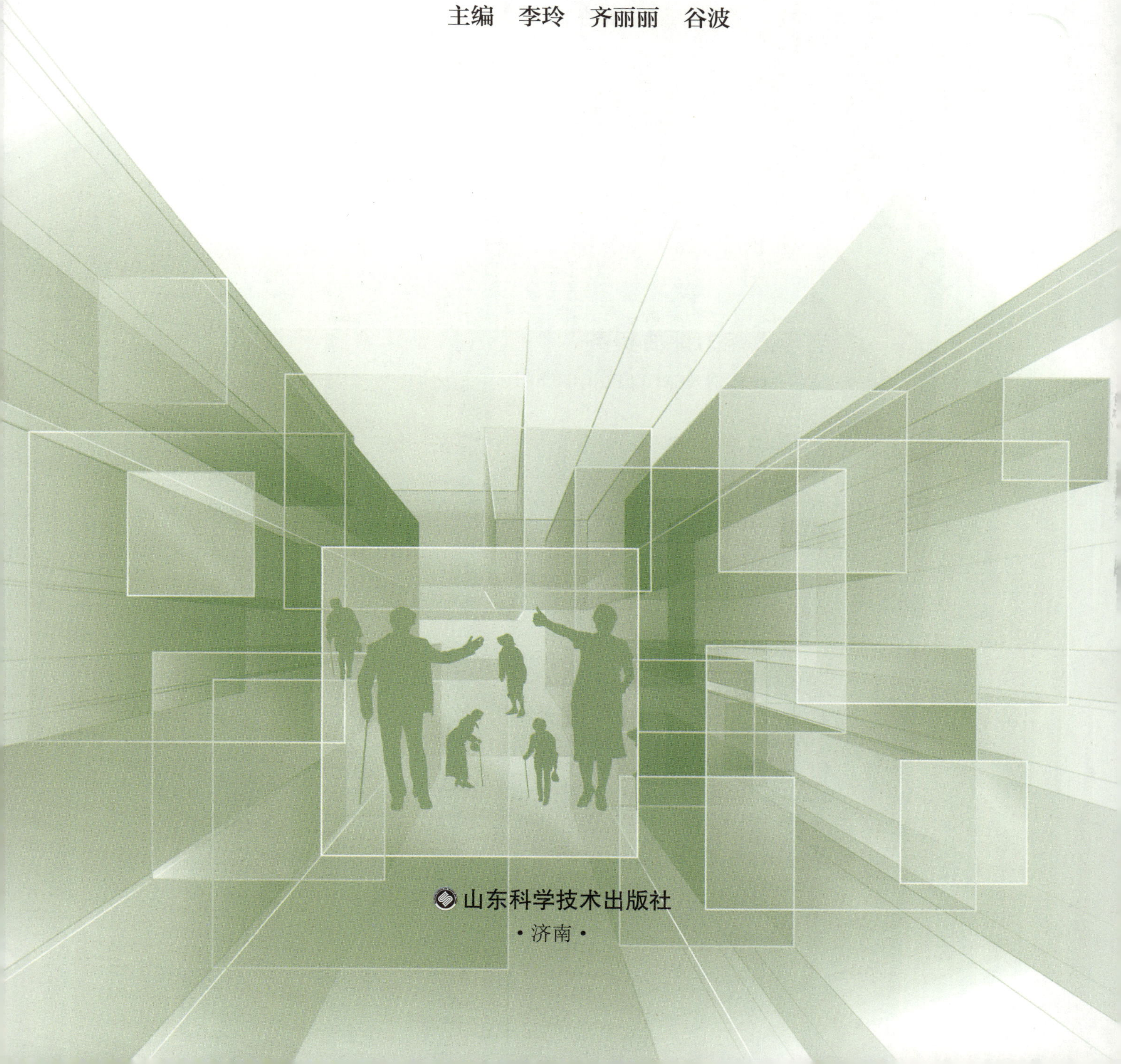

山东科学技术出版社

·济南·

图书在版编目（CIP）数据
老年人能力评估实务 / 李玲，齐丽丽，谷波主编. 济南 : 山东科学技术出版社，2025. 7. -- (职业教育智慧康养相关专业系列教材). -- ISBN 978-7-5723-2824-4
Ⅰ. R161.7
中国国家版本馆 CIP 数据核字第 20253G655L 号

老年人能力评估实务

LAONIANREN NENGLI PINGGU SHIWU

责任编辑：徐日强
装帧设计：孙小杰

主管单位：山东出版传媒股份有限公司
出 版 者：山东科学技术出版社
地址：济南市市中区舜耕路 517 号
邮编：250003　电话：（0531）82098088
网址：www.lkj.com.cn
电子邮件：sdkj@sdcbcm.com
发 行 者：山东科学技术出版社
地址：济南市市中区舜耕路 517 号
邮编：250003　电话：（0531）82098067
印 刷 者：山东华立印务有限公司
地址：济南市莱芜高新区钱塘江街 019 号
邮编：271100　电话：（0531）76216033

规格：16 开（210 mm × 285 mm）
印张：20.25　**字数**：489 千
版次：2025 年 7 月第 1 版　**印次**：2025 年 7 月第 1 次印刷
定价：79.80 元

系列教材审定委员会

系列教材编写委员会

编 委 会

主 编

李　玲　淄博职业技术大学

齐丽丽　济南护理职业学院

谷　波　济南市社会福利院

副主编

侯明杰　济南护理职业学院

范树腾　泰山护理职业学院

焦　艳　山东圣翰财贸职业学院

崔玉芬　泰山护理职业学院

秦　伟　山东济中健康医疗发展有限公司

编 委（以姓氏笔画为序）

于中江　济南护理职业学院

马丽静　泰山护理职业学院

王凯丽　济南护理职业学院

龙　纳　济南护理职业学院

丛　蕊　济南护理职业学院

闫福云　济南市社会福利院

杜文艺　泰山护理职业学院

吴风岭　泰山护理职业学院

张新峰　唐派集团

程　丞　济南护理职业学院

魏　玮　山东圣翰财贸职业学院

序言

人口老龄化的浪潮正以前所未有的速度重塑中国的产业结构、职业谱系与教育生态。面对“银发浪潮”，我们比以往任何时候都更需要一支既懂老年人身心特点，又精熟现代照护技术，并能在真实场景中迅速做出科学决策的高素质技术技能人才队伍。山东科学技术出版社策划出版的“职业教育智慧康养相关专业系列教材”恰逢其时，它以国家职业教育改革“岗课赛证”综合育人理念为纲，以行业真实岗位标准为目，以学习者认知规律为径，构建了一套兼具前瞻性、系统性、实用性的教学解决方案。作为长期深耕老年医学与康复护理领域的科研与教育工作者，我欣然受邀为这套教材作序，并向广大职业院校师生、康养机构从业者郑重推荐。

一、岗位导向：从“知识本位”到“能力本位”的范式跃迁

传统康养类教材往往侧重理论铺陈，而本系列教材在顶层设计之初，便由院校骨干教师与医养一线专家共同拆解“老年照护师”“健康照护师”“老年人能力评估师”等新职业的岗位任务，提炼出八大典型工作领域、百余项核心能力指标，并将其转化为可测可评的学习成果。例如，《老年人生活与基础照护实务》以“进食照护”为项目主线，嵌入口腔评估、吞咽障碍识别、辅助餐具选择、误吸应急处置四个递进式任务；《老年人常见急症照护与急救》则将心肺复苏、气道梗阻解除等急救流程拆解为“情境—判断—处置—记录”四步闭环。学生在完成项目的同时，同步达成岗位能力要求与证书考核要点，实现“所学即所用、所练即所考”。

二、课程重构：用“思维导图+微课+操作视频”打通隐性知识

老年人照护工作大量依赖程序性知识与情境判断，这些内容难以通过传统文本完整呈现。本系列教材创新性地引入全彩印刷与富媒体资源：

· 每章以思维导图勾勒知识框架，帮助学生快速建立“老年人生理—心理—社会”的整体观；

· 关键技能点配套 3 ~ 8 分钟微课，由专家、全国技术能手亲自示范，镜头聚焦手部细节与面部表情，方便学生反复观摩、模仿、纠错；

· 复杂操作流程（如轮椅—床转移、胰岛素笔注射、认知功能训练游戏）则采用“一镜到底”4K 操作视频的形式呈现，嵌入二维码，实现“书—屏”无缝切换。

这种设计不仅符合 Z 世代学习者“视觉优先、碎片化、即时反馈”的认知习惯，更有效地解决了“课堂学得到、岗位用不出”的脱节难题。

三、赛证融通：把竞赛标准转化为教学情境

教材同步对接全国职业院校技能大赛健康与社会照护赛项、养老服务技能赛项的评分细则，将“以赛促学、以赛促教”落到实处。例如，《老年人活动策划与设计》在“认知症老人小组活动”项目中，引入国赛“蒙台梭利疗法”任务单，要求学生从需求评估、方案设计、风险预案到现场实施全流程演练；教师则可直接使用教材配套的评分表进行课堂即时评价，实现课堂与赛场的“同标同质”。

四、心理—社会视角：让“照护”回归“人”的本质

值得称道的是，本系列教材并未止步于技术层面，而是将老年心理护理、人际沟通礼仪、社会参与活动设计等内容独立成册，强调“身心社灵”全人照护理念。《老年心理护理实务》以真实案例为引，系统梳理了抑郁、谵妄、孤独、丧亲哀伤等常见心理问题的识别—评估—干预—转介路径；《老年服务礼仪与沟通》则通过情景剧式脚本，示范如何与认知障碍老人进行“尊重式沟通”、如何与家属开展“坏消息告知”谈话。这些设计有助于学生在技术之外，培养“同理心、职业尊严、伦理敏感性”等核心素养。

五、持续更新：数字教材与产业技术同步迭代

教材中的视频、课件、案例将随行业标准、技术指南的更新而动态优化；同时开放教师社群，鼓励一线教师分享校本化改造资源，形成“出版—教学—产业”的良性反馈闭环。这种“活页式、工作手册式、融媒体化”的教材形态，正是职业教育“三教改革”的生动范例。

“莫道桑榆晚，为霞尚满天。”让每一位老年人都能享有质量与尊严兼具的晚年生活，既是时代命题，也是教育使命。山东科学技术出版社出版的这套“职业教育智慧康养相关专业系列教材”，以系统化的内容、立体化的资源、人性化的表达，为培养“有温度、有技术、有创新”的新时代康养人才提供了坚实支撑。我相信，它的出版将有力推动中国智慧健康养老专业的内涵式发展，并在全球积极应对人口老龄化的中国方案中留下浓墨重彩的一笔。

谨此为序。

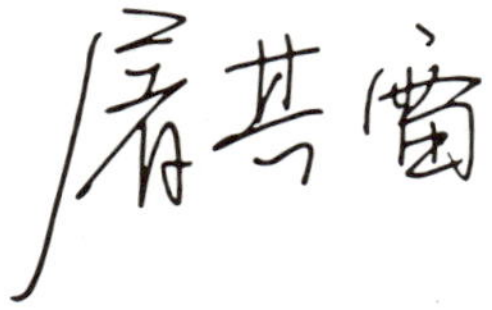

2025 年 5 月

前言

在人口老龄化深度发展的时代背景下，提供个性化、精准化的养老服务已成为行业发展的核心要求。精准评估是精准服务的前提和起点。科学、系统、规范地评估老年人的能力状况与照护需求，是制订有效照护计划、合理配置资源、提升服务质量、保障老年人尊严与福祉的关键环节。对于正在蓬勃发展的智慧健康养老产业而言，客观、动态的能力评估数据更是实现智能化服务匹配、风险预警和效果评价的核心基础。

为满足高职院校智慧健康养老专业人才培养的迫切需求，填补系统化、实务导向的老年人能力评估教材空白，我们组织编写了这本《老年人能力评估实务》。本教材旨在为智慧健康养老、老年服务与管理、老年护理与保健、社会工作等相关专业的学生，以及一线养老机构管理者、评估员、护理员、社工等从业人员，提供一套科学、实用、可操作性强的评估知识与技能体系。

本教材的核心定位与特色在于：

（1）紧扣国家标准，突出实务规范：本教材以国家最新发布的《老年人能力评估规范》等政策标准为核心框架，详细解读评估指标、等级划分标准及操作定义。重点阐述评估工作的全流程实务操作，包括评估前的准备与沟通、评估环境的设置、标准化评估工具（如日常生活活动能力量表 ADL、工具性日常生活活动能力量表 IADL、认知功能评估量表、感知觉与沟通评估等）的规范使用技巧、评估信息的准确记录与核查、评估结果的科学分析与等级判定、评估报告的规范撰写以及结果反馈的沟通艺术。

（2）聚焦核心能力，明晰应用导向：紧紧围绕“能力评估如何服务于照护实践”这一核心问题。不仅教授“如何评”，更强调“评了怎么用”。本教材深入解析评估结果在制订个性化照护计划、确定照护等级与收费标准、配置适老化辅具与环境、识别风险（如跌倒、走失、压疮）、监测健康状况变化及评价照护效果等方面的具体应用，使评估真正成为提升服务质量的“导航仪”。

（3）融入智慧技术，提升评估效能：积极响应智慧养老发展趋势，系统介绍信息技术在老年人能力评估领域的创新应用。强调智慧工具在提升评估效率、客观性、连续性及大数据分析方面的优势，同时也关注其使用中的伦理与数据安全问题。

（4）立足高职教育，强化技能实操：充分体现职业教育“做中学、学中做”的特色。本教材结构清晰，语言精练易懂，包含大量真实评估案例解析、标准化评估量表（样表）、操作流程图解、常见评估场景模拟与沟通话术示例。本教材还设计了丰富的情景模拟、角色扮演、案例分析、上机操作（电子评估系统）等实训任务，着力培养学生的观察力、沟通力、判断力、工具运用能力及规范操作能力等核心职业素养。

（5）贯穿伦理关怀，注重个体差异：始终强调评估工作应秉持“以人为本、尊重尊严”的伦理原则。深入探讨评估过程中的沟通技巧与同理心运用，如何有效应对认知障碍、听力障碍、情绪低落等特殊状况，以及如何在尊重老年人意愿的基础上进行合作式评估。强调评估是理解老年人、与其建立信任关系的过程。

（6）内容权威实用，反映行业前沿：编写团队由具有丰富教学经验、一线评估实践经验的教师、养老机构评估专家、医护人员等组成，确保内容的科学性、权威性和实用性。本教材内容紧密追踪国内外老年人能力评估的最新研究进展、政策动态和实践经验。

我们期望《老年人能力评估实务》能够成为智慧健康养老相关专业学子掌握核心评估技能、迈入行业门槛的实用指南，也能为在职从业者规范评估操作、提升专业水平提供有力支持。本教材编写力求严谨务实，但疏漏之处在所难免，恳请各位专家、同仁和同学们在使用中提出宝贵意见，以便我们持续修订完善。

在追求高质量养老服务的道路上，精准评估是照亮前路的第一盏灯。让我们共同努力，以专业的评估为起点，用智慧与爱心，为每一位老年人描绘出更有质量、更有尊严的幸福晚年图景！

齐丽丽

2025 年 5 月

目 录

CONTENTS

项目一

老年人综合能力评估认知

学习目标

素质目标

1. 具有以老人为中心，“以人为本”的职业素养及公平公正诚信的职业道德。
2. 具备善于与老年人进行有效沟通的素质及在服务中时刻保护老人安全的安全意识。

知识目标

1. 了解掌握老年人综合评估的基本概念和重要性。
2. 熟悉老年综合评估的流程。
3. 掌握老年人综合评估的内容、方法和注意事项。

能力目标

1. 能够有效地与老年人沟通，准确地进行相关评估。
2. 能运用适当的评估工具对老年人进行评估。

知识导读

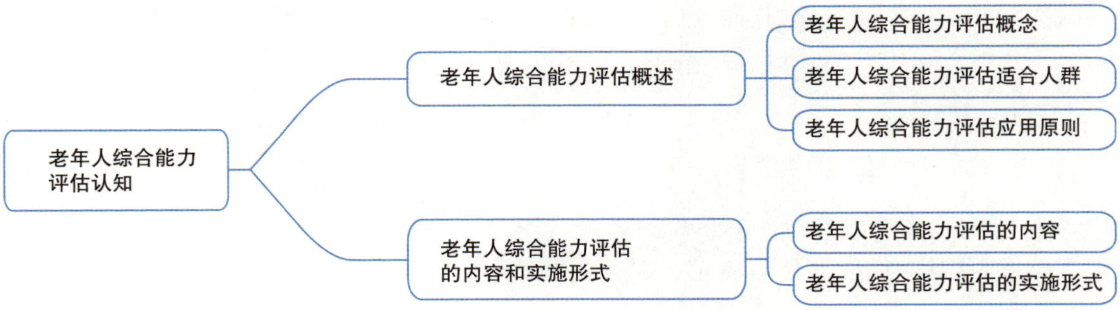

赛证对接

本项目知识、能力、素质在比赛中通过实际照护任务的形式考查相关评估项目，通常考察选手在真实情境下的应对能力，参赛选手需要根据老年人的具体情况，对老年人进行日常生活能力评定、肌力评估、关节活动度评估、平衡评定、吞咽障碍的评估等。此外，通常还有制作相关的照护计划、健康教育海报和反思报告等环节。

任务一　老年人综合能力评估概述

知识殿堂

课件

一、老年人综合能力评估概念

理想状态下，健康老年人应体现为身体、心理、社会适应、环境及道德健康方面的和谐统一。然而，多数老年人实际上处于亚健康或疾病状态，表现出多病共存、多系统功能障碍、多种老年综合征及多种老年问题的特征。

随着全球人口老龄化进程的加速，老年人的健康需求和健康状况越来越受到重视。如何从人的整体出发，多维度、全面、科学地实施老年综合能力评估，是开展老年人健康管理、实现健康老龄化目标的关键因素，也是制订全面的照护和随访保健计划，促进老年人身心健康的必要条件。与传统的医学评估相比，老年综合评估通过对老年人的生活质量和功能状态进行精确评估，不仅可以改善老年人的日常生活能力和认知功能，提高生命质量和预期健康寿命，而且还可以降低医疗需求和费用，节省医疗卫生资源。近 30 年来，国内外关于老年人综合能力评估的研究发展迅速，已成为老年医学、养老照护和健康管理领域的重要研究内容之一。

老年人综合能力评估是指以一系列评估量表为工具，从老年人的躯体状况、心理情感、认知功能、社会支持和生活环境等方面进行全面系统的评估，从而明确老年人的健康支持和康养服务的目标和重点。因此，老年人综合能力评估是一个诊断评估的过程，也是一个康养干预的过程，其目的就是采用多学科团队合作的方式，制订符合老年人当下情况的照护措施，并通过持续性跟踪服务，及早发现老年人潜在的健康问题，持续为老年人提供合适的康养服务，最大限度地提高老年人的生活质量。

二、老年人综合能力评估适合人群

（一）老年综合评估（comprehensive geriatric assessment，CGA）的目标人群

CGA 的适用对象虽无严格界定，但通常认为，符合以下任一条件的老年人应考虑进行 CGA。

1. 年龄 65 岁及以上，患有多种慢性疾病（共病）且需服用多种药物，或伴有精神行为异常。
2. 生活自理能力或日常活动功能受损，尤其是近期有明显恶化者。
3. 经过急性期住院治疗有一定程度功能下降的患者，或经住院者。

4. 经过运动、神经、呼吸、心脏或智能康复的患者。

5. 具有跌倒、痴呆、尿失禁、晕厥、谵妄、抑郁症、慢性疼痛、睡眠障碍和帕金森病等常见老年综合征的患者。

6. 存在压疮、便秘、营养不良、运动功能障碍或肢体残疾等常见老年照护问题的患者。

7. 存在社会支持问题，如独居、缺乏社会支持、疏于照护者。

8. 存在居住环境、社会环境和文化环境不良者。

9. 其他需要根据实际情况做 CGA 者。

（二）CGA 的非目标人群

1. 基本健康或经治疗已完全康复的比较年轻的老年人。

2. 处于急危重症状态的老年人。

3. 严重痴呆或功能完全丧失的老年人。

4. 处于疾病终末期或完全卧床的老年人。

三、老年人综合能力评估应用原则

由于身体老化、罹患多种慢性疾病等，对老年人进行综合能力评估时，应严格遵循以下原则。

1. 以老年人为中心原则

在评估活动中，必须充分尊重并考虑老年人的个人意愿与舒适度，确保他们始终作为评估过程的主体。

2. 客观性和准确性原则

评估人员必须保持严谨认真的态度，确保评估的客观公正性，不得因时间紧迫或评估任务繁重而采取草率的处理方式。同时，评估人员亦不应因对评估内容缺乏了解而机械地套用评估方法。在进行评估时，评估人员需全面掌握老年人的认知能力、语言表达、情绪状态及其所处的环境因素，以确保评估结果与老年人的实际状况相一致。在评估过程中，若遇到不明确的问题，评估人员应通过反复询问和细致观察进行确认。

3. 动态评估原则

老年人的健康状况和功能状态可能会随着时间和环境的变化而发生变化。因此，评估应在老年人健康状况变化时、机体功能减退时、遇到不良事件时、入院后、住院诊疗过程中及出院随访工作中常规开展，从而迅速识别并解决老年人的健康隐患，实施针对性的干预措施。

4. 个体差异原则

鉴于老年人个体差异显著，评估工作需紧密结合个体实际状况。尽管存在疾病的共性表现，但随着年龄的增长，老年人可能会表现出非典型的临床症状，其症状、体征不明显。因此，评估工作必须因人而异，避免一概而论。

【练习题】

扫一扫二维码查看练习题。

扫一扫

任务二　老年人综合能力评估的内容和实施形式

知识殿堂

一、老年人综合能力评估的内容

课件

老年综合评估的内容涵盖多个方面，以确保全面、深入地了解老年人的健康状况和需求。具体评估内容主要包括以下几项。

（一）一般医学评估

即传统医学诊断，其为一种以疾病为核心的诊疗模式。评估的目的在于明确疾病的种类及其严重程度，所采用的方法包括病史采集、体格检查、影像学检查、电生理检测及实验室检查等。通过这些方法，最终实现对疾病的明确诊断，并详细记录治疗过程。

（二）功能状态评估

功能状态评估是指老年人处理日常生活的能力和肢体运动功能状态，其完好与否影响着老年人的生活质量。老年人的功能状态受到年龄、疾病、运动、情绪、视力、听力等因素的影响，因此在评估时要结合老年人的身体健康、心理健康和社会健康状况进行全面衡量。

1. 日常生活活动能力（activities of daily living，ADL）

日常生活活动能力分为基本日常生活活动能力（basic ADL，BADL）评估和工具日常生活活动能力（instrumental ADL，IADL）评估两种。BADL 评估内容包括生活自理活动和开展功能性活动的能力，如平地走动、移位（从床上坐到椅子上）、洗漱、穿衣、如厕、尿便控制、上下楼梯、沐浴和进餐等，可通过直接观察或间接询问的方式进行评估；IADL（日常生活活动）评估过程更为复杂，涉及对患者在独立服药、财务处理、家务管理、购物、使用公共交通工具及电话使用等多方面能力的综合评估。在日常生活活动评估中，必须详尽地询问患者是否具备独立完成既定任务的能力，或是需他人协助。同时，应评估患者对辅助器具的使用状况，例如手杖或助行器，包括使用辅助设备的时长及在何种情境下使用。评估的核心应聚焦于患者的功能活动能力。有效筛查 ADL 的工具包括 Barthel 量表、Katz ADL 量表和 Lawton IADL 量表。

2. 肢体运动功能状态

肢体运动功能状态分为肌力、关节活动度、平衡和步态等方面。

肌力是肌肉收缩时产生的最大力量。国际上普遍应用的肌力分级方法是 0 ~ 5 级，之后，在此基础上改良的肌力分级，多应用在康复科医生的专科评估。

关节活动度测量是对关节活动幅度的大小进行测量，包括主动活动、被动活动、关节活动轴。一般采用目测或量角器进行测量，可用于评估老年人关节受损后丧失活动功能的程度和关节活动功能恢复程度。在测量时，要求老年人的身体姿势可坐位、立位、仰卧位、俯卧位等。

平衡和步态评估主要是测量老年人的平衡能力是否障碍及步态是否异常，这对预防老年人的跌倒非常重要。常用的评估方法有观察法、量表测试法和平衡仪测试法。常用的评估工具有Berg平衡量表、计时“起立–行走”测试量表。

（三）精神心理评估

精神心理评估主要包括认知功能评估、谵妄评估、情绪和情感等的评估。有效筛查认知功能障碍的工具，包括画钟试验（clock drawing test，CDT）、简易智能评估量表（mini–mental status examination，MMSE）、简易操作智能问卷（short portable mental state questionnaire，SPMSQ）和蒙特利尔评估量表（montreal cognitive assessment，MoCa）等。在痴呆和谵妄的评估中进行认知功能的评估是一种非常重要且十分有效的方法。对于谵妄评估，美国精神病学协会指南建议采用意识障碍评估方法。情绪和情感的评估包括抑郁和焦虑的评估。焦虑是个体感受到威胁时的紧张、不愉快的情绪状态，但无法说出明确的焦虑对象。常通过询问、观察老年人是否存在焦虑症状，常用的焦虑量表有汉密顿焦虑量表、Zung焦虑自评量表、Beck焦虑量表及焦虑状态特质问卷等。抑郁是个体失去某种其重视或追求的东西时产生的情绪状态。老年人常见的抑郁症状表现失眠、早醒、疲乏、头晕、全身不适等各种躯体症状。常通过询问、观察，综合判断老年人有无抑郁情绪，常用抑郁评估量表有汉密顿抑郁量表、Zung抑郁自评量表、老年抑郁量表、流调中心抑郁量表、Beck抑郁量表等。

（四）社会评估

社会评估主要针对老年人的社会适应能力、社会关系网络及社会支持系统、社会服务利用情况、经济状况、特殊需求、角色定位及文化背景等方面进行综合评估。此外，还包括对老年人遭受虐待情况的评估。在社会评估过程中，社会工作者扮演着至关重要的角色，必须对患者的个人价值观、精神依托及临终关怀意愿（包括遗嘱的制定）给予高度关注，并对患者遭受的遗弃、忽视、不公正对待及身心虐待等状况进行全方位的评估。在所有情况下，均应充分尊重患者的文化背景和宗教信仰。针对老年人虐待的评估，主要聚焦于老年人是否遭受遗弃、忽视、不公正对待及身心虐待等方面。

（五）环境评估

环境评估是对老年人生存的物理环境、社会环境、精神环境和文化环境等方面的评估。在对物理环境的评估中，老年人的居家安全评估是最为主要的，常用家庭危险因素评估工具（home fall hazards assessments，HFHA）进行环境评估，该工具对预防老年人跌倒及其他意外事件具有极为重要的作用。

（六）生活质量评估

老年人生活质量的综合评估对于衡量其幸福度具有重要的意义。世界卫生组织将生活质量定义为不同文化和价值体系中的个体对他们的生存目标、期望、标准及所关心的事情相关的生存状况的感受。中国老年医学会将生活质量定义为60岁或65岁以上的老年人群身体、精神、家庭和社会生活满意的程度和老年人对生活的全面评价。

老年人在生理功能、健康状况、经济状况、社会支持、信仰体系、文化种族背景、价值观及个人喜好等方面均存在显著差异，老年医疗工作者应充分顾及上述问题，以便对老年人进行全面评价。生活质量的评估对于老年人的健康管理和疾病管理具有重要价值。目前生活质量评估最常用的工具是“36 项健康调查简表”（short form–36 health survey，SF–36）。此外，也有学者应用生活满意度指数量表、老年幸福度量表、诺丁汉健康量表、世界卫生组织生存质量测定量表和欧洲五维健康量表等进行老年生活质量评估。

（七）常见老年综合征或问题的评估

常见的老年综合征有跌倒、痴呆、尿失禁、晕厥、谵妄、帕金森病、失眠、抑郁、慢性疼痛和多重用药等，常见的老年问题有压疮、便秘、肺栓塞、吸入性肺炎、深静脉血栓、肢体残疾和临终关怀等。针对上述综合征或问题的评估，需采用老年综合评估方法，通过多学科整合管理团队的协同工作，共同为患者制订综合性的诊疗、康复及照护计划，旨在最大限度地减少老年残疾的发生率，并显著提升老年人的生活质量。

二、老年人综合能力评估的实施形式

老年人综合能力评估的实施形式多种多样，可以根据实际情况选择适合的方式。以下是一些常见的评估实施形式。

1. 测试

测试是指用标准化的量表或问卷，测量老年人的身心状况、功能状态和社会环境状况等。量表或问卷的选择必须根据老年人的具体情况来确定，病情需要考虑量表或问卷的信度和效度。目前国内老年综合评估常用的综合量表有 OARS 量表中文版、老年健康功能多维评定量表等；国外老年综合评估常用的综合量表有 OARS 量表、CARE 量表等。评估人员依据量表的指导原则，对老年人进行评估，并依据所得分数精确地判断其健康状况及需求。

2. 访谈

访谈是指通过与老年人、家属、照护者和相关的医护人员进行的交谈，了解老年人的健康情况。在交谈中，照护员通过应用有效的沟通技巧，与老年人及其相关人员建立良好的信任关系，有效获得老年人的健康状况、生活习惯、心理状态等资料信息。针对有沟通障碍的老年人，例如失语、失聪、失智者，照护员应认真和老年人的家属、照护者及相关的医护人员进行沟通，以保证收集信息的全面性和准确性。

3. 阅读

阅读是指通过查阅医疗和护理记录、病历、辅助检查结果及社区的健康档案等资料，获得老年人健康信息。

4. 观察

观察是指对老年人的行为、表情、言语等外在表现的细致观察，以掌握其健康状况和需求。该方法能够直观地揭示老年人的身心状态，但对评估者而言，需要具备高度的观察敏锐性和准确的判断能力。

5. 跨学科团队协作

老年综合评估涉及多学科知识与技能的综合运用，因此必须依赖跨学科团队的协作以进行评估。团队成员可能包括医师、护理人员、心理咨询服务提供者、社会工作专业人员等，他们通过协同工作，对老年人进行全面、深入的评估，并制订相应的健康管理计划。对评估团队应定期进行老年人综合评估课程的培训和学习，并开展特殊病例讨论会，以提升老年人综合能力评估的准确性。

此外，在实施老年人综合能力评估时，还需要注意以下几点。

1. 确保评估的准确性和客观性

评估过程必须运用标准化的工具和方法，以确保结果的准确性和客观性；评估人员应具备相应的专业知识和丰富的实践经验，以便准确评估老年人的健康状况和需求。

2. 尊重老年人的意愿和隐私

在评估过程中，应充分考虑老年人的意愿和隐私，确保他们在评估过程中的舒适度和尊严。评估人员应建立有效的沟通机制，深入了解老年人的需求和期望，并努力满足其合理的要求。

3. 制订个性化健康管理方案

依据评估结果，为老年人定制个性化健康管理方案。该方案应涵盖针对老年人健康状况及需求的详细措施与建议，包括但不限于药物治疗、康复训练、心理支持等。此外，方案需具备操作性和可持续性，以长期指导老年人的健康管理。

4. 实施定期随访与综合评估

对老年人进行定期随访与综合评估，以精确掌握其健康状况及需求变化。此过程有助于迅速识别健康风险与潜在问题，从而及时实施有效干预。同时，随访与评估亦可为健康管理方案的调整提供数据支持，确保方案的针对性与有效性。

因此，老年人的综合能力评估是一项涉及多学科知识与技能的全面深入的健康管理工作。该评估的实施目的在于及时识别健康问题及潜在风险，并据此采取针对性的干预措施，以有效提高老年人的生活质量和健康水平。因此，在养老领域有必要加强对老年人综合能力评估的重视程度，并推广其应用，以期为老年人提供更为全面和专业的健康管理服务。

【练习题】

扫一扫二维码查看练习题。

扫一扫

项目二

老年人生理与健康照护评估

学习目标

素质目标

1. 具有以老人为中心，“以人为本”的职业素养及公平公正诚信的职业道德。
2. 具备善于与老年人进行有效沟通的素质及在服务中时刻保护老人安全的安全意识。

知识目标

1. 了解老年人生理与健康照护评估的概念和相关疾病的病因。
2. 熟悉老年人生理与健康照护评估的相关疾病的临床表现。
3. 掌握年人生理与健康照护评估的内容、方法和注意事项。

能力目标

1. 能够准确地对老年人生理与健康照护进行评估。
2. 能运用所学知识完成对老年人生理与健康照护评估。

知识导读

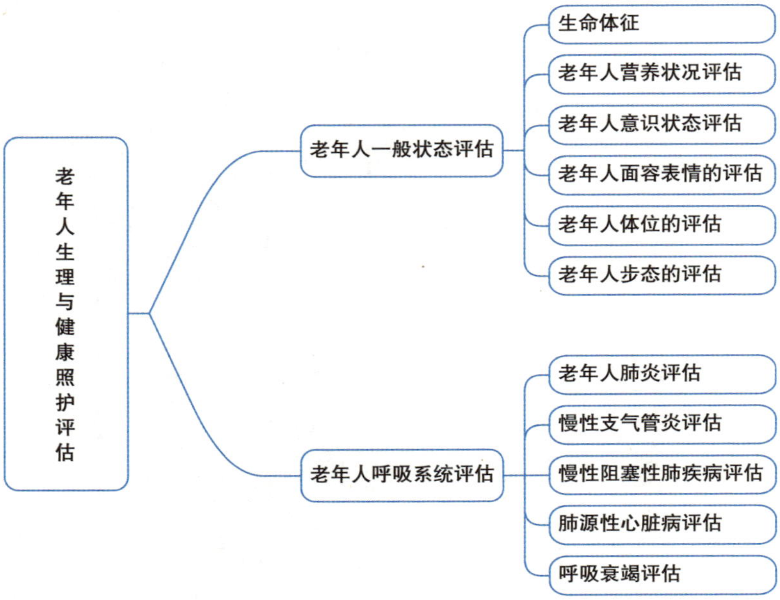

- 老年人生理与健康照护评估
  - 老年人循环系统评估
    - 老年高血压评估
    - 老年冠心病评估
    - 老年心力衰竭评估
    - 老年深静脉血栓评估
    - 老年动脉栓塞评估
  - 老年人消化系统评估
    - 胃食管反流病评估
    - 消化性溃疡评估
    - 老年人消化功能不良评估
    - 肝硬化评估
    - 老年人糖尿病评估
  - 老年人神经系统评估
    - 意识障碍评估
    - 神经系统疾病评估
  - 老年人泌尿系统评估
    - 尿路感染评估
    - 尿石症评估
    - 良性前列腺增生评估
  - 老年人运动系统评估
    - 骨关节炎评估
    - 骨质疏松骨折评估
    - 颈椎病评估
  - 老年人常见急重症的评估
    - 老年人急重症常用的评估工具
    - 低血糖症评估
    - 晕厥评估
    - 气胸与血胸评估
    - 急腹症评估

赛证对接

本项目知识、能力、素质在比赛中通过实际照护任务的形式考查相关评估项目，通常考察选手在真实情境下的应对能力，参赛选手需要根据老年人的具体情况，对老年人进行生命体征测量、慢性阻塞性肺病、冠心病、高血压、脑卒中等相关疾病的评估。此外，通常还有制作相关的照护计划、健康教育海报和反思报告等环节。

任务一　老年人一般状态评估

案例导入

李爷爷，76 岁，退休教师，住怡乐养老院。2 天前因气温突然下降而受凉，出现咳嗽、咳白色黏痰，鼻流清涕、咽喉痛；今天咳嗽、咳痰症状加重，并出现高热寒战、头痛、全身疼痛等症状。作为李爷爷的照护员，小王发现了李爷爷的精神欠佳，食欲比较差。

任务描述

1. 作为李爷爷的照护员，小王下一步应该怎样对李爷爷进行评估？

2. 针对评估结果，帮助小王书写对李爷爷实施照护方案。

知识殿堂

课件

一般而言，状态评估主要是对老年人整体身体状况开展概括性的观察。其评估的具体内容涵盖生命体征、营养状况、意识情况、面容、体位及步态等多个方面。

一、生命体征

生命体征是判断生命活动是否存在及评估其质量的关键指标，是进行身体状况评估时必不可少的检查项目，主要包含体温、脉搏、呼吸和血压。

（一）体温

体温（temperature，T）指的是人体内部的温度，通常通过测量体表温度来了解体温的变化情况。体温出现异常变化是众多疾病的重要表现之一。测量体温需要用到体温计，且采用摄氏度进行记录。常见的体温测量方法有口测法、肛测法和腋测法。

参考范围：口腔的正常体温范围在 36.3 ~ 37.2 ℃；直肠的正常温度范围为 36.5 ~ 37.7 ℃；腋下的正常温度范围 36.0 ~ 37.0 ℃。

临床意义：不同个体的正常体温会存在细微差异，并且会受到昼夜节律、年龄、运动、饮食、性别、情绪及环境温度等内外因素的影响而产生一定波动。不过，在一天当中，体温的波动范围通常不会超过 1 ℃。体温高于正常标准被称为发热。体温低于正常则称为体温过低，这种情况主要出现在休克、甲状腺功能减退、严重营养不良或者长时间处于低温环境等状况下。

（二）脉搏

1. 脉搏

脉搏（pulse，P）即动脉脉搏，其变化能够反映心脏跳动的速度和节律。在进行评估时，主要通过触诊浅表动脉来获取相关信息，其中最常用的是桡动脉。在特殊情况下，也可以触诊肱动脉、股动脉、颈动脉或者足背动脉等。测量过程中，必须留意脉搏的脉率、脉律、紧张度、动脉壁弹性、强弱及波形等。

2. 脉率

脉率是指每分钟脉搏跳动的次数。在清醒、安静的状态下，正常成年人的脉率为 60 ~ 100 次／分。若脉率超过 100 次／分，则为脉率增快；低于 60 次／分，则为脉率减慢。生理、病理状况或者药物作用都可能导致脉率发生增快或减慢的变化。从生理角度来看，老年人的脉率相对较慢，而女性和儿童的脉率较快，3 岁以下儿童的脉率大多在 100 次／分以上；情绪激动、运动等因素会使脉率加快。在病理状态下，发热、贫血、甲状腺功能亢进、快速型心律失常或者休克等情况会导致脉率增快；颅内压增高、甲状腺功能减退或者缓慢型心律失常等则会使脉率减慢。一般情况下，脉率与心率是一致的，但在某些心律失常，如心房颤动或频发期前收缩时，脉率可能会慢于心率。在这种情况下，测量脉率时需要同时计数心率。

3. 脉律

脉律指的是脉搏的节律，它基本上可以反映心脏搏动的节律。正常情况下，人的脉律是规则的。不过，在正常儿童、青少年或者部分成年人中，可能会出现窦性心律不齐的现象，具体表现为吸气时脉搏增快，呼气时减慢。当出现心律失常时，脉律会变得不规则，例如心房颤动时，脉律呈现绝对不规则的状态。

4. 紧张度和动脉壁弹性

脉搏的紧张度与动脉硬化的程度有关。可依据手指按压桡动脉所施加的压力和感知觉来估计血管的弹性。正常人动脉管壁柔软、光滑，并且有一定的弹性。如果将桡动脉压紧，虽然远端手指触不到动脉搏动，但可触及条状动脉的存在，呈条索状、迂曲或呈结节状，并且硬而缺乏弹性，提示动脉硬化。

5. 强弱

脉搏的强弱与心输出量、脉压及外周血管阻力相关。脉搏增强见于高热、甲状腺功能亢进或者主动脉瓣关闭不全等。脉搏减弱见于心力衰竭、主动脉瓣狭窄或者休克等。

6. 波形

脉搏波形指脉搏的形态变化，临床常见的异常脉搏波形有以下几种。

（1）冲击波脉（水冲脉）：呈现陡峭上升沿与快速下降沿特征，常见于主动脉瓣反流及严重贫血。增强检测法：采用改良 Mackenzie 手法（前臂上举至耳平位）可使阳性检出率提升 40%。

（2）呼吸相关脉（奇脉）：吸气相脉压差下降≥ 10 mmHg，典型病例包括心包积液及缩窄性心包炎。病理机制涉及吸气相胸腔负压增加导致静脉回流受限。

（3）交替脉：指节律规则而强弱交替出现的脉搏，是左心室收缩强弱交替的结果，也是早期左心功能不全的重要体征之一。交替脉常见于高血压心脏病、急性心肌梗死导致的心力衰竭等。

（三）呼吸

呼吸（respiration，R）是非常重要而且直观的生命体征之一，有节律的自主呼吸提示生命体征的存在，若呼吸停止则可说明生命即将停止或已经停止。

1. 呼吸运动

呼吸运动的类型包括胸式呼吸和腹式呼吸。女性以胸式呼吸为主，成年男性及儿童则以腹式呼吸为主。胸式呼吸减弱可见于肺炎、重症肺结核、胸膜炎、肋间神经痛及肋骨骨折等；腹式呼吸减弱可见于腹膜炎、大量腹腔积液、肝脾极度肿大、腹腔内巨大肿瘤及妊娠晚期等。

2. 呼吸频率与深度

正常成年人静息状态下，呼吸频率为 12 ～ 20 次 / 分，呼吸频率与脉搏之比为 1∶4；新生儿呼吸频率约为 44 次 / 分，呼吸频率随着年龄增长而逐渐减慢。

（1）呼吸频率异常。①呼吸过缓：呼吸频率低于 12 次 / 分，见于镇静剂或麻醉剂过量、颅内压增高等。②呼吸过速：呼吸频率超过 20 次 / 分，见于发热、疼痛、贫血、甲状腺功能亢进及心力衰竭等。一般情况下体温每升高 1 ℃，呼吸频率约增加 4 次 / 分。

（2）呼吸深度异常。①呼吸深快；可见于剧烈运动、情绪激动或者过度紧张等，糖尿病酮症酸中毒和尿毒症酸中毒也可出现深长而快的呼吸，又称库斯莫尔（Kussmaul）呼吸。②呼吸浅快：常见于肥胖、呼吸肌麻痹、严重腹胀、大量腹腔积液、肺炎、胸膜炎及胸腔积液等。

3. 呼吸节律

静息状态下，正常成年人呼吸均匀、节律规则。病理状态下，可出现呼吸节律的变化。

（四）血压

血压（blood pressure，BP）是指血管内的血液对单位面积血管壁产生的侧压力，通常指动脉血压。心室收缩时，主动脉内压力在收缩中期达到最高值，称为收缩压；心室舒张时，主动脉内压力在舒张末期达到最低值，称为舒张压；收缩压与舒张压之差称为脉压。

1. 血压标准

血压水平的定义和分类见表 2-1-1。

表 2-1-1　血压水平的定义和分类

类别	收缩压 / mmHg	舒张压 / mmHg
正常血压	<120	和 <80
正常高值	120 ～ 139	和 / 或 80 ～ 90
高血压	≥ 140	和 / 或≥ 90
1 级高血压（轻度）	140 ～ 159	和 / 或 90 ～ 99
2 级高血压（中度）	160 ～ 179	和 / 或 100 ～ 109
3 级高血压（重度）	≥ 180	和 / 或≥ 110
单纯收缩期高血压	≥ 140	和 <90

注：当老年人的收缩压与舒张压分属不同级别时，以较高的分级为准；单纯收缩期高血压也可按照收缩压水平分为 1、2、3 级。

2. 老年人常见血压异常的种类

（1）高血压：在安静、清醒的状态下，用标准测量方法，至少 3 次非同日血压的收缩压达到或超过 140 mmHg 和 / 或舒张压达到或超过 90 mmHg 为高血压；如果仅收缩压达到高血压标准，则称为单纯收缩期高血压。高血压绝大多数是原发性高血压，只有约 5%继发于其他疾病，称为继发性高血压，如慢性肾炎或者肾动脉狭窄等。

（2）低血压：血压低于 90 / 60 mmHg 为低血压，多见于休克、极度衰弱、急性心肌梗死等。低血压与体位变化有关者则称为体位性低血压。

（3）血压不对称：正常情况下，双侧上肢血压差在 5 ~ 10 mmHg。若双上肢血压相差大于 10 mmHg 即为血压不对称，见于血管闭塞性脉管炎、先天性动脉畸形、多发性大动脉炎等。

（4）上下肢血压差缩小：正常时下肢血压高于上肢血压 20 ~ 40 mmHg，若下肢血压等于或低于上肢血压，则称为上下肢血压差缩小。上下肢血压差缩小常见于主动脉缩窄、胸腹主动脉型大动脉炎等。

（5）脉压增大：正常成年人脉压为 40 ~ 60 mmHg，超过 65 mmHg 则称为脉压增大，见于主动脉瓣关闭不全、甲状腺功能亢进、动脉导管未闭、严重贫血和动静脉瘘等。

（6）脉压减小：脉压低于 30 mmHg 称为脉压减小，常见于主动脉瓣狭窄、心包积液或者严重心力衰竭。

二、老年人营养状况评估

老年人的营养状况与老年人食物的摄入、消化、吸收及代谢等因素密切相关，是判断老年人健康和疾病程度的标准之一。营养状态一般比较容易评价，通常根据皮肤、毛发、皮下脂肪及肌肉的发育情况进行综合判断。最简便而迅速的方法是观察皮下脂肪的充实程度，最方便和最适宜的评估部位是前臂屈侧或上臂背侧下 1 / 3 处。此外，在一定时间内观察体重的变化也可以反映营养状态（详见项目七任务二老年人营养与饮食问题评估）。

三、老年人意识状态评估

意识是大脑功能活动的综合表现，即对环境的知觉状态。凡能影响大脑功能活动的疾病均可引起程度不等的意识改变，称为意识障碍。

判断老年人的意识状态多采用直接询问的方法，对于病情较为严重的老年人，还应进行痛觉试验、瞳孔对光反射等评估。根据意识障碍的程度可将其可分为嗜睡、意识模糊、昏睡、昏迷及谵妄等（见项目二任务五老年人神经系统评估部分）。

四、老年人面容表情的评估

面容与表情是老年人健康状况的重要观察指标，通过系统评估可以识别潜在疾病（如疼痛、神经系统疾病、心理问题等）、判断老年人的情绪状态（如抑郁、焦虑），为制订个性化照护计划提供依据。

1. 面容评估

（1）面部对称性：观察双侧眼裂、鼻唇沟、嘴角是否对称。

面瘫（如脑卒中）：一侧额纹消失、眼睑闭合不全、口角歪斜。

帕金森病：面具脸（表情减少、眨眼减少）。

（2）皮肤与黏膜：面色：苍白提示老年人可能患有贫血；潮红提示老年人可能有发热、高血压；发绀提示老年人可能患有缺氧。皮肤干燥或水肿提示老年人可能有营养不良、肾功能异常。口腔黏膜溃疡或苍白提示老年人可能患有维生素缺乏、贫血。

（3）眼部表现：眼睑下垂提示老年人可能患有肌无力、神经系统疾病。结膜充血提示老年人可能患有感染、过敏。巩膜黄染提示老年人可能患有肝胆疾病。

2. 表情评估

（1）自然表情观察：在安静状态下观察老年人面部肌肉活动。

淡漠：表情呆板、反应迟钝提示老年人可能为抑郁或痴呆。

痛苦表情：皱眉、紧闭双眼提示老年人可能有疼痛。

（2）情绪反应测试：

方法：通过简单对话或互动（如讲笑话、询问喜好）观察表情变化。

抑郁：嘴角下垂、眼神回避、笑容短暂或不自然。

焦虑：眉头紧锁、频繁眨眼。

老年人表情评估见表 2–1–2。

表 2–1–2　老年人表情评估

评估发现	可能原因	照护措施
面部不对称	脑卒中、面神经炎	及时就医，康复训练（如面部按摩）
表情淡漠	抑郁、痴呆	增加社交互动，心理支持
痛苦表情（皱眉等）	慢性疼痛、不适	询问疼痛部位，协助调整体位或用药
面色苍白	贫血、营养不良	调整饮食，补充铁剂或维生素

五、老年人体位的评估

体位是指老年人身体所处的状态。体位对某些疾病的诊断具有一定意义。常见体位有自主体位、被动体位、强迫体位。

1. 自主体位

身体活动自如，不受限制，见于正常人、病情较轻或疾病早期老年人。

2. 被动体位

老年人不能自己随意调整或变换身体的位置，见于瘫痪、机体极度衰竭或意识丧失的老年人。

3. 强迫体位

为了减轻疾病的痛苦，被迫采取某种特殊的体位。

六、老年人步态的评估

步态是反映老年人运动功能、神经系统健康及跌倒风险的重要指标。通过步态评估可以：早期发现异常：如帕金森病、脑卒中后遗症、关节炎等；预测跌倒风险：步态不稳是老年人跌倒的主要诱因之一。指导康复训练：为制订个性化康复计划提供依据。具体评估详见项目三任务二老年人运动功能评估。

老年人步态评估结果及意义见表 2-1-3。

表 2-1-3 老年人步态评估结果及意义

步态类型	特征	可能原因
慌张步态	小步快走、前冲难停止	帕金森病
偏瘫步态	患侧划圈、上肢屈曲	脑卒中后遗症
共济失调步态	步基增宽、左右摇晃	小脑病变、维生素 B_{12} 缺乏
疼痛步态	跛行、避痛姿势	骨关节炎、腰椎间盘突出

【练习题】

扫一扫二维码查看练习题。

扫一扫

任务二 老年人呼吸系统评估

案例导入

张爷爷，72 岁，退休工人，有 40 年的吸烟史，平均每天吸烟约 20 支。近一年来，他逐渐感到活动后气短，尤其是在爬楼梯或快步行走时，症状明显加重。此外，他还经常在清晨咳嗽，咳出少量白色黏痰，偶尔伴有胸闷。张爷爷曾自行服用一些止咳药物，但效果不佳。最近，他因一次感冒后症状加重，甚至夜间平卧时也感到呼吸困难，遂在家人的陪同下前往医院就诊。

任务描述

1. 针对张爷爷的健康问题，应该进行哪些相关疾病的评估？
2. 请根据评估结果为张爷爷制订个性化的照护方案。

知识殿堂

课件

呼吸系统是维持生命的重要系统之一，其功能直接影响机体的氧气供应和二氧化碳排出。随着年龄的增长，老年人的呼吸系统会经历一系列生理和结构上的变化，这些变化可能导致呼吸功能下降，增加呼吸系统疾病的发生风险。老年人常见的呼吸系统疾病，如肺炎、慢性支气管炎、慢性阻塞性肺疾病（COPD）、肺源性心脏病等，不仅严重影响生活质量，还可能威胁生命健康。因此，对老年人呼吸系统进行全面、科学的评估，对于早期发现疾病、制订个性化治疗方案及改善预后具有重要意义。

一、老年人肺炎评估

（一）老年人肺炎概述

肺炎是指由病原微生物（如细菌、病毒、真菌等）或其他因素引起的肺部炎症，主要累及肺泡和肺间质。老年人肺炎是指发生在 65 岁及以上人群中的肺炎，由于其生理功能下降和免疫力减弱，老年人肺炎的发病率、严重程度和死亡率均显著高于其他年龄段。肺炎是老年人的临床常见病，也是导致老年人死亡的主要原因。

（二）老年人肺炎评估

1. 症状

老年人肺炎与中青年肺炎迥然不同，其表现特点：①起病隐匿；②老年人肺炎多发生在基础疾病之上，如慢性阻塞性肺疾病、冠心病、糖尿病、脑血管病等，临床症状常表现为难以解释的基础疾病症状加重、恶化，而呼吸系统症状、体征多不典型，可无咳嗽、咳痰及胸痛等症状，但呼吸频率可加快；③呼吸系统以外症状常常掩盖了呼吸系统主要症状，代之以心动过速或消化系统症状或中枢神经系统症状（嗜睡、淡漠、意识障碍，甚至昏迷等）；④高龄患者常以典型的老年五联征（尿失禁、精神恍惚、不想活动、跌倒、丧失生活能力）中一项或多项为表现特点；⑤通常缺乏典型的肺实变体征，可闻及湿啰音；⑥由于对感染反应低下，往往无畏寒、发热；⑦菌血症较青年人多见，血培养可获得致病菌；⑧继发于支气管肺癌的阻塞性肺炎常在同一部位反复感染；⑨易合并真菌感染及多重耐药性；⑩易发生重症肺炎、系统性炎症反应综合征及多器官功能障碍综合征，预后差。

2. 辅助检查

（1）影像学检查：X 线检查是诊断肺炎最可靠的方法。老年肺炎患者的 X 线胸片和 / 或 CT 检查多表现为小片状或斑片状阴影，少数可呈大片状或网状阴影。

（2）血生化及炎症标志物：在年轻人中，外周血白细胞和中性粒细胞增多是细菌性肺炎的敏感指标，但在老年人中其敏感性下降，需结合其他炎症标志物综合判断。C 反应蛋白（CRP）和前降钙素原（PCT）升高提示细菌感染，并可评估感染程度及治疗效果。D– 二聚体水平升高提示感染严重程度及是否合并肺动脉栓塞，其动态变化对老年重症肺炎的预后判断具有重要意义。

（3）细菌学检查：痰培养和血培养是检测老年肺炎病原菌的常用方法。痰液细菌学检查是诊断老年肺炎最有效的辅助手段。

二、慢性支气管炎评估

（一）慢性支气管炎概述

慢性支气管炎是一种常见的慢性呼吸系统疾病，尤其在老年人中发病率较高，且因其病程长、反复发作、症状迁延不愈（每年症状持续 3 个月以上，并连续 2 年或更长时间），严重影响患者的生活质量。老年人慢性支气管炎不仅表现为咳嗽、咳痰、气短等典型症状，还常合并其他慢性疾病（如慢性阻塞性肺疾病、心血管疾病等），进一步增加了疾病的复杂性和治疗难度。

因此，对老年人慢性支气管炎进行科学、全面的评估，是制订有效治疗和管理方案的基础。

（二）慢性支气管炎评估

1. 症状

以咳嗽、咳痰为主，可伴喘息或气短。

2. 体征

早期轻症患者可无异常体征；急性发作期可闻及散在干、湿啰音，咳嗽后减少或消失。

3. 辅助检查

（1）影像学检查：早期X线胸片可能无异常，随病情进展可见支气管壁增厚，细支气管或肺泡间质炎性细胞浸润或纤维化，表现为双肺纹理增粗、紊乱，呈网格状、条索状或斑点状阴影。

（2）呼吸功能检查：早期肺功能多正常，随年龄增长或病情发展，肺功能逐渐下降。

（3）血液检查：急性发作期或合并肺部感染时，白细胞和中性粒细胞总数升高；缓解期白细胞通常无明显变化。

（4）痰涂片及培养：可检出肺炎链球菌、流感嗜血杆菌、甲型链球菌等致病菌，近年来革兰氏阴性菌感染呈增多趋势。

三、慢性阻塞性肺疾病评估

（一）慢性阻塞性肺疾病概述

慢性阻塞性肺疾病（chronic obstructive pulmonary disease，COPD）是一种以持续性气流受限为特征的常见肺部疾病。慢性支气管炎和肺气肿是导致COPD的主要病因。在疾病早期，老年人可能仅表现为慢性咳嗽、咳痰，但肺功能检查尚未显示气流受限，此时不能诊断为COPD。当病情进展至肺功能检查出现不可逆的气流受限时，方可确诊为COPD。

（二）慢性阻塞性肺疾病评估

1. 症状

COPD起病缓慢，病程迁延。患者通常有慢性咳嗽、咳痰等慢性支气管炎症状，其标志性症状为气短或呼吸困难。早期仅在劳动、爬坡等活动时出现气短，休息后可缓解；随病情进展，平地活动时也会气促。急性加重期，支气管分泌物增多，加重通气功能障碍，导致胸闷、气促加剧，严重时可出现呼吸衰竭。晚期患者常伴有体重下降、食欲减退和营养不良。

2. 体征

早期可无异常体征，随病情进展出现阻塞性肺气肿表现。听诊呼气音延长提示明显气流阻塞和受限；并发感染时肺部可闻及湿啰音；若剑突下心脏搏动明显、心音较心尖部增强，提示可能并发早期肺源性心脏病。

3. 辅助检查

（1）肺功能检查：是评估气道阻塞和气流受限的主要指标，对诊断、严重程度分级、疾病进展、预后及治疗反应判断至关重要。

（2）影像学检查：早期胸片无特异性表现，后期可见慢性支气管炎和肺气肿改变，如肺野透亮度增加、肺体积增大、肋骨变平、肺纹理增粗紊乱等。

（3）血气分析：用于评估低氧血症、高碳酸血症、酸碱平衡失调及呼吸衰竭类型。

（4）血液检查：合并感染时，外周血白细胞和中性粒细胞升高。

（5）痰培养：可检出致病菌，辅助明确感染病原体。

四、肺源性心脏病评估

（一）肺源性心脏病概述

肺源性心脏病分为急性肺源性心脏病和慢性肺源性心脏病。急性肺源性心脏病是由于内源性或外源性栓子阻塞肺动脉或其分支，导致肺循环阻力骤增、心输出量下降，引发右心室急性扩张和右心功能急性衰竭的临床综合征，大面积肺动脉栓塞可导致猝死。慢性肺源性心脏病（肺心病）是由肺组织、胸廓或肺动脉系统病变导致肺动脉高压，可能伴发右心衰竭的一类疾病。

（二）肺源性心脏病评估

1. 症状

急性肺源性心脏病：呼吸困难、胸痛、窒息感，严重者出现烦躁不安、出冷汗、神志障碍、晕厥、发绀、休克等。可伴有肺动脉压增高、心力衰竭、剧烈咳嗽、咯血及中度发热。典型表现为肺梗死三联征：呼吸困难、胸痛及咯血，病情凶险，可迅速致死。

慢性肺源性心脏病：慢性咳嗽、咳痰或哮喘病史，逐渐出现乏力、呼吸困难。低氧血症可导致精神神经障碍（肺性脑病）；心力衰竭以右心衰竭为主，可伴心律失常。

2. 体征

急性肺源性心脏病：呼吸急促、肤色苍白或发绀，脉搏细速、血压下降或测不出，心率增快。心底部肺动脉段浊音增宽，伴明显搏动；肺动脉瓣区第二心音亢进、分裂，可闻及收缩期喷射性杂音伴震颤，偶有舒张期杂音；三尖瓣区可闻及反流性全收缩期杂音。肺部听诊可闻及哮鸣音、干湿啰音、肺血管杂音（吸气时增强）及胸膜摩擦音。

慢性肺源性心脏病：桶状胸、肺部叩诊过清音、肝浊音界下移、心浊音界缩小或消失。呼吸音低，可有干湿啰音，心音轻。肺动脉区第二心音亢进，剑突下明显心脏搏动提示心脏受累。颈静脉轻度怒张但静脉压无明显升高。

3. 辅助检查

（1）血液检查：血红细胞计数、血红蛋白及血细胞比容正常或偏高，全血黏度、血浆黏度、血小板黏附率及聚集率常升高，红细胞电泳时间延长，心力衰竭期可见丙氨酸转氨酶（ALT）、血尿素氮（BUN）和肌酐（CR）升高，提示肝肾功能受损。血沉偏快。动脉血氧饱和度降低，二氧化碳分压升高，呼吸衰竭时更显著。合并感染时，白细胞计数增高。呼吸衰竭不同阶段可出现电解质紊乱（如高钾、低钠、低钾、低氯、低钙、低镁等）。

（2）痰细菌培养：指导抗生素选择。

（3）影像学检查：X线检查示右肺下动脉横径≥15 mm，肺动脉段凸出≥3 mm，右心室增大。

（4）心电图：右心房、右心室增大表现。

（5）超声心动图：右心房、右心室增大，左心室内径正常或缩小，室间隔增厚。

（6）肺功能检查：心肺功能衰竭期不宜检查。缓解期可见通气和换气功能障碍，表现为时间肺活量及最大通气量减少，残气量增加。

五、呼吸衰竭评估

（一）呼吸衰竭概述

呼吸衰竭是由多种病因导致的外呼吸功能障碍，致使气体交换不足，引起动脉血氧分压（PaO_2）降低，伴或不伴动脉血二氧化碳分压（$PaCO_2$）升高，进而引发一系列生理功能和代谢紊乱的临床综合征。呼吸衰竭病死率高，易反复发作，预后不良。此外，随着年龄增长，呼吸衰竭发病率显著上升，是老年人的常见病。其病因既可由呼吸系统疾病直接引起，也可作为其他系统疾病的并发症出现。

（二）呼吸衰竭分类

呼吸衰竭分类见表 2–2–4。

表 2–2–4　呼吸衰竭分类

分类依据	类型	特点
血气分析	Ⅰ型呼吸衰竭	动脉血氧分压（PaO_2）降低（<60 mmHg），不伴二氧化碳潴留（$PaCO_2$ 正常或降低），可见于肺血管栓塞、呼吸膜弥散功能障碍等
	Ⅱ型呼吸衰竭	动脉血氧分压（PaO_2）降低（<60 mmHg），伴二氧化碳潴留（$PaCO_2$>50 mmHg），可见于严重呼吸道阻塞、神经系统病变等
起病缓急	急性呼吸衰竭	起病急骤，病情进展迅速，需紧急干预
	慢性呼吸衰竭	起病缓慢，病程较长，常伴代偿性生理改变
病变部位	中枢性呼吸衰竭	由呼吸中枢（如脑干）功能障碍引起
	周围性呼吸衰竭	由呼吸道、肺组织或胸廓病变引起
病理生理机制	泵衰竭	由呼吸泵（如呼吸肌、胸廓、神经）功能障碍引起，常见于神经肌肉疾病
	肺衰竭	由肺实质或气道病变引起，常见于肺炎、COPD 等

（三）呼吸衰竭评估

1. 症状

原发病（如肺炎）症状隐匿，呼吸窘迫、心率增快等表现不明显。

2. 体征

因呼吸中枢敏感性下降，意识状态差，体征（如呼吸频率、心率变化）常不突出。

3. 辅助检查

（1）影像学检查：包括 X 线、胸部 CT、放射性核素检查等，用于病因诊断，常见病因如 COPD、重症肺炎、肺结核、肿瘤、肺栓塞等。

（2）支气管镜：用于病理活检及明确大气道情况，对病因诊断有重要意义。

（3）血气分析：诊断呼吸衰竭的主要依据。静息状态、呼吸空气条件下，PaO_2<60 mmHg，伴或不伴 $PaCO_2$>50 mmHg，并排除心内分流及心输出量降低等因素，即可确诊。

（4）电解质检查：常见高血钾；HCO_3^- 可因呼吸性酸中毒代偿而升高，或因代谢性酸中毒而降低，也可正常。

【练习题】

扫一扫二维码查看练习题。

扫一扫

拓展阅读

守护银发呼吸

呼吸是生命的基础，而老年人的呼吸健康直接关系到他们的生活质量和晚年幸福。随着年龄的增长，老年人呼吸系统会经历一系列生理变化，如肺功能下降、防御机制减弱和胸廓僵硬等，这些变化使得他们更容易受到呼吸系统疾病的侵袭。常见的老年人呼吸系统疾病，如慢性阻塞性肺疾病（COPD）、肺炎、肺源性心脏病（肺心病）和呼吸衰竭等，不仅严重影响生活质量，还可能威胁生命健康。

通过了解老年人呼吸系统的特点、常见疾病及其危险因素，我们可以采取有效的预防措施，如戒烟、接种疫苗、保持室内空气清新、适量运动和均衡饮食等，帮助老年人维持良好的呼吸功能。同时，早期识别呼吸系统疾病的信号（如持续咳嗽、气短、乏力和意识模糊等），并及时进行诊断和治疗，是改善老年人呼吸健康的关键。

关注老年人呼吸健康，不仅是家庭的责任，也是全社会的共同使命。通过科学的预防、早期干预和综合管理，我们可以帮助老年人畅享晚年呼吸，提高生活质量，减轻家庭和社会负担，最终实现健康老龄化的目标。

让我们携手守护老年人的“银发呼吸”，为他们的晚年生活注入更多健康与活力！

任务三　老年人循环系统评估

案例导入

李奶奶，66 岁，在某养老机构入住 9 个月余。今日在散步时，突然感觉胸口闷痛，并向左侧肩部和左臂内侧放射，她下意识地停下脚步，扶着旁边的长椅扶手休息后症状消失，持续约 4 分钟。李奶奶有高血压病史 15 年，一直规律服用降压药，血压波动在 150 ~ 170/90 ~ 100 mmHg，高血脂 8 年，间断服用降脂药物，无冠心病史，无药物过敏史，无家族遗传史，此次血压为 175/102 mmHg，心率 100 次 / 分，心律齐，无杂音。

任务描述

为进一步明确李奶奶的健康问题，请为李奶奶进行医学评估。

知识殿堂

课件

一、老年高血压评估

（一）概述

老年高血压指年龄不小于 65 岁、在未使用降压药物的情况下，非同日 3 次测量血压，收缩压（SBp）≥ 140 mmHg 和 / 或舒张压（DBp）≥ 90 mmHg。老年高血压患者中，单纯收缩期高血压（ISH）占比高达 60% ～ 80%，与动脉硬化、血管弹性下降密切相关。其特点是血压波动大、昼夜节律异常（如夜间高血压或晨峰高血压）、易发生体位性低血压及餐后低血压。

（二）老年高血压分类

1. 按病因分类

原发性高血压（占 90% ～ 95%）：病因不明，与老龄化、遗传、盐敏感性相关。

继发性高血压（占 5% ～ 10%）：需排查肾动脉狭窄、原发性醛固酮增多症、阻塞性睡眠呼吸暂停综合征等。

2. 按血压水平分类

血压水平分类参见表 2-3-1。

表 2-3-1　血压水平分类

分类	收缩压 / mmHg	舒张压 / mmHg
正常血压	<120	和 <80
正常高值	120 ～ 139	和 / 或 80 ～ 89
1 级高血压	140 ～ 159	和 / 或 90 ～ 99
2 级高血压	160 ～ 179	和 / 或 100 ～ 109
3 级高血压	≥ 180	和 / 或≥ 110

3. 特殊类型

血压特殊类型见表 2-3-2。

表 2-3-2　血压特殊类型

分类	时间	血压值
单纯收缩期高血压（ISH）		SBp ≥ 140 mmHg，DBp<90 mmHg
体位性低血压	直立后 3 分钟内	SBp 下降≥ 20 mmHg 或 DBp ≥ 10 mmHg
餐后低血压	餐后 2 小时内	SBp 下降≥ 20 mmHg

（三）老年高血压评估

1. 症状

一般无特殊临床症状，多起病缓慢，常见症状包括头痛、眩晕、视物模糊、心悸气短、肢体麻木、鼻出血等。在紧张或劳累后加重，大多可自行缓解，少数老年人无症状，偶尔在体检或因其他疾病就医时才发现血压升高。

2. 体征

血压升高是老年高血压最主要的体征。收缩压和 / 或舒张压均高于正常范围，即收缩压≥ 140 mmHg 和（或）舒张压≥ 90 mmHg。由于心脏瓣膜关闭不全或狭窄等原因，听诊时可听到心脏杂音。部分老年患者可出现颈部血管搏动增强，有时能看到或摸到颈部血管明显跳动。

3. 心血管危险分层标准

心血管危险分层标准见表 2-3-3。

表 2-3-3　心血管危险分层标准

其他危险因素	血压		
	1 级高血压	2 级高血压	3 级高血压
无其他危险因素	低危	中危	高危
1 ~ 2 个危险因素	中危	中危	很高危
≥ 3 个危险因素或靶器官损伤	高危	高危	很高危
临床并发症或合并糖尿病	很高危	很高危	很高危

二、老年冠心病评估

（一）概述

冠心病（coronary heart disease，CHD）是由于冠状动脉粥样硬化导致血管狭窄或阻塞，进而引起心肌缺血、缺氧甚至坏死的一种心脏病。其主要病理基础是冠状动脉粥样硬化斑块的形成，导致血流受限，严重时可引发心肌梗死。老年冠心病多有长期的冠状动脉粥样硬化病史，病变多，严重且累及多支动脉。

（二）老年冠心病分类

根据心肌病变范围及不同程度的心功能不全，老年冠心病常表现为老年心绞痛和老年心肌梗死（表 2-3-4）。

表 2-3-4　常见老年冠心病

类别	老年心绞痛	老年心肌梗死
本质	心肌暂时性缺血缺氧（可逆性损伤）	心肌持续缺血导致坏死（不可逆损伤）
病因	冠状动脉狭窄或痉挛，血流暂时不足	冠状动脉完全 / 次全闭塞（血栓、斑块破裂等）

（三）老年冠心病评估

1. 症状

（1）老年心绞痛：典型胸骨后压榨性疼痛，可放射至左肩、下颌；持续 3 ~ 5 分钟，休息或服用硝酸甘油可缓解，常伴随出汗、恶心（较轻）。

（2）老年心肌梗死：典型剧烈胸痛，伴濒死感；持续 >30 分钟，服用硝酸甘油无效；大汗、恶心呕吐、呼吸困难、意识模糊甚至休克。

2. 体征

（1）老年心绞痛：老年心绞痛发作时心电图可见 ST 段压低或 T 波倒置（一过性），可作为评估的重要依据。

（2）老年心肌梗死：老年心肌梗死时心电图可见 ST 段抬高或动态压低，出现病理性 Q 波为评估的主要依据。

由于老年群体的特殊性，部分老年人冠心病症状和体征表现并不典型，可能仅表现为乏力、气短、上腹痛或晕厥，无明显胸痛。心电图可能无典型 ST–T 改变，评估时需结合心肌标志物判断。如老年人合并糖尿病或痴呆，可能掩盖疼痛感知，延误诊断。

三、老年心力衰竭评估

（一）概述

心力衰竭是由心脏结构或功能异常导致心室充盈或射血能力受损，引起组织灌注不足和 / 或肺循环 / 体循环淤血的临床综合征。心力衰竭的病因主要包括原发性心肌损害（如冠心病、心肌炎等）、心脏负荷过重（如高血压、心脏瓣膜病等）。感染尤其是呼吸系统感染是心力衰竭常见诱因，此外还有心律失常（如房颤）、贫血、容量超负荷（如过量输液）等。心力衰竭主要临床表现为呼吸困难、活动耐力受限（乏力）、肺淤血及水肿（液体潴留），是各种心脏疾病的严重和终末阶段。

（二）老年心力衰竭分类

按发生部位可分为左心衰竭、右心衰竭和全心衰竭；按发病缓急分为急性心力衰竭和慢性心力衰竭。

（三）心力衰竭分级

心力衰竭的分级主要有纽约心脏病协会（NYHA）心功能分级（适用于慢性心力衰竭）和 Killip 分级（适用于急性心力衰竭）。

1. NYHA 心功能分级（症状严重程度分级）

NYHA 心功能分级见表 2–3–5。

表 2-3-5　NYHA 心功能分级

分级	定义	临床特征
Ⅰ	无症状心功能不全	日常活动无气促、乏力或心悸，体力活动不受限
Ⅱ	轻度心力衰竭	日常活动轻度受限，休息时无症状，但一般活动（如爬 2 层楼梯）后出现气促或疲劳
Ⅲ	中度心力衰竭	活动明显受限，轻微活动（如穿衣）即出现症状，休息后可缓解
Ⅳ	重度心力衰竭	静息状态下仍有症状，任何活动均加重不适

2. Killip 心功能分级

Killip 心功能分级见表 2–3–6。

表 2-3-6　Killip 心功能分级

分级	临床特征
Ⅰ	无心衰体征，有心脏病，体力活动不受限
Ⅱ	肺部啰音≤ 50% 肺野，S3 奔马律
Ⅲ	肺部啰音 >50% 肺野（急性肺水肿）
Ⅳ	心源性休克

（三）老年心力衰竭评估

老年心力衰竭评估见表 2–3–7。

表 2-3-7　老年心力衰竭评估

类型	症状	体征
左心衰竭	劳力性呼吸困难、夜间阵发性呼吸困难、端坐呼吸、咳嗽（粉红色泡沫痰）、乏力	肺部湿啰音（肺底为主）、心界扩大、S3 奔马律、心动过速
右心衰竭	下肢水肿、腹胀、纳差、肝区胀痛、颈静脉充盈感	体循环淤血：颈静脉怒张、肝颈静脉回流征阳性、肝大、下肢凹陷性水肿、腹水
全心衰竭	左心衰竭症状合并右心衰竭表现	左心及右心衰竭体征共存
其他		体重增加（短期内≥ 2 kg）、肢端湿冷（低心排量）

依据典型的症状和体征，结合心电图、胸部 X 线、心脏超声等检查综合判断，其中心脏超声是评估心脏结构和功能的重要手段。

心力衰竭临床评估是“诊断 – 治疗 – 预后”链条的核心环节，通过评估可以达到精准医疗、预防导向、全程管理、患者受益的目的，实现从“对症处理”到“对因管理”的跨越，全面提升心衰诊疗水平。

四、老年深静脉血栓评估

（一）概述

深静脉血栓（deep fein thrombosis，DVT），是血液在深静脉内异常凝结形成的血栓性疾病，多见于下肢（腓肠肌、腘静脉、股静脉及髂静脉），少数累及上肢或盆腔静脉。深静脉血栓的发生与血流淤滞、血管内皮损伤、血液高凝状态密切相关，其主要风险是血栓脱落导致肺栓塞（PE），因此早期识别和评估至关重要。

（二）深静脉血栓评估

1. 症状

典型症状多见于急性期。最常见表现为单侧下肢肿胀，并出现疼痛或压痛，活动后加重。局部皮温升高，皮肤发红或变色，也可能伴发绀或苍白。由于侧支循环代偿性扩张，可见患侧浅静脉扩张。约 50% 的 DVT 患者症状隐匿，需结合危险因素评估如近期手术、创伤、制动史等。深静脉血栓慢性期由于静脉功能不全可能表现为患肢体出现色素沉着、溃疡。

2. 体征

双下肢不对称肿胀，测量腿围差，髌骨下 10 cm 处差值 >3 cm 提示异常。局部压痛并沿静脉走行，皮肤出现红斑伴随皮温升高或静脉扩张。

3. 辅助检查

（1）实验室检查：血浆 D- 二聚体敏感性高而特异性低，如测得值 <500 μg/L 可帮助排除低 / 中危患者的 DVT。

（2）影像学检查：首选检查下肢加压超声（CUS），敏感性 >95%，特异性 >98%，其直接征象可见静脉不可压缩、管腔内低回声。静脉造影为评估深静脉血栓的金标准。如超声结果不确定或怀疑盆腔 / 下腔静脉血栓可选择该项检查。

4. 临床评估工具

Wells 评分是一种广泛应用于临床的评估工具，主要用于评估深静脉血栓（DVT）和肺栓塞（PE）的风险，帮助快速判断是否需要进一步检查或干预。根据 DVT 症状、危险因素评分，可分为低危（≤ 1 分）、高危（≥ 2 分），低危且血浆 D- 二聚体阴性可基本排除 DVT。高危者需结合超声等影像学检查进一步评估。

五、老年动脉栓塞评估

（一）概述

动脉栓塞是指栓子（如血栓、斑块、脂肪、空气等）从心脏或近端动脉壁脱落，随血流阻塞远端动脉，导致急性缺血性病变的急症。其病理生理改变为栓塞后血流中断→组织缺血缺氧→细胞坏死。80% 以上的动脉栓塞栓子为心源性。常见高发部位为下肢动脉（股动脉、腘动脉）、脑动脉、肠系膜动脉、上肢动脉。

（二）老年动脉栓塞评估

1. 症状

急性期表现为典型症状的“5P 征”，即疼痛、苍白、无脉、感觉异常、麻痹。由于栓塞后严重缺血可致皮肤出现花斑或发绀，肢体功能障碍。

2. 体征

（1）血管评估：触诊动脉搏动明确栓塞平面，栓塞远端皮温显著降低，毛细血管再充盈时间 >2 秒提示微循环障碍。

（2）神经肌肉评估：轻触觉、针刺觉减退或消失，肌力下降（0 ~ 5 级评估），晚期肌张力丧失，肌肉缺血坏死时可出现被动牵拉痛。

（3）特殊体征：Blue Toe 综合征即微小栓塞导致足趾发绀、瘀斑。筋膜室综合征即肢体肿胀、张力增高、被动活动痛。

3. 辅助检查

（1）影像学检查：首选筛查超声多普勒，可快速评估血流信号消失、栓塞部位及侧支循环，典型表现为栓塞处血流中断，远端无频谱信号。CT 血管成像（CTA）是确诊老年动脉栓塞的金标准，该检查可清晰显示栓塞部位、范围及侧支循环，敏感性和特异性 >95%，且可同时评估心脏、主动脉等潜在栓子来源。

（2）实验室检查：血浆 D- 二聚体敏感性高但特异性低，阴性结果如结合症状、体征有助于排除血栓事件。

【练习题】

扫一扫二维码查看练习题。

扫一扫

任务四　老年人消化系统评估

案例导入

张奶奶，75 岁，退休教师，近半年来自觉食欲减退，饭后常有腹胀感，偶尔伴有上腹部隐痛。她尝试调整饮食，减少油腻食物摄入，但症状未见明显改善。最近一个月，张奶奶体重下降了 3 kg，且感到乏力，家人带她到医院就诊。

任务描述

1. 针对张奶奶的健康问题，应该进行哪些相关疾病的评估？
2. 请根据评估结果为张奶奶制订个性化的照护方案。

知识殿堂

课件

消化系统是维持人体营养吸收和代谢平衡的重要系统，而老年人的消化系统随着年龄的增长会经历一系列生理和功能上的变化。这些变化不仅影响了食物的消化和吸收，还可能增加消化系统疾病的发生风险。老年人常见的消化系统疾病，如胃食管反流病、消化性溃疡、老年消化功能不良、肝硬化及糖尿病等，不仅严重影响生活质量，还可能引发严重的并发症。

由于老年人消化系统疾病的症状常不典型，且易与其他慢性疾病混淆，早期诊断和干预面临诸多挑战。因此，对老年人消化系统进行科学、全面的评估，是制订有效治疗和管理方案的基础。通过详细的病史采集、体格检查、实验室检查和影像学检查，可以明确疾病的严重程度、并发症情况及预后，从而为患者提供个性化的干预措施。

一、胃食管反流病评估

（一）胃食管反流病概述

胃食管反流病（gastroesophageal reflux disease，GERD）是指胃和十二指肠内的内容物反流至食管，引发胃灼热、反酸、胸骨后疼痛等症状，或导致食管黏膜损伤的一种疾病。

（二）胃食管反流病评估

1. 症状

（1）消化道症状：胃灼热、反酸和胸骨后疼痛。

（2）呼吸系统症状：咳嗽、哮喘。

（3）耳鼻咽喉症状：声音嘶哑、咽痛。

2. 体征

（1）咽喉部检查：可能发现咽喉黏膜充血或水肿。

（2）肺部听诊：部分患者可闻及哮鸣音或湿啰音。

（3）口腔检查：可能发现牙齿酸蚀或口腔异味。

3. 辅助检查

（1）胃镜检查：主要诊断方法，可见黏膜发红、出血、糜烂、溃疡、狭窄或息肉样增生等表现。

（2）24 小时食管 pH 监测：重要诊断手段，食管 pH 通常为 5.5 ～ 7.0；若 24 小时内 pH ≤ 4 超过 2 小时，提示酸性胃液反流。

（3）食管测压联合 pH 监测：同步进行，分析食管下括约肌运动功能对反流的影响。

（4）食管钡餐 X 线检查：评估食管狭窄、溃疡等器质性损害及伴随的胃肠疾病。

（5）核素扫描：老年人吞服 ^{99m}Tc 标记凝胶后，通过▯照相机检测食管内反流情况。

二、消化性溃疡评估

（一）消化性溃疡概述

消化性溃疡（peptic ulcer，PU）是指消化道黏膜在胃酸 / 胃蛋白酶作用下被自身消化而形成的溃疡，主要包括胃溃疡（gastric ulcer，GU）和十二指肠溃疡（duodenal ulcer，DU）。胃溃疡多见于胃角和胃窦小弯，而十二指肠溃疡好发于十二指肠球部前壁。

（二）消化性溃疡评估

消化性溃疡的主要症状是上腹痛，特点为慢性病程、周期性发作和节律性疼痛（如胃溃疡餐后痛，十二指肠溃疡空腹痛）。老年人腹痛症状常不典型，评估时需耐心、细致、全面。

1. 症状

（1）上腹部节律性疼痛：见表 2–4–1。

表 2–4–1　上腹部节律性疼痛

特征	胃溃疡	十二指肠溃疡
疼痛部位	中上腹或剑突下偏左	中上腹或中上腹偏右
疼痛时间	餐后约 1 小时发生，持续 1 ～ 2 小时后缓解	两餐之间发生，进餐后缓解
疼痛性质	灼痛、胀痛或饥饿样不适	灼痛、胀痛或饥饿样不适
疼痛节律	进食→疼痛→缓解	疼痛→进食→缓解

（2）老年人不典型表现：半数以上患者疼痛的周期性和节律性不明显，表现为无规律性、含糊的上腹不适。常伴食欲不振、反酸等非特异性症状，持续时间短，可自行缓解。

2. 体征

（1）腹部检查：老年患者多无明显压痛及肌紧张。即使发生穿孔，部分病例也可能不出现明显的腹肌紧张。

（2）溃疡特点：高位胃溃疡、巨大溃疡、多发性溃疡多见。并发症多且严重，合并症增多。

3. 辅助检查

（1）幽门螺杆菌（Hp）检测：已成为常规检查项目。

（2）胃酸分泌检测：胃溃疡患者胃酸分泌正常或偏低。部分十二指肠溃疡患者胃酸分泌增多。

（3）X 线检查：直接征象为龛影。

（4）间接征象：胃大弯侧痉挛性压迹、十二指肠球部激惹及变形。

（5）电子胃镜检查：直接观察胃、十二指肠黏膜变化及溃疡大小、形态，可进行细胞刷取或组织活检以明确病理诊断。

三、老年人消化功能不良评估

（一）老年人消化功能不良概述

消化功能不良是指由于消化系统的生理功能减退或病理改变，导致食物消化、吸收和排泄过程出现障碍的一种常见问题。随着年龄的增长，老年人的消化系统会经历一系列生理变化，这些变化使得老年人更容易出现消化功能不良。老年人消化功能不良主要分为老年人便秘和老年人慢性腹泻。

（二）老年人消化功能不良分类

1. 老年人便秘

便秘是老年人常见的高发疾病，指排便次数减少伴排便困难，粪便干结。正常人每日排便 1 ~ 2 次，而便秘老年人每周排便少于 2 次，且排便费力，粪质硬结、量少。当老年人用力排便可导致多种严重并发症发生。

（1）心血管系统：冠状动脉和脑血流量减少，可能引发晕厥、心绞痛、心肌梗死，甚至猝死；高血压患者可能发生脑血管意外；还可能诱发动脉瘤或室壁瘤破裂、心脏附壁血栓脱落及心律失常。

（2）消化系统：结肠肌张力低下可导致巨结肠症；腹腔内压升高可能加重痔疮或引发肛裂等肛周疾病；强行排便还可能直接损伤肛管。

2. 老年人慢性腹泻

老年人慢性腹泻是指每日排便超过 3 次，且持续或反复发作。其病因多为器质性，常由慢性消化系统疾病（如炎症性肠病、肠易激综合征）引起，也可由消化系统以外的慢性疾病（如糖尿病、甲状腺功能亢进）或其他因素（如药物、感染）导致。病因见表 2–4–2。

表 2-4-2　老年人慢性腹泻病因

分类	病因
肠源性	慢性细菌性痢疾、慢性阿米巴性痢疾、肠道寄生虫感染、肠道菌群失调症、非特异性溃疡性结肠炎、局限性肠炎、肠道肿瘤（小肠淋巴瘤、结肠癌）和肠功能紊乱
胃源性	萎缩性低胃酸性胃炎、胃癌和胃切除术后（胃酸及胃蛋白酶减少导致食物消化障碍）
胰源性	慢性胰腺炎（胰淀粉酶、胰脂肪酶、胰蛋白酶功能障碍导致消化不良）
胆源性	胆管疾病（胆盐不足导致脂肪消化障碍）
肠功能紊乱	肠功能紊乱（食物消化、吸收障碍导致吸收不良综合征）
全身性疾病	甲状腺疾病、肾上腺疾病、糖尿病、尿毒症和免疫功能低下

（三）老年人消化功能不良评估

1. 症状

老年人便秘：排便次数减少（每周少于 2 次），排便困难、费力，粪质硬结、量少。腹痛、腹胀、大便带血。上胃肠道症状（如恶心、食欲减退）。

老年人慢性腹泻：每日排便超过 3 次，持续或反复发作。粪便稀薄或呈水样，可能带有黏液或血液。腹痛或腹部不适，多位于下腹或脐周。口渴、尿量减少。

2. 体征

老年人便秘：腹部膨隆，可见扩张的肠型，可触及存粪的肠袢。肛门和直肠检查为直肠脱垂、肛裂疼痛、肛管狭窄，粪便嵌塞。

老年人慢性腹泻：腹部压痛，肠鸣音亢进或减弱。肛门周围皮肤刺激或糜烂（因频繁排便）。皮肤干燥、弹性差。

3. 辅助检查

老年人便秘：

（1）腹部平片：显示肠腔扩张、粪便存留及气液平面，排除结肠癌、狭窄等器质性病变。

（2）钡灌肠：评估结肠、直肠肠腔结构。

（3）结肠镜及纤维乙状结肠镜：观察肠腔黏膜及腔内病变，发现结肠黑变病等。

（4）肛管直肠压力测定：判断直肠、盆底功能异常或直肠感觉阈值异常。

（5）球囊逼出试验：评估直肠及盆底肌功能。

（6）盆底肌电图检查：鉴别肌源性或神经源性病变。

（7）结肠运输试验：了解结肠传输功能。

（8）排粪造影：诊断盆底疝及直肠内套叠。

老年人慢性腹泻：

（1）大便检查：

脓血便：提示慢性结肠炎、结肠直肠癌、慢性痢疾、血吸虫病等。

水样或粥样便：量多、颜色浅淡、无黏液，见于原发性吸收不良综合征和小肠炎。

镜检：检查红细胞、白细胞、溶组织阿米巴和寄生虫，明确病因。

培养与鉴定：大便痢疾杆菌培养和肠菌谱鉴定，诊断慢性痢疾及肠道菌群失调。

（2）肠镜检查：直视肠黏膜病变，取黏膜或溃疡分泌物检查或活检。

（3）胶囊内镜检查：发现小肠功能性与器质性病变。

（4）试验性治疗：作为辅助诊断手段，评估治疗效果。

四、肝硬化评估

（一）肝硬化概述

肝硬化（liver cirrhosis）是一种由多种病因引起的慢性、进行性、弥漫性肝病，其特征是肝细胞广泛变性和坏死后，纤维组织弥漫性增生，形成再生结节和假小叶，破坏肝小叶正常结构和血管解剖。晚期常导致肝功能衰竭、门静脉高压及多种并发症。

（二）肝硬化评估

老年人肝硬化起病隐匿，可潜伏数年至数十年，多数老年人以肝功能失代偿为首发症状。肝功能失代偿期主要表现为肝功能减退和门静脉高压两大类临床表现，同时可有全身多系统症状。

1. 症状

老年人肝硬化常见症状见表 2–4–3。

表 2–4–3　老年人肝硬化常见症状

临床表现	症状
肝功能减退	全身症状：消瘦乏力、精神萎靡、面色晦暗（肝病面容）、不规则低热
	消化道症状：食欲不振、厌食、上腹饱胀、恶心、呕吐、腹泻
	出血倾向：鼻出血、牙龈出血、皮肤瘀斑、胃肠道出血
	贫血表现：因营养不良、吸收障碍、失血及脾功能亢进引起
	内分泌紊乱：雌激素增多：蜘蛛痣、肝掌。雄激素减少：男性乳房发育、性功能减退
门静脉高压	脾大：轻至中度肿大，晚期可致脾功能亢进（红细胞、白细胞、血小板减少）
	侧支循环开放：食管和胃底静脉曲张（易破裂出血）、腹壁和脐周静脉曲张及痔核形成
	腹水：顽固性腹水，常伴脐疝、呼吸困难和心悸。部分患者伴右侧胸腔积液

2. 体征

（1）肝病面容：面色晦暗无光泽。

（2）蜘蛛痣：面部、颈胸部、肩背部及上肢等上腔静脉引流区域。

（3）肝掌：手掌鱼际、小鱼际及指端腹侧红斑。

（4）脾大：触诊可及肿大脾脏。

（5）腹水：腹部膨隆，叩诊呈浊音，移动性浊音阳性。

（6）脐疝：腹水量大时形成。

（7）胸腔积液：多见于右侧，叩诊呈浊音，呼吸音减弱。

3. 辅助检查

（1）影像学检查：

X 线检查：用于诊断食管 – 胃底静脉曲张，口服钡剂可见虫蚀样或串珠样改变。

CT 检查：肝脏缩小，肝叶比例失调，肝裂增宽，肝门区扩大。肝脏表面高低不平，外缘呈分叶状或扇形，密度不均。

（2）腔镜检查：直接观察肝、脾等腹腔脏器，并可进行组织活检以明确诊断。

（3）肝功能检查：

ALT 和 AST：肝细胞损伤时升高，严重坏死时 AST 高于 ALT。

血清胆红素：肝细胞性黄疸时，直接和间接胆红素均升高，以间接胆红素为主。

血清蛋白：白蛋白减少，白 / 球蛋白比值降低或倒置，反映肝脏代偿能力。

蛋白电泳：▯– 球蛋白比例增加，提示慢性肝病。

凝血酶原时间：肝功能严重受损时延长。

AKP：无特异性，见于梗阻性黄疸、原发性胆汁性肝硬化和肝内肿瘤。

▯– 转肽酶：淤胆型肝炎、慢性活动性肝炎、肝硬化和肝癌时升高。

免疫球蛋白：肝炎后肝硬化 IgG 及 IgA 升高，以 IgG 为主。

（4）常规检查：

血常规：贫血常见，脾功能亢进时红细胞、白细胞、血小板减少。

尿液检查：黄疸时尿胆红素阳性，尿胆原增加。

粪便检查：上消化道出血时可见黑便及便隐血阳性。

（5）门静脉压测定：正常人 <5 mmHg，>10 mmHg 为门静脉高压。

（三）肝硬化并发症

1. 上消化道出血

最常见并发症，多因食管或胃底曲张静脉破裂，表现为呕血或黑便。部分患者因门静脉高压性胃病或肝源性溃疡出血。老年人出血量虽小，但症状重，预后差，死亡率高。

2. 肝性脑病

最严重并发症之一，诱因包括高蛋白饮食、上消化道出血、感染、利尿、放腹水不当、便秘及镇静药物等。表现为精神、神经异常（如性格改变、多语或懒言、昼睡夜醒），严重者嗜睡、昏迷。亚临床肝性脑病需通过心理智能试验或电生理检测诊断。

3. 感染

因免疫功能低下及营养不良，易并发自发性腹膜炎、肺炎、胆管感染、泌尿系感染、败血症等。老年人症状不典型，常无发热或腹膜刺激征，严重者可致感染性休克、肝性脑病或肝肾综合征。

4. 肝肾综合征

肝硬化失代偿期因有效循环血容量不足，导致肾血流量减少、滤过率降低。表现为少尿或无尿、氮质血症、低钠血症和低尿钠，无肾脏器质性病变。

5. 肝肺综合征

肝硬化终末期合并严重肺功能损伤，特征为进展性肝病、肺内血管扩张和肺泡－动脉血氧分压差增大（>20 mmHg）。表现为呼吸困难、发绀、杵状指、卧位呼吸、直立性缺氧等。

6. 原发性肝癌

多在大结节性或混合性肝硬化基础上发生。表现为肝迅速增大、持续性肝区疼痛、肝表面肿块或血性腹水，需进一步检查确诊。

五、老年人糖尿病评估

（一）老年人糖尿病概述

糖尿病（diabetes mellitus）是一组由胰岛素分泌不足和 / 或胰岛素作用障碍引起的代谢性疾病，以高血糖为主要特征。长期高血糖和代谢紊乱可导致全身组织器官（尤其是眼、肾、心血管和神经系统）的损害及功能障碍，严重时可引发脱水、电解质紊乱和酸碱平衡失调等急性并发症。

（二）老年人糖尿病评估

1. 标准

（1）糖尿病诊断：糖尿病的诊断基于空腹血糖、任意时间血糖或口服葡萄糖耐量试验（OGTT）2 小时血糖值。空腹指 8 ～ 10 小时内无热量摄入；任意时间指一天内任何时间，与进餐无关；OGTT 采用 75 g 无水葡萄糖作为负荷量。

糖尿病：空腹至少 8 小时后血糖≥ 7.0 mmol/L 或者随机血糖≥ 11.1 mmol/L 或者 OGTT 2 小时血糖≥ 11.1 mmol/L。

空腹血糖异常（IFG）：FPG ≥ 6.1 mmol/L，但 <7.0 mmol/L。

糖耐量减低（ICT）：OGTT 2 小时血糖≥ 7.8 mmol/L，但 <11.1 mmol/L。

（2）尿糖测定：尿糖阳性是诊断糖尿病的重要线索。肾糖阈升高（如肾小球动脉硬化）时，血糖高但尿糖可阴性。肾糖阈降低（如肾性糖尿病）时，血糖正常但尿糖阳性。

（3）糖化血红蛋白：反映近 2 ～ 3 个月的平均血糖水平。

（4）胰岛素（或 C 肽）释放试验：方法同 OGTT，已确诊者可用馒头代替葡萄糖。1 型糖尿病胰岛素分泌缺乏，空腹及餐后均低，呈持续低水平曲线；2 型糖尿病胰岛素分泌水平可正常、偏高或降低，但主要为分泌延迟曲线。

2. 辅助检查

（1）血脂测定：糖尿病患者常伴高血脂，表现为三酰甘油升高、低密度脂蛋白胆固醇升高、高密度脂蛋白胆固醇降低。

（2）激素测定：必要时检测血皮质醇、胰高血糖素、生长激素、甲状腺素等，排除继发性糖尿病。

（3）其他：心电图、眼底检查、神经传导速度及心血管超声等，评估大血管和微血管病变情况。

【练习题】

扫一扫二维码查看练习题。

扫一扫

拓展阅读

胃镜技术的新进展

磁控胶囊胃镜：磁控胶囊胃镜是一种新型的胃镜检查方式，受检者只需随水吞服一颗胶囊内镜，医生通过精准操控胶囊在胃内的运动多角度观察胃部情况，检查结束后胶囊随消化道排出体外。它具有耐受性好、无须麻醉、无交叉感染风险等优点，尤其适用于无症状人群的胃癌筛查。研究显示，磁控胶囊胃镜对胃癌及胃局灶性病变的检出率较高。此外，国内团队还创新了可分离式系线磁控胶囊胃镜技术，对食管疾病的诊断效能高。

人工智能辅助诊断：基于卷积神经网络的人工智能系统可对磁控胶囊胃镜图像进行自动检测，灵敏度可达 96.2%，能有效防止漏诊和误诊。

高清晰度和放大胃镜：高清晰度和放大胃镜技术能够提供更为清晰和详细的胃黏膜图像，使得微小的病变也能被清楚地观察到，有助于早期发现胃癌、胃息肉等病变。

虚拟染色技术：通过改变图像的颜色，使得不同的组织和病变在胃镜下更加容易被区分，提高了胃黏膜异常区域的识别率。

任务五　老年人神经系统评估

案例导入

赵爷爷，75 岁，退休干部，有 15 年高血压病史，日常服药不规律，血压控制欠佳。近三个月来，他时常感觉头晕，尤其是在早晨起床时，症状会持续几分钟后自行缓解，当时并未在意。一周前，赵大爷在散步时突然发现左腿有些无力，左手略感麻木，他以为是累着了，回家休息后自我感觉症状有所减轻。但就在昨天早晨，家人发现他说话含糊不清，左侧肢体无法自由活动，嘴角歪斜。家人意识到情况严重，将他送往医院就诊。

任务描述

为进一步明确赵爷爷的健康问题，请为赵爷爷进行医学评估。

知识殿堂

随着年龄的增长，老年人的神经系统也出现生理性退化：脑体积缩小、神经元减少、神经传导速度下降、脑血流量减少等，容易出现神经系统疾病；功能改变主要表现为认知、感觉、运动

课件

系统等衰退，老年人出现反应迟钝、记忆力减退、平衡能力下降等。

一、意识障碍评估

意识障碍（disturbance of consciousness）是指人体对周围环境及自身状态的识别和察觉能力障碍的一种精神状态。意识障碍分为觉醒度下降和意识内容变化两方面。前者表现为嗜睡、昏睡、昏迷，后者表现为意识模糊和谵妄等。

1. 意识水平下降

（1）嗜睡：是程度最轻的意识障碍，老年人处于持续睡眠状态，能被唤醒，醒来后能正确回答问题和做出各种反应，停止刺激后继续入睡。

（2）昏睡：老年人处于熟睡状态，一般外界刺激不能被唤醒，较强烈刺激（压迫眶上神经、摇动老人身体等）可被唤醒，但很快入睡，醒后答话含糊或答非所问。

（3）昏迷：意识完全丧失，对外界各种刺激或自身内部的需要不能感知，可有无意识的活动，任何刺激均不能被唤醒。按刺激反应及反射活动等可将昏迷分以下 3 度（表 2-5-1）。

表 2-5-1　昏迷的程度及表现

程度	表现
浅昏迷	随意活动消失，对疼痛刺激尚可出现痛苦表情或肢体退缩等防御反应，各种生理反射（吞咽、咳嗽、角膜反射、瞳孔对光反射等）可存在
中度昏迷	对周围事物及各种刺激均无反应，对剧烈刺激可见防御反射活动，角膜反射减弱、瞳孔对光反射迟钝，眼球无运动
深昏迷	全身肌肉松弛，对各种刺激无反应，各种生理反射（深浅反射）均消失

2. 意识内容改变

（1）意识模糊：老年人能保持简单的精神活动，但对时间、空间及人物定向明显障碍，思维不连贯，答非所问，错觉为突出表现。语言缺乏连贯性，但对外界刺激可有反应，但低于正常水平。

（2）谵妄：一种以兴奋增高为主的高级神经中枢急性功能失调状态。表现为定向力丧失、幻觉、错觉、躁动不安、言语杂乱等。部分老年人可康复，部分可发展为昏迷。

二、神经系统疾病评估

（一）短暂性脑缺血发作

1. 概述

短暂性脑缺血发作（transient ischemie attack，TIA）是由于颅内外血管及视网膜血管病变造成的短暂的脑、脊髓及视网膜的缺血症状，在相关的神经影像上未见到任何相关病灶，通常在 1 小时内缓解，24 小时内完全恢复，不遗留神经功能缺损症状，多与动脉粥样硬化有关，也可以是脑梗死的前驱症状。

2. 老年人短暂性脑缺血发作的评估

（1）症状：TIA 的临床表现因受累的血管及其供血不同可表现出多种症状和体征。①短暂性单眼盲：短暂的单眼失明是颈内动脉分支、眼动脉缺血的特征性症状。②颈内动脉系统 TIA：病灶对侧单瘫、偏瘫和面瘫，单肢或偏身麻木。特征性表现：病侧单眼一过性黑蒙或失明，对侧偏瘫、偏身感觉障碍，优势半球受累可失语，偏盲亦可见于颈内动脉系统缺血。③椎－基底动脉系统 TIA：常见症状有眩晕、恶心、呕吐、平衡失调。特征性表现：a. 跌倒发作，表现为转头或仰头时，双下肢无力而跌倒，常可很快自行站立，无意识丧失。b. 短暂性全面遗忘症，表现为发作时出现短时间记忆丧失，对时间、地点定向障碍，但对话、书写和计算能力正常，无意识障碍，持续数分钟或数小时。还可能出现吞咽障碍、构音不清、共济失调及交叉性瘫痪等。

（2）辅助检查：①头颅 CT 可用于鉴别是否有脑出血，磁共振是确诊 TIA 的主要手段。②彩色经颅多普勒（TCD）检查可用于评价血管的狭窄程度、动脉粥样硬化斑块的稳定性等。

（二）脑梗死

1. 概述

脑梗死（cerebral infarction，CI），又称缺血性脑卒中（ischemic stroke），是指由于脑部血液供应障碍，缺血、缺氧引起的局限性脑组织的缺血性坏死或脑软化。临床常见脑血栓形成和脑栓塞。

脑血栓形成（cerebral thrombosis，CT）是指脑动脉的主干或分支，因动脉粥样硬化及各种动脉炎等血管病变，导致血管管腔狭窄或闭塞，进而形成血栓，造成脑局部供血区血流中断，发生脑组织缺血、缺氧，软化坏死而出现的症状和体征是脑梗死中最常见的临床类型，约占全部脑梗死的 60%。

脑栓塞（cerebral embolism）指血液中的各种栓子随血流进入颅内动脉，使血管腔急性闭塞，引起相应供血区的脑组织缺血坏死及脑功能障碍。常见的栓塞为心源性脑栓塞，少见的有空气栓塞、脂肪栓塞、肿瘤细胞或寄生虫栓塞等。

2. 老年人脑梗死的评估

（1）症状：临床表现与受累血管的部位、大小、供血区域、发病次数、原发疾病和侧支循环的情况，以及老年人的年龄、伴发疾病和血管危险因素的有无、多少有关。颈内动脉系统脑梗死主要表现为病变对侧肢体偏瘫或感觉障碍；椎－基底系统脑梗死可出现偏盲、近期记忆力下降、眩晕、复视及运动障碍、共济失调。

（2）辅助检查：①影像学检查。CT 检查早期有时不能显示病灶，发病 24 小时后可见低密度灶梗死区。MRI 检查可早期显示缺血组织的大小、部位，甚至显示皮质下、脑干和小脑的小梗死灶。②脑血管造影（DSA）是脑血管病变检查的金指标，可发现血管狭窄、闭塞及其他血管病变。③彩色经颅多普勒普（TCD）可判断颅内外血管狭窄或闭塞、血管痉挛、侧支循环建立的程度。④血液检查包括血常规、血生化（血脂、血糖、肾功能、电解质）等危险因素检查。

（三）蛛网膜下腔出血

1. 概述

蛛网膜下腔出血（subarachnoid hemorrhage，SAH）是指脑和脊髓血管破裂，血液流入蛛网膜下腔所致的急性脑血管病。由于颅脑外伤引起的称为外伤性蛛网膜下腔出血，非外伤性蛛网膜下腔出血称为原发性蛛网膜下腔出血。蛛网膜下腔出血占急性脑血管病的 5% ~ 10%，远低于其他类型的卒中，但其致残率、死亡率却很高，尤其在老年人中更甚，是神经系统的急危重症之一。

2. 老年人蛛网膜下腔出血评估

（1）症状：典型症状表现为三主征——剧烈头痛、呕吐、脑膜刺激征。通常突然于活动中起病，情绪激动、剧烈体力活动是常见的诱因。头痛进行性加重，伴恶心、呕吐、项背部或下肢疼痛、眩晕、畏光，严重者出现短暂性或持续性意识障碍。60 岁以上老年人的临床表现不典型，起病相对缓慢，有时无明显头痛或头痛很轻微，脑膜刺激征不显著，常以意识障碍和精神症状为突出表现。

（2）辅助检查：①头颅 CT 扫描可早期显示是否出血、出血量和血液分布情况，对于判断动脉瘤出血部位提供线索，动态检查还有助于观察出血吸收情况及脑室大小变化，及时发现脑积水和再出血及血管痉挛并发的脑梗死。② MRI 扫描可清楚地显示高信号出血征象。③脑脊液呈均匀一致的血性压力增高。④脑血管造影是明确蛛网膜下腔出血病因，特别是确诊动脉瘤的“金标准”。

（四）脑出血

1. 概述

脑出血（intracerebral hemorrhage，ICH）指非外伤性脑实质和脑室内出血。其中大多由高血压引起，称为高血压性脑出血。其高峰发病年龄为 50 ～ 70 岁，男性略多，冬春季节易发。

2. 老年人脑出血的评估

（1）症状：发病前无预感，少数有头晕、头痛、肢体麻木和口齿不清等前驱症状；多在情绪紧张、兴奋、活动中或用力排便时突然发病。发病后在数分钟至数小时内达到高峰。血压明显升高，出现头痛、呕吐、偏瘫、失语、意识障碍、大小便失禁等；呼吸深沉，带有鼾声，重者呈潮式呼吸或不规则呼吸，深昏迷时四肢呈弛缓状态。

（2）辅助检查：① CT 检查是诊断脑出血的首选方法，可清晰显示出血部位、出血量大小、血肿形态、是否破入脑室及血肿周围有无低密度水肿带和占位效应等。病灶多呈圆形或卵圆形均匀高密度区，边界清楚，动态 CT 检查可评价出血进展情况。② MRI 检查可发现结构异常，明确脑出血病因，检出脑干和小脑的出血灶，监测脑出血演变过程。③脑脊液检查可见压力增高，为均匀血性脑脊液。

【练习题】

扫一扫二维码查看练习题。

任务六　老年人泌尿系统评估

案例导入

张大爷，78 岁，因“尿频、尿急、尿痛伴发热 3 天”入院。既往有前列腺增生病史 10 年，长期留置导尿管，近半年来间断更换导尿管。3 天前家属发现张大爷精神萎靡，频繁要求解小便，但每次尿量少，伴有尿痛，且体温升高，最高达 38.8 ℃。入院查体：T 38.5 ℃，P 92 次 / 分，R 20 次 / 分，BP 130/80 mmHg。神志清楚，心肺听诊无异常，下腹部膨隆，耻骨上区轻压痛，双肾区叩击痛（+）。实验室检查：血常规：白细胞计数 $12\times10^9/L$，中性粒细胞比例 80%；尿常规：白细胞（++++），红细胞（++），亚硝酸盐（+）。

任务描述

为进一步明确张大爷的健康问题，请为张大爷进行医学评估。

知识殿堂

一、尿路感染评估

课件

（一）概述

尿路感染（urinary tract infection，UTI）是由病原微生物（以细菌为主，如大肠埃希菌占 80%）侵入尿路黏膜或组织引起的炎症反应，可分为上尿路感染（肾盂肾炎）和下尿路感染（膀胱炎、尿道炎）。女性因尿道短、邻近肛门易感，其他高危人群包括老年人、糖尿病患者、留置导尿管者及尿路结构异常者。尿路感染是老年人的常见病，在老年人感染性疾病中仅次于呼吸道感染。在评估时需明确感染部位、严重程度及潜在危险因素，以指导治疗和预防复发。

（二）尿路感染评估

1. 症状

老年人尿路感染症状不典型，尿路刺激症状常不明显，长期留置导尿管者可能无症状或仅有低热，常发生在留置尿管或拔除尿管 48 小时内。尿路感染后多数老年人常出现发热、下腹不适、腰骶部疼痛、食欲不振等肾外的非特异性症状，容易漏诊或误诊，复发率也较高。

（1）下尿路感染：主要包括膀胱炎及尿道炎，多数老年人自觉尿路刺激症状不明显，可表现为无症状性菌尿。典型症状表现如下：

排尿症状：尿频、尿急、尿痛（排尿烧灼感）。

尿液改变：血尿（终末血尿常见）、尿液浑浊或异味。

局部不适：下腹或耻骨上区胀痛。

（2）上尿路感染：主要指肾盂肾炎。老年人表现较为隐匿，急性发作时，容易合并菌血症、败血症及感染性休克。慢性感染者症状多样，轻者常无自觉症状，仅尿检异常，老年人可仅有无症状菌尿，急性发作时症状较为典型。典型症状表现如下：

全身症状：发热（>38 ℃）、寒战、恶心呕吐、乏力。

腰部症状：单侧或双侧腰痛（肋脊角钝痛），可放射至下腹。

伴随症状：部分患者合并下尿路感染症状。

2. 体征

（1）下尿路感染：耻骨上区轻压痛，通常无特异性体征。

（2）上尿路感染：

肾区叩击痛：约 90% 的感染者轻叩肋脊角引发疼痛。

肋脊角压痛：单侧或双侧。

生命体征：发热、心动过速；重症可出现低血压（警惕脓毒症）。

3. 辅助检查

（1）实验室检查：尿常规镜检可见细菌或红细胞，每高倍视野白细胞 >5 个即出现脓尿。亚硝酸盐阳性，则提示存在革兰氏阴性杆菌所致的尿路感染。尿培养单种细菌菌落计数≥ 10^5 CFU/mL（清洁中段尿）；导尿标本≥ 10^4 CFU/mL 是确诊尿路感染的金标准。

（2）影像学检查：适用于疑似复杂感染或治疗无效者。老年人常存在尿路梗阻因素导致尿路感染难治愈、易复发，因此老年人尿路感染应常规进行泌尿系统超声检查。早期肾脏形态无改变，晚期可呈现双肾大小不一，表面凹凸不平，皮髓质界限模糊。

二、尿石症评估

（一）概述

尿石症（尿路结石）是泌尿系统常见疾病，由晶体物质（如草酸钙、磷酸钙、尿酸等）在肾脏、输尿管、膀胱或尿道中异常沉积形成，是肾结石、输尿管结石、膀胱结石和尿道结石的总称，其中肾结石与输尿管结石称为上尿路结石，膀胱结石和尿道结石称为下尿道结石，后者高发，其发病率与年龄、性别、地域、饮食习惯及代谢异常相关，多见于 30 ~ 50 岁男性。

（二）尿石症评估

老年人由于感觉迟钝和表达能力下降，尿石症症状隐匿，通常可能以肾功能不全或反复尿路感染就医时确诊。

1. 症状

（1）肾绞痛：结石活动和刺激可引起输尿管平滑肌痉挛或输尿管完全性梗阻时，表现为肾绞痛即突发性剧烈腰痛或侧腹痛，沿输尿管放射至下腹、腹股沟或会阴部，常伴大汗、恶心、呕吐。肾盂内及肾盏结石，可无明显症状活动后可出现腰部或上腹的钝痛。

（2）血尿：结石移动损伤尿路黏膜后可见镜下血尿，少数患者可见肉眼血尿。

（3）排尿异常：结石合并感染，或结石位于膀胱、尿道可出现膀胱刺激征，即尿频、尿急、尿痛、排尿困难。

（4）感染表现：结石合并尿路感染时可出现发热、寒战等全身症状。

2. 体征

（1）体格检查：

压痛：上尿路结石患侧肋脊角叩击痛，膀胱结石常见下腹部压痛。

触诊：前尿道结石可沿尿道扪及，后尿道结石可经直肠指诊触及。

发热：体温 >38.5 ℃提示感染性结石，需紧急处理。

（2）特殊体征：双侧输尿管梗阻或孤立肾结石梗阻时可表现为无尿，即尿毒症。

3. 辅助检查

（1）实验室检查：尿常规检查常能见到肉眼血尿或镜下血尿，合并感染时白细胞显著升高，必要时做尿细菌培养。尿 pH 值降低提示尿酸结石。

（2）影像学检查：筛查首选超声，该检查无创、可发现肾积水，但对输尿管中下段结石敏感性较低。非增强 CT 是诊断尿石症的金标准，敏感性高达 95% 以上，可明确结石位置、大小、梗阻程度及肾积水。排泄性尿路造影可显示结石所致的尿路形态和肾功能改变，有无引起结石的局部因素。MRI 可了解结石梗阻后肾输尿管积水的情况。内镜检查常用于尿路平片未显示结石，造影有充盈缺损无法确诊时，借助内镜以明确诊断。

三、良性前列腺增生评估

（一）概述

良性前列腺增生（begin prostatic hyperplasia，BPH）是中老年男性常见的良性疾病，以前列腺间质和腺体细胞增生导致前列腺体积增大为特征，常引起下尿路症状。增生的前列腺压迫尿道及膀胱颈，导致膀胱出口梗阻，引发储尿期、排尿期及排尿后症状。50 岁以上男性发病率 >50%，80 岁以上 >90%，与年龄增长、雄激素水平及代谢因素相关。

（二）良性前列腺增生评估

询问老年人病史，尤其是下尿路症状的特点、持续时间及其伴随症状；明确治疗史及老年人是否服用可能导致或加重下尿路症状的药物，了解老年人有无盆腔手术史及外伤史。

1. 评估工具

国际前列腺症状评分（international prostate symptom score，IPSS）评价老年人的下尿路症状（表 2–6–1）。国际前列腺症状评分表（IPSS）是评估老年人前列腺增生症状严重程度的重要工具。它由 7 个问题组成，涉及排尿的各个方面，患者根据实际情况选择答案，最后计算总分。根据总分，症状可分为轻度（0 ～ 7 分）、中度（8 ～ 19 分）和重度（20 ～ 35 分）。这种评分不仅帮助医生评估病情，也让患者了解自己的症状程度。

表 2-6-1　国际前列腺症状评分表（IPSS）

在最近一个月内，您是否有以下症状	无	在五次中				
		少于一次	少于半数	大约半数	多于半数	几乎每次
1. 是否经常有尿不尽感（梗阻、排尿期）	0	1	2	3	4	5
2. 两次排尿间隔是否经常小于 2 小时（刺激、储尿期）	0	1	2	3	4	5
3. 是否曾经有间断性排尿（梗阻、排尿期）	0	1	2	3	4	5
4. 是否有排尿不能等待现象（刺激、储尿期）	0	1	2	3	4	5
5. 是否有尿线变细现象（梗阻、排尿期）	0	1	2	3	4	5
6. 是否需要用力及使劲才能开始排尿（梗阻、排尿期）	0	1	2	3	4	5
7. 从入睡到早起一般需要起来排尿几次（刺激、储尿期）	没有	1 次	2 次	3 次	4 次	5 次
症状总评分	0	1	2	3	4	5

注：量化症状严重程度（0 ～ 7 分轻度，8 ～ 19 分中度，20 ～ 35 分重度）。

2. 症状

（1）储尿期症状：膀胱刺激症状即尿频（尤其夜尿增多）、尿急、急迫性尿失禁。

（2）排尿期症状：主要表现为梗阻症状，排尿踌躇、尿线变细、尿流中断、排尿费力、尿末滴沥。

（3）排尿后症状：排尿不尽感、膀胱残余尿量增加。

（4）并发症相关症状：突发无法排尿的老年人表现为急性尿潴留，反复尿路感染者可出现发热、尿痛，若尿道黏膜充血破裂可出现血尿。慢性尿潴留的老年人症状则不典型，主要表现为充盈性尿失禁或乏力、食欲下降等肾功能不全的表现。

3. 体征

（1）体格检查：直肠指诊是老年人良性前列腺增生重要检查项目之一，也是重要的初筛手段，需要排空膀胱后进行，良性前列腺增生的患者可表现为前列腺体积增大，表面光滑、质地坚韧、中央沟变浅或消失。膀胱叩诊可以了解是否存在尿潴留，若耻骨上区浊音表明残余尿 >300 mL 提示已出现尿潴留。

4. 辅助检查

（1）实验室检查：尿常规检查如可见红细胞提示血尿，白细胞提示可能存在尿路感染。良性前列腺增生者血清前列腺特异性抗原（PSA）可轻度升高，若 PSA>4 ng/mL 需警惕前列腺癌。肾功能检查主要用以明确是否合并慢性尿潴留导致的肾积水或肾功能损害。

（2）影像学检查：前列腺超声检查可测量前列腺体积，BPH 常 >30 g（正常约 20 g），也可测量膀胱内残余尿量。双肾及输尿管超声：排除肾积水（长期梗阻并发症）。

（3）尿动力学检查：包括尿流率测定及压力－流率测定，该检查为确诊膀胱出口梗阻的金标准。尿流率指单位时间内经尿道排出的尿量，尿流率测定可初步判断阻的程度：最大尿流率 <15 mL/s 提示排尿不畅，<10 mL/s 提示梗阻严重。评估最大尿流率时，尿量在 150 ~ 200 mL 为宜，重复检查会增加可靠性。怀疑老年人存在膀胱逼尿肌收缩功能障碍者或不能完全用前列腺增生解释的最大尿流率明显降低者应进行压力－流率测定。

【练习题】

扫一扫二维码查看练习题。

扫一扫

任务七　老年人运动系统评估

案例导入

张爷爷，60 岁，年轻时从事会计工作 40 余年。近几年来反复出现头晕、视力模糊，有时伴有恶心、呕吐，眩晕发作与颈部活动关系密切，转头、仰头时症状加重。既往无高血压、糖尿病、耳部疾病等病史。

任务描述

为进一步明确张爷爷的健康问题，请为张爷爷进行医学评估。

知识殿堂

一、骨关节炎评估

（一）概述

骨关节炎是一种以关节软骨退变、骨赘形成及关节周围炎症为特征的慢性退行性关节病，其病理机制为软骨磨损→软骨下骨硬化 / 囊性变→滑膜炎症→关节畸形。多见于中老年人，其中年龄 >50 岁、肥胖、关节创伤史、遗传倾向（如手部 OA 家族史）均为骨关节炎的高危因素，好发部位为膝、髋、手（远端指间关节）及脊柱，高龄男性髋关节受累多余女性，手关节受累则以女性多见，致残率高达 53%。

课件

（二）骨关节炎评估

1. 症状

（1）疼痛：活动后加重，休息缓解；夜间痛（晚期）；定位明确。

（2）僵硬：晨僵 <30 分钟；久坐后“胶着感”。

（3）活动受限：关节屈伸困难，握力下降。

（4）其他：关节摩擦音，偶见关节肿胀。

2. 体征

（1）视诊：关节肿大、畸形（Heberden 结节、Bouchard 结节）。

（2）触诊：关节线处压痛、无红肿骨性膨大、局部皮温正常。

（3）活动度检查：主动 / 被动活动受限，伴摩擦感。

（4）特殊体征：膝关节炎髌骨研磨试验呈阳性；髋关节炎“4”字试验呈阳性。

3. 辅助检查

（1）影像学检查：首选 X 线，关节间隙不对称狭窄、骨赘形成、软骨下骨硬化 / 囊性变（Kellgren–Lawrence 分级）。早期骨关节炎可选择 MRI，可见软骨损伤、骨髓水肿、半月板退变。传统的超声检查常用于检测受损关节处有无滑膜增生、关节积液和骨赘。

（2）实验室检查：主要用于鉴别诊断，CRP/ESR 正常或轻度升高，类风湿因子（RF）阴性。关节液呈非炎性表现，白细胞计数 2000 个 /μL，黏度高，无结晶。

二、骨质疏松骨折评估

（一）概述

骨质疏松性骨折（osteoporotic fracture，OPF）是由于骨密度降低、骨微结构破坏导致骨脆性增加，在轻微外力（如跌倒、咳嗽）或无明显外伤情况下发生的骨折。其病理特点是骨量丢失、骨小梁变薄断裂，骨折愈合能力下降。常见于椎体（胸腰段）、髋部、桡骨远端及肱骨近端，是中老年人群致残和致死的重要原因。常见高危人群包括绝经后女性、高龄（>65 岁）、长期使用糖皮质激素、低体重指数（BMI<18.5）及存在脆性骨折史者。此类骨折具有高发病率、高致残率和高死亡率的特点，尤其是髋部骨折，需早期识别和综合干预。

（二）骨质疏松骨折评估

1. 症状

（1）疼痛：急性期剧烈疼痛，慢性期转为钝痛，活动或负重时加重。

（2）活动受限：骨折部位功能障碍。

（3）畸形：椎体骨折可致身高缩短、驼背；髋部骨折出现下肢短缩或外旋畸形。

（4）其他：神经压迫症状如：下肢麻木、二便障碍。

2. 体征

（1）视诊：畸形、局部肿胀或瘀斑。

（2）触诊：骨折部位压痛、叩击痛。

（3）活动度检查：被动活动诱发疼痛，髋关节屈曲试验阳性。

（4）神经功能评估：感觉异常、下肢肌力减退常提示脊髓或神经根受压。

3. 辅助检查

（1）影像学检查：首选 X 线平片。主要用于评估骨折部位、类型及椎体压缩程度，如椎体高度丢失≥ 20% 常提示骨折风险极高。CT 检查常用于复杂骨折如髋臼及骨盆骨折。MRI 是临床用于鉴别新鲜与陈旧性椎体骨折的主要检查。

（2）骨密度检测（DXA）：确诊骨质疏松的金标准（T 值≤ –2.5），尤其是确诊髋部或腰椎骨密度方面最具参考价值。

（3）实验室检查：骨代谢指标血清钙、25– 羟维生素 D 显著降低。

4. 风险评估工具

FRAX 是 2008 年 WHO 推荐的一种用于评估高危人群结合临床危险因素预测未来十年内髋部及主要骨质疏松骨折风险的工具。

三、颈椎病评估

（一）概述

颈椎病（cervical spondylosis）是由于颈椎间盘退行性变、骨质增生、韧带肥厚或钙化等病理改变，导致脊髓、神经根或椎动脉受压而引发的一系列临床综合征。高危人群包括长期伏案工作者、中老年人群及颈椎外伤史者。轻度颈椎病常表现为头、颈、肩及手臂疼痛麻木，严重者可出现肢体酸软乏力，甚至大小便失禁和瘫痪等。随着我国老龄化人口加剧及智能化进程的加快，颈椎病的患病率逐年增高，已成为严重影响人们健康的慢性疾病。颈椎病早期评估对预防不可逆神经损伤至关重要。

（二）颈椎病分型及评估

颈椎病分型及评估见表 2–7–1。

表 2-7-1　颈椎病分型及评估

<table>
<tr><th>分型</th><th>症状</th><th>体征</th><th>辅助检查</th></tr>
<tr><td>非典型</td><td>部分患者仅表现为颈部僵硬、活动受限，或夜间症状加重</td><td>一般体格检查：
（1）颈部活动度：屈伸、旋转受限，活动时疼痛加重
（2）压痛点：棘突旁、肩胛骨内侧缘压痛（神经根激惹）</td><td rowspan="5">1. 影像学检查
（1）X 线平片：确诊颈椎病的常规检查，为判断损伤严重程度提供影像学基础
（2）MRI：评估脊髓受压程度、椎间盘突出、颈椎损伤具有重要价值
（3）CT：清晰显示骨性结构，可以确切判断多方面情况与神经根的关系
2. 神经电生理检查
肌电图（EMG）有助于了解神经损伤的部位、范围和程度。
3. 血管评估
椎动脉超声或 MRA：评估椎动脉狭窄或血流异常，尤其椎动脉型颈椎病</td></tr>
<tr><td>神经根型</td><td>（1）疼痛：颈肩部酸痛，沿神经根分布区放射至上肢，手指麻木、刺痛
（2）感觉异常：感觉减退或过敏</td><td>（1）压头试验（Spurling 试验）：头侧屈后伸并加压，诱发上肢放射痛为阳性
（2）臂丛牵拉试验：上肢外展、外旋牵拉，出现疼痛或麻木提示神经根压</td></tr>
<tr><td>脊髓型</td><td>（1）运动障碍：下肢无力、步态不稳，“踩棉花感”，双手精细动作困难
（2）感觉异常：躯干或四肢束带感、深感觉减退</td><td>（1）病理反射：Hoffmann 征、Babinski 征阳性（上运动神经元损伤）
（2）肌张力增高：下肢肌张力增高，腱反射亢进</td></tr>
<tr><td>交感神经型</td><td>自主神经症状：头晕、头痛、恶心、心悸、视物模糊、耳鸣等</td><td>心动过速或过缓，血压高低不稳，低头和仰头试验可诱发症状发作或加重</td></tr>
<tr><td>椎动脉型</td><td>血流不足表现：转头诱发眩晕、猝倒（短暂性脑缺血）、黑蒙</td><td>旋颈试验：快速转头诱发眩晕或眼震（提示椎动脉供血不足）</td></tr>
</table>

【练习题】

扫一扫二维码查看练习题。

扫一扫

任务八　老年人常见急重症的评估

案例导入

李奶奶，72 岁，因“突发意识模糊 1 小时”被家属送至急诊科。李奶奶有 2 型糖尿病史 15 年，长期使用胰岛素治疗，近期因食欲不佳自行调整了胰岛素剂量。1 小时前，家属发现她坐在沙发上呼之不应，伴有大汗、面色苍白，手中有未吃完的半块饼干。家属尝试喂她糖水后，症状稍有缓解，但仍精神萎靡，遂紧急送医。

任务描述

为进一步明确李奶奶的健康问题，请为李奶奶进行医学评估。

知识殿堂

课件

老年急重症指 60 岁以上人群突然发生、病情危重甚至危及生命的疾病。快速准确判断病情并及时治疗，对挽救生命和改善预后至关重要。老年急重症评估旨在通过适宜方法识别高危人群，提供系统、高质量的救治，并通过连续动态监测和有效干预，为患者提供规范的生命支持，以挽救生命并提高生存质量。

评估内容包括：评估疾病严重程度、动态监测器官功能状态、辅助疾病诊断与鉴别诊断、早期识别高危因素和评价治疗效果。

此外，在治疗疾病的同时，还需关注急重症老年人的心理状态，及时进行精神心理评估，缓解心理危机，促进全面康复。

一、老年人急重症常用的评估工具

（一）Glasgow 昏迷评分（Glasgow coma scale，GCS）量表

评估老年人中枢神经系统及肢体运动功能时，需记录 Glasgow 昏迷评分，并观察瞳孔大小及对光反射情况，得分越高，意识状态越好。Glasgow 昏迷评分量表见表 2-8-1。

表 2-8-1 Glasgow 昏迷评分量表

睁眼	记分	语言	记分	运动	记分
自主睁眼	4	语言正常	5	遵嘱动作	6
语言刺激睁眼	3	语言混乱	4	疼痛定位	5
疼痛刺激睁眼	2	用词不恰当	3	疼痛刺激屈曲	4
不睁眼	1	声音无法理解	2	疼痛（异常）屈曲	3
		无语言	1	疼痛伸展	2
				疼痛无反应	1

（二）改良早期危险评分（modified early warning score）

改良早期危险评分通过评估收缩压、心率、呼吸、体温和意识状态，对早期发现老年急重症具有重要意义。评分结果可指导诊疗计划：评分 <5 分，多数无须住院；评分 5 ~ 9 分，提示潜在危重病风险；评分 >9 分，死亡风险显著增加。改良早期危险评分见表 2-8-2。

表 2-8-2 改良早期危险评分

项目	0 分	1 分	2 分	3 分
收缩压 /mmHg	101 ~ 199	81 ~ 100	≥ 200 或 71 ~ 80	<70
心率 /（次 · min^{-1}）	51 ~ 100	41 ~ 50 或 101 ~ 110	<40 或 111 ~ 129	≥ 130
呼吸 /（次 · min^{-1}）	9 ~ 14	15 ~ 20	21 ~ 29 或 <9	≥ 30
体温 /℃	35 ~ 38.4	—	<35 或 >38.5	—
意识状态	警醒	对声音有反应	对疼痛有反应	无反应

（三）多器官功能障碍评估量表（multiple organ dysfunction score，MODS）

多器官功能障碍评分（MODS）由 Marshall 于 1995 年提出，2001 年由 Richard 改良。其优点是参数少、评分简便，对病死率和预后预测较为准确；缺点是仅通过单一指标反映 6 个常见器官功能，未能全面评估功能状态，且未纳入其他影响预后的因素。多器官功能障碍评估量表见表 2-8-3。

表 2-8-3　多器官功能障碍评分（MODS）

器官系统	变量	评分				
		0	1	2	3	4
呼吸系统	PaO_2/FiO_2/mmHg	>300	226 ~ 300	151 ~ 225	76 ~ 150	<76
血液系统	血小板计数 /（$\times 10^9 \cdot L^{-1}$）	>120	81 ~ 120	51 ~ 80	21 ~ 50	≤ 20
肝脏	血清胆红素 /（$\mu mol \cdot L^{-1}$）	≤ 20	21 ~ 60	61 ~ 120	121 ~ 240	>240
心血管系统	压力调整心率（PAR，HR × CVP/MAP）	≤ 10.0	10.1 ~ 15.0	15.1 ~ 20.0	20.1 ~ 30.0	>30.0
中枢神经系统	Glasgow 昏迷评分	15	13 ~ 14	10 ~ 12	7 ~ 9	≤ 6
肾脏	血清肌酐 /（$\mu mol \cdot L^{-1}$）	≤ 100	101 ~ 200	201 ~ 350	351 ~ 500	>500

多器官功能障碍总评分为各系统评分之和，最高 24 分。评分与重症老年人死亡率呈正相关：0 分，无死亡；9 ~ 12 分，死亡率 <25%；13 ~ 16 分，死亡率 50%；17 ~ 20 分，死亡率 75%；>20 分，死亡率 100%。

二、低血糖症评估

（一）低血糖症概述

低血糖症是糖尿病的严重并发症，可引发意识丧失、永久性神经损伤、心律失常、心肌缺血甚至死亡。诊断标准因人群而异：非糖尿病人群，血糖 <2.8 mmol/L；糖尿病人群（尤其老年人），血糖 <3.9 mmol/L。

（二）低血糖症评估

低血糖常见的诱因包括：使用外源性胰岛素或胰岛素促泌剂、未按时进食或进食不足、运动量增加、空腹饮酒、胰岛素瘤等疾病、胃肠外营养治疗。

1. 症状

（1）交感神经兴奋：肌肉颤抖、心悸、出汗、饥饿感、软弱无力、紧张、焦虑、流涎。

（2）中枢神经系统：

早期症状：精神不集中、思维和语言迟钝、头晕、嗜睡、视物不清、步态不稳。

进展症状：幻觉、躁动、易怒、性格改变、认知障碍。

严重症状：抽搐、昏迷。

特殊表现：部分患者可无先兆直接昏迷，持续 6 小时以上可导致永久性脑损伤。

2. 体征

交感神经兴奋，表现为面色苍白、心率加快、四肢冰冷。低血糖症状多样，需根据临床表现及时识别并处理，尤其关注老年糖尿病患者的不典型表现。

三、晕厥评估

（一）晕厥概述

晕厥是由全脑血流短暂低灌注引起的突发性、短暂性意识丧失，具有迅速发生、自限性、完全恢复的特点。发作时常因肌张力下降导致跌倒，之前可能出现黑蒙、乏力、出汗等先兆症状。晕厥在人群中患病率较高，但我国缺乏大规模流行病学数据，老年人发病率尚不明确。

（二）晕厥的分类

1. 神经介导的反射性晕厥

反射性晕厥由交感或迷走神经反射异常引起，导致周围血管扩张和/或心动过缓，包括以下类型。

（1）血管迷走性晕厥：

诱因：站立、情绪刺激、疼痛、医疗操作或晕血。

症状：出汗、皮肤发热、恶心、脸色苍白，伴低血压和/或心动过缓。

特点：意识恢复后常有疲劳感，老年人症状可能不典型。

诊断：依据病史、体格检查及目击者描述。

（2）情境性晕厥：

诱因：特定动作如咳嗽、喷嚏、吞咽、排便、排尿、运动后、大笑或吹奏管乐器。

（3）颈动脉窦综合征：

诱因：转头、局部肿瘤、剃须、衣领过紧等压迫颈动脉窦。

特点：多见于老年人。

（4）不典型反射性晕厥：

特点：无前驱症状、无明显诱因或不典型表现。

诊断：倾斜试验可阳性，但阴性结果不能排除诊断；颈动脉窦按摩和直立倾斜试验有助于诊断。

2. 直立性低血压晕厥（直立不耐受综合征）

（1）常见原因：

药物：如血管扩张剂、利尿剂、吩噻嗪类、抗抑郁药，老年人需特别注意用药史。

血容量不足：如出血、腹泻、呕吐。

神经源性：原发性，单纯自主神经功能障碍、多系统萎缩、帕金森病、路易体痴呆；继发性，如糖尿病。

（2）诊断标准：症状出现在由卧位或坐位突然直立时，收缩压下降≥ 20 mmHg 或舒张压下降≥ 10 mmHg，或收缩压低于 90 mmHg。

（3）辅助检查：卧立位试验、倾斜试验及基础自主神经功能检测可协助诊断。

3. 心源性晕厥

心源性晕厥由心律失常或器质性心血管疾病引起，危险性高，预后较差，分为两类。

（1）心律失常性晕厥：

原因：心动过缓，如窦房结功能异常、房室交界区功能异常；心动过速，如室上性、室性心动过速；药物引起的心律失常；遗传性心律失常综合征。

诊断：心电图及长时程心电监测为主要方法；高度怀疑者可行电生理检查。

（2）器质性心血管病合并晕厥：

原因：心脏供血不足导致脑灌注不足，见于心脏瓣膜病、急性心肌梗死或缺血；梗阻型心肌病、心包疾病、肺栓塞、急性主动脉夹层等。

诊断：超声心动图，评估瓣膜狭窄、心房黏液瘤、左心室流出道梗阻、心脏压塞；经食管超声心动图、CT、磁共振，用于主动脉夹层、肺栓塞、心脏肿瘤等；冠状动脉造影，明确心肌缺血或梗死；运动试验，诊断劳力相关晕厥，需在急救条件下进行。

四、气胸与血胸评估

（一）气胸与血胸概述

胸膜腔内积气称为气胸，根据胸膜腔压力情况，可分为闭合性气胸、开放性气胸和张力性气胸。胸膜腔内积血称为血胸，按积血量，可分为小量血胸（成人 <0.5 L）、中量血胸（0.5 ~ 1.0 L）和大量血胸（>1.0 L）。按出血状态分为进行性血胸和非进行性血胸。气胸与血胸同时存在成为血气胸。

（二）气胸与血胸评估

1. 症状

（1）气胸：

闭合性气胸：胸膜腔少量积气，肺萎陷 <30%。多无明显症状，可有胸闷、胸痛；大量积气时出现明显呼吸困难。

开放性气胸：胸膜腔与外界持续交通。明显呼吸困难、发绀，甚至休克。

张力性气胸：胸膜腔压力持续升高，危及生命。严重呼吸困难、发绀、烦躁、意识障碍、大汗、昏迷、休克。

（2）血胸：与出血量、速度及个体体质相关。小量血胸，常无症状；中量或大量血胸，急性失血时可出现面色苍白、脉搏增快、血压下降、四肢湿冷等低血容量性休克表现。

2. 体征

（1）气胸：

闭合性气胸：患侧胸部饱满，气管向健侧移位，叩诊鼓音，呼吸音减弱或消失。

开放性气胸：胸部可见伤口，颈静脉怒张，呼吸时可闻及吸吮样声音，气管向健侧移位，叩诊鼓音，呼吸音减弱或消失。

张力性气胸：患侧胸部饱满，颈静脉怒张，皮下气肿，气管向健侧移位，叩诊鼓音，呼吸音消失。

（2）血胸：伤侧胸部叩诊浊音，肋间隙饱满；气管向健侧移位，呼吸音减弱或消失。

3. 辅助检查

（1）实验室检查。血常规：血红蛋白、红细胞、血细胞比容下降；继发感染时，白细胞及中性粒细胞比例升高。

（2）影像学检查：

胸部 X 线：闭合性气胸，胸膜腔积气，肺萎陷；开放性气胸，大量积气，肺萎陷，纵隔向健侧移位；张力性气胸，严重积气，肺完全萎陷，纵隔向健侧移位；小量血胸，肋膈角消失；大量血胸，大片密度增高影，纵隔向健侧移位；血气胸，可见气液平面。

B 超：明确胸膜腔积液的位置和量。

（3）胸膜腔穿刺。诊断：明确气胸或血胸；治疗：抽出气体或液体，降低胸膜腔压力，缓解症状；血胸时可抽出血性液体。

五、急腹症评估

（一）急腹症概述

急腹症是以急性腹痛为主要表现、需早期诊断和紧急处理的腹部疾病，具有起病急、病情重、进展快、变化多的特点。若未能及时正确诊治，可能对老年人造成严重危害甚至危及生命，需高度重视。

（二）急腹症评估

1. 症状

腹痛是最突出的症状，伴随症状包括恶心呕吐、排气排便改变和发热等。

2. 体征

（1）视诊：腹部对称性、腹式呼吸、腹股沟肿块。

（2）触诊：包块、腹膜刺激征（部位、范围、程度）。

（3）叩诊：肝浊音界、移动性浊音。

（4）听诊：肠鸣音频率及音调，判断胃肠蠕动情况。

3. 辅助检查

（1）实验室检查：

血红蛋白和红细胞计数降低：提示腹腔内出血。

血白细胞及中性粒细胞升高：提示腹腔内感染。

尿红细胞：提示泌尿系损伤或结石。

尿胆红素阳性：提示阻塞性黄疸。

粪便隐血阳性：提示消化道出血。

血、尿淀粉酶升高：提示急性胰腺炎。

（2）影像学检查：

X 线：膈下游离气体：提示消化道穿孔或破裂。

气液平面：提示机械性肠梗阻。

B 超：首选用于实质性脏器损伤、破裂及占位性病变；可评估腹腔积液、积血及胆囊或泌尿系结石。

CT/MRI：用于实质性脏器病变及腹腔占位性病变；对急性出血性坏死性胰腺炎诊断价值高

（3）诊断性腹腔穿刺：

不凝固血性液体：提示腹腔内出血。

浑浊液体或脓液：提示腹腔感染或消化道穿孔。

胆汁样液体：提示胆囊穿孔。

（三）急腹症的鉴别

1. 外科急腹症的特点

先有腹痛，后出现发热等伴随症状；腹痛或压痛部位固定、程度重；常伴腹膜刺激征，甚至休克；可发现腹部肿块或其他外科特征性体征及辅助检查异常。

（1）胃十二指肠溃疡急性穿孔：病史，溃疡病史；症状，上腹刀割样剧痛，迅速扩散至全腹；体征，腹膜刺激征，肝浊音界缩小或消失；检查，X 线示膈下游离气体。

（2）急性胆囊炎：诱因，进食油腻食物后；症状，右上腹绞痛，向右肩背部放射；体征，右上腹压痛、肌紧张，Murphy 征阳性；检查，B 超示胆囊增大、壁厚，可见结石影。

（3）急性胆管炎：典型表现，Charcot 三联征（腹痛、高热、黄疸）；重症表现，Reynolds 五联征（Charcot 三联征 + 休克 + 精神症状）；检查，B 超示胆管扩张及结石影。

（4）急性胰腺炎：诱因，胆道疾病或暴饮暴食；症状，上腹偏左持续剧痛，向左肩或腰部放射，伴恶心、呕吐、腹胀；检查，血、尿淀粉酶升高，CT 有助于诊断。

（5）急性阑尾炎：典型表现，转移性右下腹痛，右下腹固定压痛及反跳痛。

（6）急性肠梗阻：症状，阵发性腹部绞痛，可转为持续性（提示绞窄或穿孔）；伴随症状，恶心、呕吐，低位梗阻伴腹胀、肛门停止排气排便；体征，机械性梗阻时肠鸣音亢进，麻痹性梗阻时肠鸣音减弱或消失；检查，X 线示多个气液平面。

（7）腹腔脏器损伤：病史，腹部外伤史；症状：腹痛始于受伤部位；表现，实质脏器破裂以内出血为主，空腔脏器破裂以腹膜炎为主；检查，胃肠破裂者 X 线示膈下游离气体。

2. 内科急腹症的特点

先发热或呕吐，后腹痛，或二者同时发生；腹痛或压痛部位不固定，程度较轻，无明显腹肌紧张；通过查体、血液检验、X 线或心电图等检查可明确诊断。

【练习题】

扫一扫二维码查看练习题。

扫一扫

拓展阅读

两个“15”拯救低血糖

低血糖是糖尿病治疗中的常见急性并发症，尤其对老年人来说，可能带来严重的健康风险。掌握“两个 15”原则，可以帮助糖尿病患者在低血糖发生时迅速自救，避免严重后果。

一、什么是“两个 15”原则？

“两个 15”原则是低血糖应急处理的核心方法，包括以下两个步骤：第一个 15，立即进食含 15 g 糖的食品；第二个 15，15 分钟后复测血糖，若仍低于 3.9 mmol/L，重复上述步骤。

二、为什么要遵循“两个15”原则？

首先是快速纠正低血糖：含糖食品能迅速升高血糖，缓解低血糖症状；15分钟后复测血糖，确保血糖恢复正常，避免反复低血糖。

其次是避免过度进食：过量进食可能导致血糖过高，增加后续管理难度；“两个15”原则帮助患者精确控制糖分摄入。

最后，如何实施“两个15”原则？

第一个15：立即进食含15 g糖的食品，比如进食葡萄糖片（15 g）、糖含糖饮料（如果汁、可乐，约150 mL）等。

第二个15：15分钟后复测血糖，血糖恢复（≥ 3.9 mmol/L），可进食少量复合碳水化合物（如面包、饼干），防止血糖再次下降。血糖仍低（<3.9 mmol/L），重复“第一个15”，再次进食含15 g糖的食品；15分钟后再次复测血糖，直至血糖恢复正常。

“两个15”原则是低血糖应急处理的简单有效方法，糖尿病患者及家属应熟练掌握。通过合理用药、规律饮食和定期监测血糖，可以有效预防低血糖的发生。希望每一位糖尿病患者都能远离低血糖，享受健康、高质量的生活！

项目三

老年人躯体功能评估

学习目标

素质目标

1. 具有以老人为中心，“以人为本”的职业素养及公平公正诚信的职业道德。
2. 具备善于与老年人进行有效沟通的素质及在服务中时刻保护老人安全的安全意识。

知识目标

1. 了解掌握老年人能力评估的基本概念和重要性。
2. 熟悉老年人躯体功能评估的流程。
3. 掌握老年人躯体功能评估的内容、方法和注意事项。

能力目标

1. 能够有效地和老年人沟通，准确地进行相关评估。
2. 能运用适当的评估工具对老年人进行躯体功能评估。

知识导读

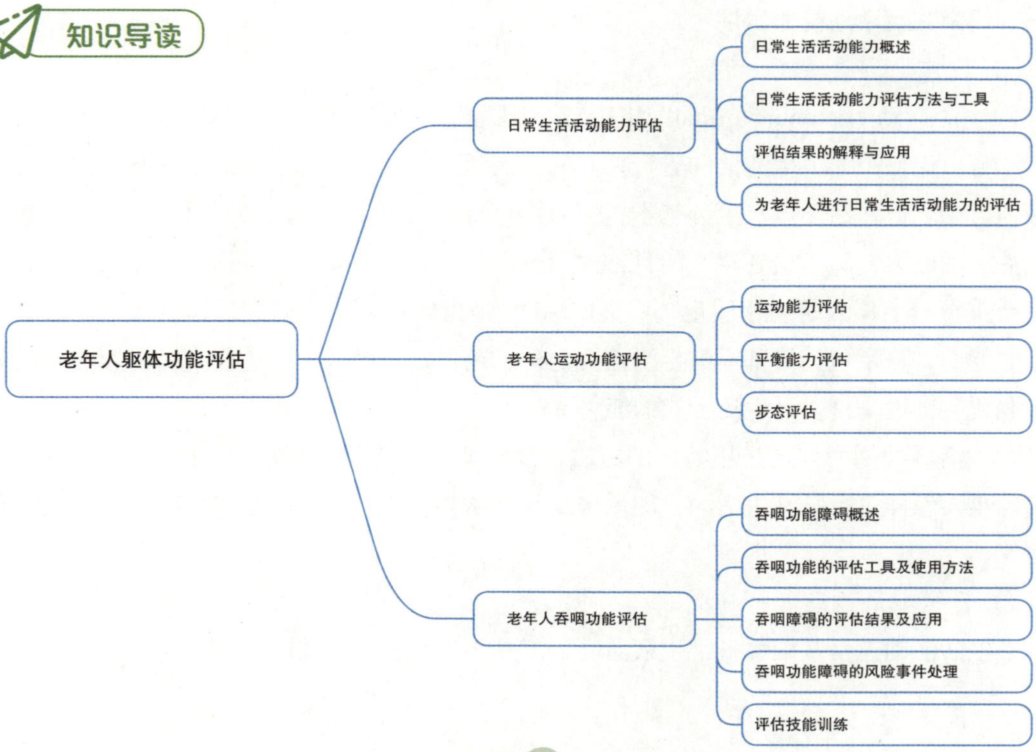

赛证对接

本项目知识、能力、素质在比赛中通过实际照护任务的形式考查相关评估项目，通常考察选手在真实情境下的应对能力，参赛选手需要根据老年人的具体情况，对老年人进行日常生活活动能力评定、肌力评估、关节活动度评估、平衡评定、吞咽障碍的评估等。此外，还有制作相关的照护计划、健康教育海报和反思报告等环节。

任务一　日常生活活动能力评估

案例导入

张爷爷，83 岁，神志清楚，1 年前因脑梗死后致右侧肢体活动障碍，肌力约Ⅱ级，口角歪斜，言语不清，长期卧床，不能自主进食、洗澡、穿衣、洗脸、如厕、大小便失禁，现经综合治疗后病人能借用辅助器缓慢行走，左手能自主进食，不能下楼梯，大小便偶尔控制不住。

任务描述

1. 张爷爷现阶段的日常生活活动能力评定得分为多少？属于哪种日常生活活动能力等级？
2. 请根据张爷爷的日常生活活动能力等级为他制订相应的照护计划。

知识殿堂

课件

一、日常生活活动能力概述

（一）日常生活活动能力定义

日常生活活动（activities of daily living，ADL）是指人们在每日生活中，为照顾自身的衣、食、住、行，保持个人卫生清洁和进行独立的社区活动所必须反复进行的、最基本的、具有共性的一系列活动。这些活动虽然十分基本，但对维持每天的正常生活却必不可少，缺少这些正常的日常生活活动能力，除了给老年人的日常生活带来很多不便，甚至还会损害老年人的自尊心和自信心，严重影响老年人的生存质量。广义的 ADL 是指老年人在家庭、工作机构与社区里自己管理自己的能力，除了包括最基本的生活能力之外，还包括与他人交往的能力，以及在经济上、社会上和职业上合理安排自己生活方式的能力。

日常生活活动能力评定是用特定的方法，准确地了解老年人日常生活的各项基本功能情况，即明确老年人怎样进行日常生活的、能做多少日常活动、难以完成的是哪些项目、功能障碍的程度如何等。

（二）日常生活活动能力分类

日常生活活动包括基础性日常生活活动、工具性日常生活活动两个层次。

1. 躯体的或基本的日常生活活动

躯体的或基本的日常生活活动又称为基础性日常生活活动（basic activities of daily living，BADL）是指人基本的自身照顾能力，包括维持基本生活需要的自我照顾能力和最基本的自理能力，如更衣、进食、修饰、如厕、洗澡和大小便等自理活动和转移、行走、上下楼梯等身体活动。基础性日常生活活动能力是反映老年人生活质量最基本的指标之一，如果此层次的功能状态下降，将影响老年人基本生活的满足，影响老年人的生活质量（图 3–1–1、图 3–1–2）。日常生活活动能力的评估不仅是评估老年人功能状态的指标，也是评估老年人是否需要补偿服务的指标。

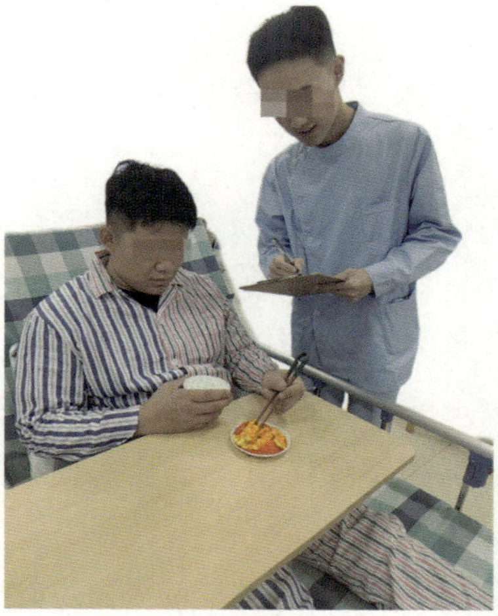

图 3–1–1　老年人进食

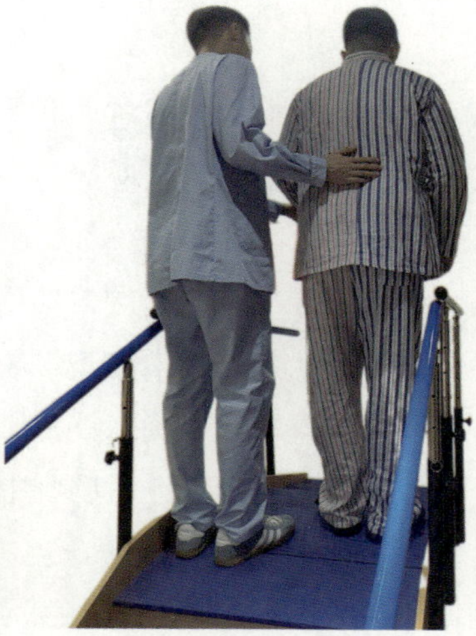

图 3–1–2　老年人上下楼梯

2. 复杂性或工具性的日常生活活动

复杂性或工具性日常生活活动（instrumental activities of daily living，IADL）是指人们在居家或社区中独立生活所需的关键性的比较高级的技能，如家庭清洁、使用电器设备和电话、购物、乘坐交通工具、理财、烹饪等，这些活动需借助各种工具。这一层次的功能反映老年人是否能独立生活并具备良好的社会适应能力。工具性日常生活活动能力评定反映较精细的功能，是在基础性日常生活活动能力的基础上发展起来的体现人的社会属性的一系列活动，此层次的功能受限，老年人将不能进行正常的社会生活。

二、日常生活活动能力评估方法与工具

老年人日常生活活动能力评估的方法主要是应用现有的各种评估量表对老年人实际情况的进行评估，同时也可采用其他方法进行评估。

（一）日常生活活动能力评估方法

1. 观察法

（1）直接观察法：该法是对老年人活动能力进行评估的一种手段，其核心是直接观察法，它要求评估者亲眼见证老年人执行各类活动的状况。这种方法，尽管能提供可靠且精确的评估结果，特别适合用于细致审视老年人的每项日常活动细节，并据此制订康复训练计划，但在实施时需注意：对于身体状况较差的受检者，检查需分次进行以减轻疲劳，因此耗时较长。此外，某些私密

或不宜直接观察的活动，如排泄和沐浴，可能构成实施障碍。

直接观察法的应用场景灵活，既可以在老年人的真实生活环境中展开，也能在特别设计的日常生活活动能力评估训练室内进行，这些训练室力求模拟真实生活环境，配备有卧室、浴室、厕所、厨房等设施，以及家具、家电和餐具等日常用品，不仅服务于能力评估，还兼具日常生活活动（ADL）训练的功能。

为确保评估的有效性和适宜性，选择恰当的评估时机至关重要。例如，在老年人晨起时进行穿衣、洗漱等活动的观察，或在用餐时评估其进食能力。总之，直接观察法虽耗时较长，但通过合理安排检查时段，尤其是针对体弱者采取分批检查策略，可以有效实施，为精准评估与后续康复提供坚实基础。

（2）间接评定法：该法依赖于评估者从老年人本人、其家属或照护人员处获取相关信息。此方法的显著优势在于其实施过程简单且便捷。

2. 量表评定法

量表评定法是一种采用标准化设计的评估手段，它依赖于具有统一内容和评定标准的量表来实施。这种方法广泛应用于养老机构、医疗机构及各类专业评估机构中。这些量表在投入使用前，均经过了严格的信度和效度检验，以确保评估结果的准确性和可靠性。简而言之，量表评定法借助经过验证的统一量表，在不同专业评估场合中发挥着重要作用。

3. 提问法

提问法，也是常用的一种评估手段，涵盖了口头和问卷两种提问方式，评估者可通过电话、电子邮件等形式实施。此方法强调由老年人本人参与评估，但若因体力不支、认知障碍等因素无法作答，可由其家属或照护人员代为回答。提问法的优势在于简便快捷，能在较短时间内迅速获得评估结果，尤其适用于评估一些私密且不便直接观察的活动。然而，其准确性存在一定挑战，因此建议与直接观察法结合使用，以弥补这一不足。

（二）日常生活活动能力评估工具

1. 基础性日常生活活动能力量表

（1）量表构成：目前最常使用的基础性日常生活活动能力量表是 Barthel 指数量表。Barthel 指数（Barthel index，BI）产生于 20 世纪 50 年代中期，是由美国 Florence Mahoney 和 Dorothy Barthel 设计并应用于临床，当时称为 Mary-Land 残疾指数。20 世纪 60 年代中期文献报告正式称为 Barthel 指数，一直沿用至今。Barthel 指数评定简单、可信度高、灵敏性高，是目前临床应用最广、研究最多的一种 ADL 的评定方法，它不仅可以用来评定治疗前后的功能状况，而且可以预测治疗效果、住院时间及预后。评定内容包括大便控制、小便控制、修饰、如厕、进食、转移、步行、穿衣、上楼梯、洗澡共 10 项。根据是否需要帮助及其帮助程度分为 0、5、10、15 分 4 个等级，总分 100 分。60 分以上者虽有轻度残疾，但是生活基本自理；40 ~ 60 分者为中度残疾，生活需要帮助；20 ~ 40 分者为重度残疾，生活需要很大帮助；20 分以下者完全残疾，生活完全依赖（见表 3-1-1）。

表 3-1-1　Barthel 指数量表

项目	评分标准	得分
1. 进食	10 分：能在合适的时间内独立进食各种正常食物，可使用必要的辅助器具，不包括取饭、做饭 5 分：需要部分帮助（如夹菜、切割、搅拌食物等）或需要较长时间 0 分：较多或完全地依赖他人	
2. 洗澡	5 分：无须指导，能独立完成洗澡全过程（可为池浴、盆浴或淋浴） 0 分：不能独立完成，需要依赖他人	
3. 修饰	5 分：独立完成刷牙（包括固定义齿）、洗脸、梳头、剃须（使用电动剃须刀者应会插插头）等 0 分：不能独立完成，需要依赖他人	
4. 穿衣	10 分：能独立完成穿脱全部衣服，包括系扣、拉拉链、穿脱鞋、系鞋带、穿脱支具 5 分：需要部分帮助，但在正常时间内至少能独立完成一半 0 分：较多或完全地依赖他人	
5. 控制大便	10 分：能控制，没有失禁，如需要能使用栓剂或灌肠剂 5 分：偶尔失禁（每周少于 1 次），或需要在帮助下使用栓剂或灌肠剂 0 分：失禁或昏迷	
6. 控制小便	10 分：能控制，没有失禁，如需要使用器具，能无须帮助自行处理 5 分：偶尔失禁（每 24 小时少于 1 次） 0 分：失禁或昏迷	
7. 如厕	10 分：能独立进出厕所或使用便盆，无助手时能解、穿衣裤和进行便后擦拭、冲洗或清洁便盆 5 分：在保持平衡，解、穿衣裤或处理卫生等方面需要帮助 0 分：依赖他人	
8. 床椅转移	15 分：能独立完成床到轮椅、轮椅到床的转移全过程，包括从床上坐起，锁住车闸，移开脚踏板 10 分：需要较少帮助（1 人帮助）或语言的指导、监督 5 分：可以从床上坐起，但在进行转移时需要较多帮助（2 人帮助） 0 分：不能坐起，完全依赖他人完成转移过程	

续表

项目	评分标准	得分
9. 平地行走（45 m）	15 分：能独立平地行走 45 m，可以使用矫形器、假肢、拐杖、助行器，但不包括带轮的助行器 10 分：在 1 人帮助（体力帮助或语言指导）下能平地行走 45 m 5 分：如果不能走，能独立使用轮椅行进 45 m 0 分：不能完成	
10. 上下楼梯	10 分：能独立完成，可以使用辅助器械 5 分：活动中需要帮助或监护 0 分：不能完成	
总分		

2. 工具性日常生活活动能力量表

IADL 量表通常包含一系列与日常生活密切相关的活动，如使用电话、购物、做饭、家务处理、洗衣、服药、理财、使用交通工具等。这些活动通常需要使用一些工具才能完成，是老年人维持个人自理、健康并获得社会支持及实现社会属性的关键活动。

常用的 IADL 量表有 Lawton–Brody 工具性日常生活活动能力量表、功能独立性评定量表（FIM）、功能活动问卷（FAQ）。

（1）Lawton–Brody 工具性日常生活活动能力量表：见表 3–1–2。

表 3–1–2　Lawton–Brody 工具性日常生活活动能力量表

项目	评分标准	得分
1. 购物	3 分：独立完成所有购物需求 2 分：独立购买日常生活用品 1 分：每一次上街购物都需要人陪伴 0 分：完全不上街购物	
2. 家务	4 分：能做比较繁重的家务或偶尔做家务（如搬动沙发、擦地板、擦窗户） 3 分：能做比较简单的家务，如洗碗、铺床、叠被 2 分：能做家务，但不能达到可被接受的整洁程度 1 分：所有家务都需要别人协助 0 分：完全不能做家务	
3. 理财	2 分：可独立处理财务 1 分：可处理日常购物，但需要别人协助与银行的往来或大宗买卖 0 分：不能处理财务	

续表

项目	评分标准	得分
4. 食物储备	3分：能独立计划、烹煮和摆设一顿适当的饭菜 2分：如果准备好一切佐料，会做一顿适当的饭菜 1分：会将已做好的饭菜加热 0分：需要别人把饭菜做好、摆好	
5. 交通	4分：能够自己搭乘大众交通工具或自己开车、骑车 3分：可搭出租车或大众交通工具 2分：能够自己搭乘出租车但不会搭乘大众交通工具 1分：当有人陪伴时可搭乘出租车或大众交通工具 0分：完全不能出门	
6. 使用电话	3分：独立使用电话，含查电话簿、拨号等 2分：仅能拨熟悉的电话号码 1分：仅会接电话，不会拨电话 0分：完全不会使用电话或不适用	
7. 洗衣	2分：自己清洗所有衣物 1分：只清洗小件衣物 0分；完全依赖他人洗衣服	
8. 服药	3分：能自己负责在正确时间服用正确的药物 2分：需要提醒或少许协助 1分：如果事先准备好服用的药物分量，可自行服用 0分：不能自己服药	
总分		

（2）功能独立性评定量表（FIM）：FIM是1983年美国物理医学与康复学会提出的“医学康复统一数据系统”中的重要内容，它不仅评定躯体功能，还包括言语、认知和社交功能，是近年来提出的一种更为全面、客观地反映残疾者ADL能力的评定方法，成为判断是否具备独立生活能力的重要指标（表3–1–3）。

表 3-1-3　功能独立性评定量表（FIM）

项目			评估日期
运动功能	自理能力	1. 进食	
		2. 梳洗修饰	
		3. 洗澡	
		4. 穿裤子	
		5. 穿上衣	
		6. 如厕	
	括约肌控制	7. 膀胱管理	
		8. 直肠管理	
	转移	9. 床、椅、轮椅间	
		10. 如厕	
		11. 盆浴或淋浴	
	行走	12. 步行 / 轮椅	
		13. 上下楼梯	
	运动功能评分		
认知功能	交流	14. 理解	
		15. 表达	
	社会认知	16. 社会交往	
		17. 解决问题	
		18. 记忆	
	认知功能评分		
FIM 总分			
评估人			

功能独立性评定的内容包括自理能力、括约肌控制、转移、行走、交流、社会认知 6 个方面的 18 项内容。其中，自理能力包括进食、梳洗修饰、洗澡、穿裤子、穿上衣、如厕 6 项；括约肌控制包括膀胱管理（排尿）、肠管理（排便）2 项；转移包括床、椅、轮椅间转移，如厕，盆浴或淋浴 3 项；行走包括步行 / 轮椅、上下楼梯 2 项；交流包括理解、表达 2 项；社会认知包括社会交往、解决问题、记忆 3 项。每项分 7 级，最高得 7 分，最低得 1 分，总得分最高为 126 分，最低为 18 分。得分越高，独立水平越好；反之，越差。得分的高低以老年人是否独立和是否需要他人帮助及其程度或使用辅助设备的程度为依据。

三、评估结果的解释与应用

日常生活活动能力评估结果对于了解老年人的生活自理状况、制订个性化照护或康复计划及预测预后等方面具有重要意义。

（一）Barthel 指数评估结果与应用

1. Barthel 指数量表总分结果判定标准

（1）100 分：表示老年人各项基础日常生活活动能力良好，可以自理。

（2）75 ~ 95 分：评定为良，老年人虽有轻度功能缺陷，但日常生活基本能够自理。

（3）50 ~ 70 分：表示老年人有中度功能缺陷，日常生活需要一定帮助。

（4）25 ~ 45 分：表示老年人有严重功能缺陷，日常生活明显依赖他人。

（5）0 ~ 20 分：为完全残疾，日常生活需要完全依赖他人（极严重功能缺陷）。

（6）>40 分：老年人康复治疗效益最大。

2. Barthel 指数评估结果的应用

（1）制订个性化照护计划：根据老年人的日常生活活动能力等级，可以制订有针对性的照护计划。对于部分依赖的老年人，可以提供辅助工具或技能培训。对于严重依赖的老年人，则需要提供全面的照护服务。

（2）预测预后：日常生活活动能力评估结果可以作为预测预后的重要指标。日常生活活动能力的下降可能预示着疾病的恶化或功能的衰退，从而帮助照护人员判断老年人的恢复情况及对未来生活质量的影响。

（3）制订干预措施：根据日常生活活动能力评估结果，可以制订相应的干预措施，如康复训练、职业治疗等。这些措施旨在提高老年人的日常生活活动能力，减少对他人的依赖。

（4）评估治疗效果：日常生活活动能力评估还可以用于评估治疗效果，监测老年人功能状态的变化。如果治疗有效，老年人的日常生活活动能力等级应该有所提高。

（5）资源分配：日常生活活动能力评估结果有助于医疗机构和社会工作者合理分配资源。优先满足那些自理能力低下、需要更多帮助的老年人。

（6）老年人照护规划：在老年人的照护中，日常生活活动能力评估对于制订个性化照护计划至关重要。根据评估结果，可以选择合适的照护机构和服务，以满足老年人的日常生活自理需求。

（二）工具性日常生活活动能力量表评估结果与应用

1. Lawton-Brody 工具性日常生活活动能力量表结果判定标准

Lawton–Brody 工具性日常生活活动能力量表评分越低，老年人失能程度越大。购物、家务、食物储备、交通、洗衣 5 项中有 3 项以上需要协助，即为轻度失能。

2. 功能独立评定量表（FIM）评估结果

FIM 量表包含 18 个项目，分为 7 级评分，最高分为 126 分，最低分为 18 分。根据得分，可以将老年人的功能独立性划分为以下几个等级：

（1）完全独立：126 分。老年人能够独立完成所有活动，无须任何帮助。

（2）基本独立：108 ~ 125 分。老年人基本上能够独立完成日常活动，但可能在某些方面需要轻微的帮助或辅助。

（3）有条件的独立或极轻度依赖：90 ~ 107 分。老年人能够在大部分日常活动中保持独立，但在某些特定任务或情境下可能需要帮助。

（4）轻度依赖：72 ~ 89 分。老年人在进行日常活动时需要一定程度的帮助，但大部分活动仍然能够自己完成。

（5）中度依赖：54 ~ 71 分。老年人在进行日常活动时需要较多的帮助，且在某些方面可能完全无法独立完成。

（6）重度依赖：36 ~ 53 分。老年人在进行日常活动时几乎完全需要帮助，且可能需要持续的照护。

（7）极重度依赖：19 ~ 35 分。老年人在进行日常活动时几乎完全不能独立完成，需要他人的全面照护。

（8）完全依赖：18 分。老年人完全无法进行任何日常活动，需要他人的全面照顾。

3. 工具性日常生活活动能力量表评估结果的应用

工具性日常生活活动能力量表针对老年人评估结果的应用在养老服务中发挥着至关重要的作用。

（1）能够全面评估老年人在日常生活活动、运动功能和认知功能等方面的自理能力。通过详细的评分，可以清晰地了解老年人在各个领域的表现，从而为其提供更加精准、个性化的养老服务。

（2）能够指导养老服务的持续改进和优化。针对老年人自理能力的不同状况，服务提供者可以调整服务内容、频率和强度，以满足老年人的实际需求。同时，定期评估还可以监测老年人的康复进展和自理能力的变化，及时发现潜在风险并采取预防措施。

（3）有助于加强跨部门协同与资源整合。卫生健康、民政、残联等部门可以共享评估结果，加强沟通和协作，确保老年人能够享受到更加全面、专业的服务。同时，评估结果还可以为服务资源的整合提供重要参考，确保资源的合理配置和高效利用。

（4）能够为家庭照护提供指导和支持。家庭成员可以了解老年人在日常生活活动能力方面的具体状况，从而更加有针对性地提供照护和支持。同时，评估结果还可以帮助家庭成员识别潜在风险，提前采取预防措施，确保老年人的安全和舒适。

综上所述，日常生活活动能力评估的结果在养老服务中具有重要价值，能够协助照护员为老年人制订个性化的照护措施，更好地为老年人提供精准、高效的服务，促进老年人生活质量和幸福感的提升。

四、为老年人进行日常生活活动能力的评估

应用量表为老年人进行日常生活活动能力的评估。

操作目的

1. 准确地了解老年人日常生活的各项基本功能情况。
2. 明确老年人功能障碍的程度。
3. 评估老年人是否需要补偿服务，以及为确定照护等级提供依据。

操作程序

1. 评估

辨识老年人，与老年人沟通。

评估老年人性别、年龄、意识状态、合作程度、对疾病的态度和认知程度，确定采用何种量表进行评估。

2. 计划

环境准备：环境安静整洁，温湿度适宜，光线充足。

老年人准备：向老年人及家属解释评估的目的、方法、注意事项及配合要点，且愿意配合，确保老年人处于舒适、放松的状态。

照护人员准备：着装整洁，洗手，戴口罩。

用物准备：评估室、Barthel 指数量表、笔、记录本或电子设备。

3. 实施

具体实施内容表 3–1–4。

表 3–1–4　应用 Barthel 指数量表老年人进行评估标准流程

操作流程	操作步骤	要点说明
1. 核对解释	（1）核对老年人信息，并做好解释 （2）告知评估的目的和配合方法	评估解释，确认老年人，取得配合
2. 安置体位	（1）协助老年人取舒适体位 （2）确保老年人处于放松的状态	
3. 逐项进行评估	（1）进食：0 分（完全依赖）到 10 分（独立完成） （2）洗澡：0 分（依赖）到 5 分（独立完成） （3）修饰：0 分（依赖）到 5 分（独立完成） （4）穿衣：0 分（依赖）到 10 分（独立完成） （5）控制大便：0 分（失禁或依赖）到 10 分（能控制） （6）控制小便：0 分（失禁或依赖）到 10 分（能控制） （7）如厕：0 分（依赖）到 10 分（独立完成） （8）床椅转移：0 分（完全依赖）到 15 分（独立完成） （9）平地行走：0 分（不能行走）到 15 分（独立行走） （10）上下楼梯：0 分（不能）到 10 分（独立完成）	注意老年人的情绪和体力变化，必要时暂停评估
4. 记录与观察	详细记录每项评分及观察到的细节	
5. 安置老年人	协助老年人取舒适卧位	
6. 洗手记录	（1）按七步洗手法洗手 （2）将测量数值准确记录在记录单上	预防交叉感染

4. 评估后处理

（1）计算总分：将 10 项得分相加，总分范围为 0 ~ 100 分，分数越高，独立性越强。

（2）结果分析。100 分：完全自理。61 ~ 99 分：轻度依赖，需部分帮助。41 ~ 60 分：中度依赖，需大量帮助。≤ 40：完全依赖，需全面照顾。

（3）记录与反馈：将评估结果记录在健康档案中。定期复评，跟踪老年人 ADL 变化。

（4）注意事项：

尊重隐私：评估时注意保护老年人隐私。

耐心沟通：对听力或理解力较差的老年人，耐心解释。

环境安全：确保评估环境安全，避免意外。

动态评估：定期复评，及时调整照护计划。

通过以上流程，可全面评估老年人的日常生活活动能力，为给老年人制订个性化的照护措施提供依据。

【练习题】

扫一扫二维码查看练习题。

扫一扫

拓展阅读

用专业与爱心守护尊严

社区养老服务中心接收了一位 75 岁的独居老人张爷爷，因中风后行动不便，子女工作繁忙无法全程照料。养老专业学生小李在教师指导下，为张爷爷开展日常生活能力（ADL）评估。评估过程中，张爷爷因自尊心强，多次拒绝承认自己“无法独立穿衣”，甚至表现出抵触情绪。

尊重与尊严：小李没有机械记录评估结果，而是耐心向张爷爷解释评估意义：“这不是评判您的能力，而是帮我们找到最适合您的支持方式。”通过沟通，张爷爷逐渐配合，并主动分享生活困难。

科学精神与人文关怀：学生发现标准化量表无法体现老人使用辅助器具的能力，遂在评估中创新性加入辅助工具使用观察项，体现“评估为服务”的专业理念。

职业价值认同：案例最后展示评估如何帮助团队制订个性化照护计划，使张爷爷生活质量显著提升，让学生深刻理解“精准评估是优质服务的基础”。

任务二　老年人运动功能评估

案例导入

张爷爷，83 岁，神志清楚，1 年前因脑梗死后致右侧肢体活动障碍，肌力约Ⅱ级，口角歪斜，言语不清，长期卧床，不能自主进食、洗澡、穿衣、洗脸、如厕、大小便失禁，现经综合治疗后病人能借用辅助器缓慢行走，左手能自主进食，不能下楼梯，大小便偶尔控制不住。

任务描述

1. 张爷爷现阶段的日常生活活动能力评定得分为多少？属于哪种自理能力等级？

2. 请根据张爷爷的自理能力为他制订相应的照护计划。

知识殿堂

一、运动能力评估

课件

（一）运动概述

人体的活动机制由骨骼、关节和肌肉三大部分构成，这些部分共同支撑着人体的结构、维持基本形态并提供运动能力。运动可以分为有意识运动和无意识运动两种类型。有意识运动主要由大脑皮层的运动区域管理，通过锥体束进行调控；而无意识运动则依赖于锥体外系和小脑的协调作用。

对运动功能的评估采用统一、标准化和科学的方法，旨在对人体活动机制中的骨骼、关节、肌肉及其活动能力进行量化分析，从而识别影响因素和潜在问题。对老年人运动功能进行科学且精确的评估具有重要的实际意义。

（二）老年人运动功能障碍发生的危险因素

1. 年龄因素

随着年龄的增加，老年人身体各系统逐渐发生退行性改变。骨骼方面，钙质流失导致骨质变脆、硬度下降；同时，骨骼中的有机成分如骨胶原和骨黏蛋白减少，进而引发骨质疏松。肌肉方面，肌细胞水分流失导致肌肉萎缩和力量减弱。年轻人的肌肉重量占体重的 42% ~ 44%，而老年人则降至 24% ~ 26%。此外，肌肉耗氧能力下降，易出现疲劳和损伤，且恢复速度较慢。关节方面，软骨纤维化、骨化和磨损导致关节活动范围受限，容易引发骨关节疾病，间接影响运动功能。因此，年龄是影响老年人运动功能的关键因素之一。

2. 疾病因素

生理疾病和精神疾病均可能引发运动功能障碍。生理疾病直接损害骨骼、关节和肌肉，例如脑血管意外可能导致瘫痪，帕金森病可能引起肢体震颤，糖尿病可能引发足部病变。精神疾病则主要通过认知障碍影响运动功能，患者可能无法配合运动，如阿尔茨海默病或其他精神疾病。疾病因素是老年人运动功能障碍的重要原因之一，其特点包括表现复杂、形式多样、持续时间长及对身体损害严重等。

3. 营养因素

营养状况对运动功能有显著影响。营养问题包括营养不良和营养过剩两方面。影响营养状况的因素涉及食物的摄入、消化、吸收和代谢，同时还受到心理、社会和文化等因素的影响。老年人因消化功能减退，进食量减少、食物种类单一、消化吸收能力下降，容易导致营养不良，进而引发肌肉萎缩、力量下降和骨质疏松，增加骨折风险，影响运动功能。另外，饮食过量、运动不足、代谢异常可能导致营养过剩，进而引发肥胖、高血压、冠心病和糖尿病等疾病，限制活动能力并增加运动负担，进一步影响老年人的运动功能。

4. 环境因素

老年人所处的环境中，缺乏适合运动的场地和设施，或存在安全隐患，如路面不平、湿滑或有障碍物等，都会限制其运动。此外，气候条件如极端温度或环境污染也可能间接导致老年人减少运动。

5. 其他因素

随着年龄增长，老年人的社会交往减少，缺乏外界的运动心理支持。家人因担心老年人在运动中发生意外，可能会限制其活动。此外，老年人因判断力和反应能力下降，面对突发情况时更容易发生意外伤害，从而导致对运动的恐惧。这些因素共同作用，使老年人减少运动，长期缺乏运动或运动不足也会进一步加剧运动功能障碍。

（三）老年人运动功能障碍的表现

1. 关节活动度（ROM）受限

老年人关节及其周围组织可能因炎症、红肿、粘连、疼痛或局部温度升高等病理状态，或因年龄增长引发的骨骼、关节和肌肉退化，导致关节活动范围受到限制，从而影响正常活动能力。

2. 肌力减退

肌肉力量是指肌肉在主动收缩时所能发挥的最大能力。由于多种风险因素的影响，老年人常出现运动功能减退，活动量减少，肌肉力量持续减弱，形成“功能下降→活动减少→肌力减弱→活动进一步减少”的恶性循环。

3. 平衡协调功能障碍

平衡能力在运动中起着关键作用，其依赖于本体感觉、前庭系统、视觉系统及大脑对平衡信息的综合处理能力。随着年龄增长，老年人的平衡与协调功能逐渐衰退，可能出现步态不稳、手臂摆动异常、震颤、动作转换困难、距离判断失误、肌张力降低、书写困难及运动协调障碍等症状。

4. 肢体围度变化

在运动功能障碍的急性期，相关肢体可能因炎症和肿胀而围度增加。若功能障碍持续未改善，进入慢性期后，肌肉会逐渐萎缩，导致肢体围度减小。

5. 步态异常

步行是一项涉及头部、上肢、躯干和下肢的复杂活动，运动功能障碍可能导致步态异常。步态分析是评估运动功能障碍的重要手段，通过观察步态可以确定功能障碍的具体部位及其严重程度。

6. 疼痛

疼痛是一种与组织损伤或潜在损伤相关的不适感受和情绪反应，是一种复杂的自我保护机制。疼痛是运动功能障碍的常见表现，主要由神经、肌肉、骨骼和关节的退化或疾病引起，对老年人的日常生活和运动能力造成显著影响。

（四）老年人运动功能障碍的后果

老年人出现运动功能障碍后，会对身体、心理和社会生活产生深远影响，显著降低其生活质量和幸福感。

1. 生理方面

运动功能障碍会导致老年人关节活动受限、肌肉力量下降，进而减少日常活动量，影响心血管、呼吸、消化和泌尿等系统的正常功能，增加患病风险。此外，老年人的自我修复能力和免疫力下降，一旦患病，恢复较为困难。运动功能障碍还可能引发跌倒、骨折和压疮等并发症，给老年人带来身体上的痛苦。

2. 心理方面

运动功能障碍会限制老年人的自主活动能力，降低其日常生活活动能力，进而对其心理状态产生负面影响。老年人可能会经历从无知、震惊、否认到抑郁、抗拒独立，最终适应的心理过程。功能障碍越严重，心理问题也越突出，表现为沉默、易怒、自卑、沮丧、焦虑等情绪异常。

3. 社会方面

运动功能障碍使老年人的生活自理能力下降，需要家人长期照顾。严重情况下，还需专业康复师的介入，给家庭和社会带来经济和心理上的双重负担。

（五）老年人运动功能评估的目的

通过对老年人运动功能进行科学、系统、规范的测试和评估，量化其运动能力，可以客观反映老年人的运动功能现状。护理人员或康复师通过分析评估结果，确定功能障碍的程度，制订针对性的护理或康复计划，从而有效改善老年人的运动能力，预防二次伤害，提升其生活质量。

（六）老年人运动功能评估内容及方法

老年人运动功能的评估主要包括关节活动范围、肌肉力量、平衡协调能力、肢体围度、步态和疼痛等方面。

1. 关节活动度的评估

（1）评估工具：常用量角器，手指关节使用小型半圆量角器。

（2）量角器的使用方法：根据关节大小选择合适的量角器。测量大关节（如膝、髋）时使用长臂量角器，小关节（如手指、脚趾）使用短臂量角器。将量角器中心对准关节活动轴，两臂分别指向关节两端，记录活动范围。

（3）测量注意事项：固定臂与近端骨平行，移动臂与远端骨平行；注意体位对测量结果的影响；确保被评估者体位固定，避免其他关节参与运动。

（4）各关节的正常活动度：

指关节：各指关节可伸直，屈指可握拳。

腕关节：屈曲 50° ~ 60°，背伸 30° ~ 60°，内收 25° ~ 30°，外展 30° ~ 40°。

肘关节：屈曲 130° ~ 150°，过伸 5° ~ 10°，旋前或旋后 80° ~ 90°。

肩关节：前屈约 135°，后伸 45°，内收 45° ~ 50°，外展 90°。

髋关节：仰卧时屈曲 130° ~ 140°，俯卧时后伸 15° ~ 30°，内收 20° ~ 30°，外展 0° ~ 45°，内旋或外旋 45°。

膝关节：屈曲 120° ~ 150°，可完全伸直，有时可过伸 5° ~ 10°。

踝关节：背伸 20° ~ 30°，跖屈 40° ~ 50°，内翻和外翻各 35°。

跖关节：跖屈 30° ~ 40°，背伸 45°。

颈椎：前屈 35° ~ 45°，后伸 35° ~ 45°，左右侧弯 45°，左右旋转 60° ~ 80°。

腰椎：前屈 70° ~ 90°，后伸 30°，左右侧弯 20° ~ 35°，左右旋转 30°。

全脊柱：前屈 128°，后伸 125°，左右侧弯 73.5°，左右旋转 115°。

2. 肌力的评估

（1）评估方法：最常用的方法是徒手肌力检查（MMT）。嘱被评估者依次进行各关节、各方向的运动，并在运动方向上施加一定阻力以测试其肌力大小。评估时需注意观察肢体主动运动时的力量强弱，并对比两侧的差异。

（2）肌力划分标准：按 6 级分级标准进行判定。

0 级（无）：触不到肌肉收缩，完全性瘫痪。

1 级（极差）：肌肉可收缩，但无肢体运动。

2 级（差）：肢体能在床面上移动，但不能抵抗自身重力抬离床面。

3 级（较好）：肢体能抬离床面，但是不能对抗阻力。

4 级（良好）：能够对抗阻力动作，但较常人差。

5 级（正常）：肌力正常。

3. 肌张力的评估

肌张力是指静息状态下肌肉的紧张度。必要的肌张力是维持肢体位置、支撑体重、保证肢体运动控制能力、保持空间位置和进行复杂运动的必要条件。

（1）评估方法：通过触诊肌肉的硬度，根据肌肉完全松弛时关节被动运动时的阻力来判断。

（2）肌张力变化：肌张力痉挛性增强见于锥体束损害，强直性增强见于锥体外系损害；肌张力减弱见于脑血管疾病、周围神经病变和小脑病变。

4. 平衡协调功能的评估

（1）平衡反应的评定：老年人可采用不同的体位，如卧位、坐位或站立位等进行评定，评估者破坏老年人原有姿势的稳定性，然后观察老年人的反应，这种评定属于定性评定。

（2）平衡功能的评定：详见平衡功能评估。

（3）协调功能的评定：通常从交互动作、协同性、准确性三方面进行评估，常用试验方法如下：

①指鼻试验：被评估者先将手臂伸直、外旋、外展，用示指尖触碰自己的鼻尖，然后以不同方向、速度、睁眼或闭眼重复进行，并对比两侧的表现。

②轮替动作试验：用于评估交互动作障碍。被评估者前臂向前伸平，快速反复做旋前旋后动作，或用一侧手快速连续拍打对侧手臂，或用足跟着地、前脚掌敲击地面。小脑共济失调的老年人动作笨拙，节律慢而不均，称为轮替运动障碍。

③准确性测验：在纸上画一个直径 1 cm 的中心圆，向外画 5 个同心圆，每圈间距 1 cm。被评估者手持铅笔，从垂直距离纸面 10 cm 处，以每秒 1 点的速度向中心圆打点，持续 50 秒。双手分别进行，注意肘关节不要触碰桌面，记录落在中心圆及同心圆 1 ~ 5 轨道中和图外不同区域的点数。

5. 肢体围度的评估

肢体围度的评估工具主要是软尺。测试方法：测量围度时，肢体应处于水平状态，软尺的松紧度应适中，以不夹挤皮肤为宜，既不能过松也不能过紧。

二、平衡能力评估

（一）概述

1. 定义

平衡能力是指人在日常活动中保持身体稳定的能力，当重心偏离正常位置时，能够通过无意识或反射性动作恢复平衡。当平衡功能正常时，人能够自主维持姿势，顺利完成跑跳等复杂动作，并在运动中灵活调整姿态，有效应对外界干扰。这种能力的实现依赖于感觉系统和运动系统的协同作用与密切配合。

2. 平衡功能分类

传统的平衡功能分类采用三级分法（Bobath 法），其特点是简单易掌握、易于判断且不受场地设备限制。三级分法将人体平衡分为坐位平衡和立位平衡两种状态，每种体位下又分为三个级别进行评定。

一级平衡：静态平衡，指被评估者在无须帮助的情况下能维持所要求的体位（坐位或立位）。

二级平衡：自动态平衡，指被评估者在运动过程中调整和控制身体姿势稳定性的能力，反映人体随意运动控制的水平。

三级平衡：他动态平衡，也称反应性平衡，指被评估者的身体在受到外力干扰时，做出保护性调整反应以维持或建立新的平衡，如保护性伸展反应和迈步反应。

（二）维持和影响平衡的因素

1. 维持平衡的因素

保持身体平衡需要前庭系统、中枢神经协调能力、肌肉力量、肌张力、视觉及本体感觉的正常运作。翻正反应和平衡反应是维持平衡的生理机制。翻正反应是一种自动调节机制，确保头部在空间中的正确位置，以及头颈、躯干和四肢的正常排列；平衡反应则包括颈部与上肢的保护性伸展及下肢的分段跳跃反应。任何一项功能出现异常都可能引发平衡问题。随着年龄增长，老年人的前庭功能衰退、中枢神经协调能力减弱、肌肉力量下降、肌张力改变、视觉功能减退及本体感觉准确性降低，这些变化共同导致其平衡能力逐渐下降。

2. 影响平衡的因素

影响平衡的因素主要有三点，即重心的高低、支撑面的大小和支撑面的稳定性。通常重心越低、支撑面积越大、支撑面越稳定，平衡越好；反之，平衡容易被破坏，导致跌倒。

（三）平衡障碍的表现

1. 体位、姿势和步态的异常

平衡障碍时协同功能不良，失去对躯干、四肢和言语肌的正常控制，导致各种动作不协调；平衡障碍时不能保持平衡的体位，影响坐、站、立、行，容易出现躯体偏倒或跌倒。

2. 辨距不良

平衡功能障碍时视力调节能力异常，空间定位感觉下降，容易错指物位，且难以判断运动的距离、速度、力量和范围，导致动作准确度下降。

3. 震颤

功能障碍时容易出现肌肉震颤，比如上肢震颤，动作愈接近目标时震颤愈明显。老人会出现书写障碍；眼球震颤影响老人的视力。

（四）平衡功能障碍的后果

1. 生理方面

老年人的平衡功能障碍后，会导致站位、坐位不能平衡及改变体位时不能保持平衡、容易跌倒；拿东西不准确、拿到后不能保持平稳，物品容易掉落，影响生活自理能力；走路不平衡，不能避开障碍物，容易撞到家具或墙，导致老年人出现安全问题。

2. 心理方面

老年人的平衡功能障碍出现上述生理改变后，会让老年人心烦气躁、注意力不集中、有攻击性，或出现自卑、抑郁心理。

3. 社会方面

老年人发生平衡功能障碍时还会影响语言能力、组织判断能力、逻辑思维能力，老年人和他人相处会出现各种问题，导致人际关系不良；严重平衡功能障碍时，需要家人长期照护、需要专业康复医师指导，给家庭和社会带来严重的经济和精神负担。

（五）评估平衡功能的目的

1. 确定老年人是否存在影响行走或其他功能性活动的平衡障碍。

2. 确定老年人平衡障碍的程度。

3. 寻找和确定老年人平衡障碍的发生原因。

4. 指导制订老年人平衡障碍的康复治疗计划。

5. 监测老年人平衡功能障碍的治疗（手术、药物）和康复训练的效果。

6. 预测老年人跌倒风险。

（六）平衡功能评估方法

1. 平衡反应评定

平衡反应评定主要是用来评估前庭平衡功能是否正常，分为静平衡和动平衡评估两大类。

（1）静平衡评估法：

①闭目直立试验：最常用的静平衡功能评估法。被评估者直立，两脚并拢，双上肢下垂，闭目直立，维持 30 秒。也可两手于胸前互扣并向两侧牵拉。评估者观察被评估者是否站立不稳或倾倒。正常表现：站立稳定。异常表现：站立不稳，躯干倾倒；前庭周围病变时，倾倒方向朝向前庭破坏的一侧，与眼震慢相方向一致；中枢性病变时，倾倒方向与眼震慢相不一致。也可使用 Mann 试验，双足站一条直线，足跟接足趾，闭目站立 30 秒，此法较双足并立法更敏感。

②直立伸臂试验：其评估方法为被评估者闭目直立，平伸双臂。正常表现：躯体直立、双臂平伸稳定。异常表现：躯体扭转，双臂偏移；如左侧前庭损伤，眼震慢相向左，头、躯干及上肢均向左扭转，左臂向下偏移，如掷铁饼姿势。

（2）动平衡评估法：

①行走试验：此法对平衡功能障碍和平衡功能恢复程度的判断有较大的意义。其评估方法为被评估者闭眼，向正前方行走5步，继之后退5步，前后行走5次。观察其步态并计算起点与终点之间的偏差角。当偏差角大于90° 者，示两侧前庭功能有显著差异。或被评估者闭目向前直线行走，迷路病变者偏向前庭功能弱的一侧。

②垂直书写试验：其评估方法为被评估者端坐，左手放膝上，右手悬腕垂直书写文字一行，15 ~ 20 cm。睁眼和闭眼各书写一次，两行并列。观察两行文字的偏离程度和偏离方向，偏斜 >10° 表示双侧前庭功能有差异。

③过指试验：评估方法为评估者与被评估者相对而坐，两人上肢向前平伸，示指相互接触，请被评估者抬高、伸直上肢，然后再恢复水平位，以示指再接触评估者示指，上下臂均应在肩关节矢状面上运动，避免内收和外展，睁眼、闭眼各做数次，再判断结果。正常表现：睁眼、闭眼均能触碰到评估者的示指，即无过指现象。异常表现：连续3次出现偏斜为出现过指现象，前庭周围病变时双手指同时偏句前庭功能较差侧，小脑病变时患侧单手向患侧偏斜。

2. 平衡功能量表评定

（1）Tinetti 平衡量表：Tinetti 评定法对老年人进行10个项目的评估，每个评估项目分为 0 ~ 2 分3不同级别进行记分，评分越低，表示平衡功能障碍越严重。Tinetti 测试时需要一把结实无扶手的椅子、两位评估者分别站立在被评估者的前方和后方并与被评估者保持一定距离，在评估中保护被评估者的安全，防止发生不良事件。准备直行15 m 的场地，地面有明确的米数，评估者站在被评估者的旁边进行评估。Tinelti 平衡量表见表 3–2–1。

表 3-2-1 Tinetti 平衡量表

评估项目	评分标准	得分
1. 坐平衡	0 分：在椅子上倾斜或滑动 1 分：稳定，安全	
2. 起立测试	0 分：接到指令后必须有帮助才能过立 1 分：能自行起立，但需用臂辅助起立 2 分：不用臂辅助即能自行起立	
3. 试图起立	0 分：接到指令后必须有帮助才能起立 1 分：自己能起立，但需要 >1 次的尝试 2 分：能自行起立，一次成功	
4. 即刻站立平衡（开始5秒）	0 分：站立时不稳（摆架子、移动足、身体摇晃） 1 分：站立时较稳，但需使用拐杖或其他辅助设施 2 分：站立时稳，不拐杖或其他辅助设施	
5. 站立平衡	0 分：不稳，不能保持平衡 1 分：稳，但两足距离增宽，需要使用支撑物 2 分：两足间距基本正常，不需要支持	

续表

评估项目	评分标准	得分
6. 用时推（评估者用手轻推被评估者）	0 分：开始即跌倒 1 分：摇摆、抓物体和人保持其平衡 2 分：无摇摆 / 稳定	
7. 闭眼站立	0 分：不稳 1 分：稳	
8. 旋转 360°	0 分：旋转时步伐不连续或中断 1 分：旋转时步伐连续	
9. 旋转 360°	0 分：旋转时站立不稳（播摆、抓物） 1 分：旋转时稳定	
10. 坐下测试	0 分；不能准确判断椅子的位置，跌进椅子 1 分：用肘部协助坐下或移动时身体不稳定 2 分：安全坐下，移动平稳	

（2）Berg 平衡量表（Berg balance scale，BBS）：该量表为综合性功能评估量表。此量表通过观察多种功能活动评价对被评估者重心主动转移的能力做出评定。Berg 平衡量表包含 14 个动作项目，每个动作又依据被评估者的完成质量分为 0 ~ 4 分。BBS 测试时需要一块秒表、一根软尺、一个矮凳子（或台阶）和两把高度适中的椅子（一把有靠背、双侧有扶手，一把无靠背、无扶手），应用简便、实用。要求评估者必须熟练掌握评分标准，才能确保每个动作评分的准确性。

（七）平衡状态评估结果及应用

依据老年人平衡功能的评估分值将平衡功能分为三类：平衡功能差、有一定平衡能力、平衡功能较好。

1. 平衡功能差老年人

平衡能力的评估分数在 0 ~ 20 分，提示平衡功能差，老年人需乘坐轮椅，并给予保护性约束。主要的干预措施包括以下几点：

（1）强化躯干肌力和控制能力的训练：做桥式运动、仰卧起坐等；强化上肢肌力和耐力可用哑铃、杠铃。

（2）预防并发症：长期坐轮椅的老年人还应预防压力性损伤，可用双手支撑轮椅的扶手，使臀部悬空并保持 15 分钟，同时注意缓解骨突出部位的压力。

（3）安全教育：注意安全教育，帮助老年人养成制动轮椅手闸的习惯，加强保护，轮椅上适当部位（胸部、髋部）配用保护带，以方便固定老年人。

2. 有一定平衡能力老年人

平衡能力的评估分数在 21 ~ 40 分，提示有一定平衡能力，老年人可在辅助下步行。主要的干预措施包括以下几点：

（1）体位训练：可进行站立位的训练，为步行做好准备，最终达到步行目的。

（2）协助行走：使用助行器帮助行走，物品放置于易拿取的地方，地面湿滑、有杂物的地方不去，防止跌倒。

3. 平衡功能较好老年人

平衡能力的评估分数在 41 ~ 56 分则说明平衡功能较好，老年人可独立步行。干预措施包括以下几点：

（1）训练前沟通：平衡训练前与老年人进行言语交流，要求老年人学会放松，减少紧张恐惧心理，若存在肌肉痉挛，应先设法缓解肌肉痉挛，鼓励老年人完成训练。尤其在训练早期，训练难度宜缓慢进展，并在进展过程中逐渐增强老年人解决问题的能力。

（2）做好安全防护：训练环境中应去除障碍物和提供附加稳定的措施。特别要注意让老年人穿软底、平跟、合脚的鞋，衣服合身，避免过宽、过长，防止发生跌倒等不良事件。训练中要认真、仔细观察老年人的状态，如有异常应及时停止训练，必要时配合医护人员进行处置。同时在老年人的生活环境中要提供明显的提示性标志防止跌倒。

三、步态评估

（一）步态概述

1. 步态的形成

步态是指走路时所表现的姿态，它是人体结构与功能、运动系统调节、行为和心理活动在行走时的外在表现，包括跑和行走两种状态。正常情况下，步态平稳、协调、有节律，两腿交替进行。完成一个正常步态必须经过三个过程：支持体重、单腿支撑、摆动腿迈步。

2. 步行周期

步行周期是行走步态的基本单元，指从一侧的足跟着地起，到该侧足跟再次着地所需要的时间。通常以秒为单位表示，成人正常的步行周期为 1 ~ 1.32 秒，一个周期又分为支撑期和摆动期。支撑期又由 5 个环节构成，依次为足跟着地，脚掌着地，重心前移至踝上方时支撑中期，身体继续前移至足提起时为足跟离地，最后足趾离地。摆动期从足趾离地开始，经加速期至下肢垂直位为摆动中期，以后经减速期止于足跟着地。

（二）影响步态的因素

前庭功能、中枢神经系统的整合功能、肌力、肌张力、视觉和本体感觉等因素出现异常会影响人体的步态。

（三）步态异常的表现

1. 蹒跚步态

走路时身体向左右两侧摇摆不稳，如鸭步。蹒跚步态常见于进行性肌营养不良症、佝偻病、大骨节病。

2. 醉酒步态

行走时躯干重心不稳，步态紊乱，身体摇晃和前后倾斜，似欲失去平衡而跌倒，不能通过视觉纠正，如醉酒状。醉酒步态常见于小脑疾患、内耳眩晕症、酒精或巴比妥中毒。

3. 共济失调步态

起步时一脚高抬，骤然垂落，双目向下注视，两腿间距离很宽，摇晃不稳，闭目时不能保持平衡。常见于脊髓疾病。

4. 慌张步态

起步后体步急行、身体前倾、越走越快、有难以止步之势，双上肢缺乏摆动动作。慌张步态常见于帕金森病。

5. 间歇性跛行

步行中因下肢突发性酸痛乏力，患者被迫停止行进，需要休息片刻后才能继续走动。间歇性跛行常见于高血压、动脉硬化等疾病。

6. 肌痉挛步态

肌痉挛步态是因肌张力过高引起，可分痉挛性偏瘫步态和痉挛性截瘫步态。

（1）痉挛性偏瘫步态：又称划圈步态或回旋步态。常有患足下垂、内翻、下肢外旋或内旋，膝不能放松屈曲，为了避免足部拖地，摆动时常使患肢沿弧线经外侧回旋向前，多由一侧锥体束损害引起。痉挛性偏瘫步态常见于脑血管疾病、脑炎、脑外伤等后遗症。

（2）痉挛性截瘫步态：又称交叉步态或剪刀步态，由于双侧下肢严重痉挛性肌张力增高，患者双下肢强直内收，伴代偿性躯干运动，行走费力，以伸肌和内收肌的肌张力增高最明显，移步时下肢内收过度，两腿交叉呈剪刀状。痉挛性截瘫步态常见于痉挛性截瘫、脑性瘫痪。

7. 肌肉软弱步态

肌肉软弱无力时根据病变肌肉不同，可出现臀大肌步态、臀中肌步态、股四头肌步态、小腿三头肌步态、胫前肌步态等异常步态。

8. 减痛步态

减痛步态又称为疼痛步态，一侧下肢出现疼痛时，患侧站立时间缩短，以尽量减少患肢负重，步幅变短，又称短促步态。

9. 短腿步态

短腿步态又称为斜肩步，患肢缩短达 2.5 cm 以上者，该侧着地时同侧骨盆下降导致同侧肩下降，对侧迈步，髋、膝关节过度屈曲、踝关节过度背屈。

10. 关节强直步态

下肢各关节挛缩强直时步态随之改变，关节挛缩于畸形姿位时改变更显著。如髋关节屈曲挛缩时引起代偿性骨盆前倾，腰椎过伸，步幅缩短，膝屈曲挛缩 30° 以上时可以出现短腿步态。

（四）步态异常的后果

老年人步态异常会影响老年人的日常生活活动能力及生活质量，易导致老人跌倒，一旦跌倒造成损伤、骨折或脑血管意外，会给老年人自身造成痛苦，会给家人带来压力，给家庭和社会带来沉重的经济负担。

（五）步态评估的目的

1. 提供重要的神经系统疾病线索。不同的神经系统疾病可有不同的特殊步态，对疾病的诊断有参考意义。

2. 确定是否存在影响步态的其他因素。评估时注意确定老年人除退行性改变、神经系统疾病外，有无骨骼畸形、骨关节肌肉异常、血管皮肤及皮下组织等病变引起的异常步态。

3. 确定老年人步态障碍的类型。

4. 指导制订老年人步态障碍的康复治疗计划。

5. 监测老年人步态障碍的治疗（手术、药物）和康复训练的效果。

6. 老年人跌倒风险的预测。

（六）步态评估方法

步态评估主要使用直接观察法，被评估者先以其习惯的步行姿态及速度来回步行数次，评估者观察被评估者步行时全身姿势是否协调、下肢各关节的姿态及动幅是否正常、速度及步幅是否匀称、上肢摆动是否自然。然后再嘱老年人做快速及慢速步行、坐下、站起、缓慢地踏步或单足站立、闭眼站立等动作。

对使用辅助工具（拐杖、助行器等）行走者应分别进行使用辅助工具和不使用辅助工具的步态检查，了解老年人步态真实性。

步态评估常需结合一系列基本情况来进行评估，如神经系统物理评估、各肌群肌力及肌张力评估、关节活动度评估、下肢长度测定及脊柱与骨盆的形态评估。这些评估对确定异常步态的性质、原因及矫治方法有很重要的意义。

（七）步态评估结果及应用

若出现异常步态，即老年人步行时的姿势变异超出一定范围，就应进行矫治或康复训练。

1. 病因矫治

（1）短腿步态：需用矫形手术或矫形鞋来平衡两下肢的长度。

（2）关节挛缩畸形：需通过关节活动度锻炼或矫形手术改善关节活动度，消除畸形，根据情况进行步态的锻炼。

（3）疼痛引起步态异常：需用理疗、局封、按摩、药物等治疗消除疼痛，因疼痛会使肌肉得不到放松。因关节不稳或骨关节炎引起疼痛时，需用免荷支架减轻局部负荷。

（4）肌肉软弱：可通过肌肉锻炼得到加强。

（5）肌肉痉挛：用放松练习，包括肌电反馈练习、按摩、被动牵伸、热敷或冷敷、解痉药物、神经注射或手术切除等方法缓解痉挛。

2. 步态训练

步态训练时可让老年人对着镜子进行。康复师需指出需要纠正之处，做好指导纠正，经反复练习以求熟练掌握与巩固。练习时应嘱老年人适当集中注意力，但不宜引起过度紧张，特别在肌痉挛时。一般每日练习 1 ~ 2 次，每次 1 ~ 2 小时，适当休息，避免明显疲劳。步行练习时应采取必要的安全措施，包括采用适当的支架、拐杖、步行器、平行杠和扶手，或给予人工的保护或扶持，防止跌倒，使老年人有安全感。

【练习题】

扫一扫二维码查看练习题。

扫一扫

点燃思考

秦爷爷，82 岁，生活不能自理，长期卧床，现入住养老机构。身高 170 cm，体重 68 kg，中专文化，事业单位退休，丧偶，月收入 4000 元，子女经济上可以给予补贴。喜欢看书、听戏曲。不喜欢吃蔬菜水果、不爱喝白开水，喜欢吃鱼虾、甜品饮料。性格倔强，不善与人沟通。既往病史：高血压病史 15 年，2 型糖尿病史 10 年，曾两次患脑卒中，抑郁症 2 年。

目前状况：入住机构 2 年，秦爷爷因多次脑卒中引起右侧肢体偏瘫，能够自行使用餐具进食，但偶尔需要提醒或协助。需要协助洗澡，尤其是擦洗背部和腿部。能够自行穿衣，但系纽扣和拉拉链时较为困难，需要帮助。能够自行前往卫生间，但偶尔需要协助擦拭和起身。从床上到椅子上转移时，需要照护员搀扶或使用助行器。在室内行走时需要助行器，室外行走则需要照护员陪伴以防摔倒。无法自行上下楼梯，需要照护员协助或使用电梯。大部分时间能够自行控制，但偶尔出现失禁情况。能够自行洗脸、刷牙，但洗头、剃须等需要照护员协助。无法自行使用交通工具，外出时需要照护员陪同或使用轮椅。吞咽功能下降，饮水时偶有呛咳。

照护任务

请根据老人情况更新健康档案和书写健康保健指导书。

实际照护任务

1. 请为秦爷爷用 Barthel 指数量表进行日常生活活动能力评估判定秦爷爷自理能力等级。
2. 请为秦爷爷进行肌力及关节活动度的评估。
3. 请为秦爷爷进行吞咽功能评估，判断秦爷爷吞咽困难的等级。

任务三　老年人吞咽功能评估

案例导入

张爷爷，72 岁，退休工人。1 年前因起床时无明显诱因出现右侧肢体无力，表现为右上肢抬举费力，右下肢行走拖沓，伴有言语不清，表达费力等症状。诊断为脑卒中。近日，张爷爷突发进食时出现吞咽困难，表现为饮水呛咳，吞咽固体食物费力，伴有声音嘶哑。在为张爷爷进行洼田饮水试验时发现张爷爷能一次咽下 30 mL 温开水，但有呛咳。

任务描述

1. 请问用哪种方法为张爷爷进行吞咽功能评定？
2. 请根据张爷爷的情况判定他的吞咽功能等级，并列出评估依据。

知识殿堂

一、吞咽功能障碍概述

课件

吞咽是指食物经咀嚼而形成的食团由口腔运送入胃的动作或整个过程。该过程包括随意控制的吞咽始动阶段和随之而发生的一系列反射性吞咽运动阶段。

吞咽困难是食物从口腔至胃贲门运送过程中受到阻碍的一种症状，从口腔到胃的推进过程中受阻而出现梗阻感。因此，吞咽困难是指被吞咽食物在正常通过中受阻而引起的主观感觉。吞咽过程是由延髓吞咽中枢支配，在食管中、下段由壁内肠神经系统调节的大量自主蠕动反射来完成。吞咽困难可由咽、食管或贲门的功能性或器质性梗阻引起，脑卒中是造成吞咽困难的首要原因。吞咽困难的最常见并发症是误吸，国内 60 ~ 79 岁吞咽困难老年人的误吸率为 14.2%。

（一）吞咽障碍的原因

发生吞咽障碍的原因非常多复杂，可分为机械性吞咽困难和运动性吞咽困难两类。

1. 机械性吞咽困难

（1）食管狭窄：

①良性狭窄：老年人患有口腔炎、食管炎、反流性食管炎、腐蚀性食管炎、口腔损伤、扁桃体炎、良性肿瘤（平滑肌瘤、脂肪瘤、血管瘤、息肉）、缺血、手术后或放射治疗后都可导致食管良性狭窄。

②恶性狭窄：恶性肿瘤如癌、肉瘤、淋巴瘤、转移性肿瘤等疾病可导致食管的恶性狭窄。

（2）外来压迫：颈骨关节病、咽后壁脓肿与包块、甲状腺极度肿大、内压性憩室与食管旁膈裂孔疝、纵隔占位病变可从四周压迫食管导致机械性吞咽困难。

2. 运动性吞咽困难

（1）吞咽始动困难：老年人若患有口腔疾病、唾液缺乏、舌肌瘫痪可导致吞咽始动困难。

（2）咽与食管横纹肌运动障碍：肌无力、运动神经元病变、神经肌肉接头病变、破伤风、吞咽性神经抑制失常可引起运动性吞咽困难。

（3）食管平滑肌运动障碍：进行性系统性硬化症、强直性肌营养不良、代谢性神经肌肉病（糖尿病、慢性酒精中毒）可导致运动性吞咽困难。

3. 增龄所致吞咽困难

随着年龄的增长，吞咽困难发生的风险越大，但单纯因为年龄增加导致的吞咽困难比例较小。年龄的增长会影响人体头颈部的灵活性，影响生理功能和精神功能，这些变化会导致老年人出现吞咽困难。同时随着年龄的增长，疾病的发生率会增加，吞咽困难是许多与年龄相关的疾病的并发症。

（二）吞咽功能障碍的表现

1. 吞咽时的表现

（1）饮水时易呛咳，严重时即使少量饮水也会引发呛咳，吞咽过程中或吞咽后出现咳嗽。

（2）进食时常感到胸口有堵塞感，喉咙中有异物感，或感觉食物黏附在食管内。

（3）常伴有流涎或鼻反流现象。

2. 吞咽后的表现

（1）进食后声音可能变得嘶哑、混浊或低沉。

（2）进食后可能突发咳嗽、呼吸困难或气喘，严重时甚至出现颜面发绀。

（3）进食后口腔内常有食物残留，如舌面上或口腔缝隙中。

3. 其他表现

（1）部分老年人可能表现为食欲减退、营养不良（如失用性萎缩）、体重明显下降（6个月内可下降10%）。

（2）抵抗力下降，出现不明原因的发热或反复发生吸入性肺炎。

（三）吞咽困难的后果

老年人吞咽困难可能带来多方面的严重后果。首先，由于进食困难，容易导致营养不良和体重下降，进而引发肌肉萎缩和免疫力降低。同时，饮水困难会增加脱水的风险，可能引起头晕、乏力等症状，严重时甚至危及生命。吞咽困难还可能导致食物或液体误入呼吸道，引发吸入性肺炎，这是一种常见且可能致命的并发症。此外，食物阻塞气道可能造成窒息，需要紧急处理。心理方面，吞咽困难可能引发焦虑、抑郁等情绪问题，影响老年人的心理健康。由于进食困难，老年人可能回避社交活动，导致孤独感加重。吞咽困难还会影响药物的正常摄入，可能降低治疗效果。长期来看，这些问题会显著降低老年人的生活质量，影响他们的日常活动和整体幸福感。

二、吞咽功能的评估工具及使用方法

（一）老年人健康史评估

1. 老年人一般状况

包括老年人的年龄、性别等。老年人发生吞咽困难多为食管癌所致。食管癌导致的吞咽困难多为男性老年人。

2. 询问老年人的既往病史

是否较长时间留置胃管，过去是否误食腐蚀剂，食管有无炎症、损伤、肿瘤，有无食管手术史，有无咽后壁肿物、纵隔疾病、甲状腺疾病，有无延髓麻痹、神经肌接头病变和其他疾病。

3. 评估梗阻部位

吞咽困难老年人常可明确指出梗阻部位。肿大的甲状腺引起的吞咽困难多在食管上段，还可由结核性或恶性肉芽肿、缺铁性贫血的环咽部、颈段食管蹼（先天性异常）等疾病引起；食管癌、纵隔占位病变压迫引起的吞咽困难多在食管中段，还可由食管良性狭窄、食管息肉、食管黏膜下肿瘤等疾病引起；癌肿、食管贲门失弛缓症、食管裂孔疝引起的吞咽困难多在食管下端。

4. 评估吞咽困难的病程进展

食管癌引起的吞咽困难起初对固体食物，逐渐对饮食、流食出现进行性吞咽困难。食管贲门失弛缓症、食管痉挛引起的吞咽困难时轻时重、反复出现。

5. 评估吞咽困难的伴随症状

吞咽困难伴呃逆者常提示食管下端病变，如贲门癌、贲门失弛缓症、膈疝等。伴呕血者见于食管癌、肉芽肿性病变、反流性食管炎或溃疡等。伴吞咽疼痛者多见于口咽部炎症或溃疡、食管

炎症或溃疡、食管贲门失弛缓症等。伴单侧性喘鸣音者常提示有纵隔肿瘤压迫食管或压迫一侧主支气管可能。

（二）老年人身体状况评估

1. 评估老年人营养状况。体重是否低于正常，注意老年人发音有无含糊不清、声音有无嘶哑，有无浅表淋巴结肿大。

2. 评估口腔。口腔黏膜有无溃疡、眼部黏膜是否充血、红肿、黏膜表面粗糙或黏膜腺分泌增多，扁桃体有无肿大，有无舌麻痹及舌肌萎缩，咽反射是否迟钝或消失，唾液分泌是否减少。

3. 有无甲状腺肿大，气管是否发生移位，有无心包积液、心脏增大。

4. 神经系统检查。观察是否存在肌无力。

（三）吞咽相关试验及检查

1. 反复唾液吞咽试验

老年人取坐位，或半坐卧位。评估师把手指放在老年人下颏下方，嘱老年人尽量快速反复吞咽。喉结和舌骨随着吞咽运动，越过手指，向前上方移动，然后再复位，通过手指确认这种上下运动，下降时即为吞咽的完成。口干老年人可在舌面蘸少量水。观察 30 秒内老年人反复吞咽的次数和喉上抬的幅度。评估时手指位置：示指 – 下颌骨下方；中指 – 舌骨；环指 – 甲状软骨 / 喉结；小指 – 环状软骨。评估 30 秒内吞咽次数：老年人 >3 次为正常。喉上抬幅度：中指能触及喉结上下移动 2 cm，<2 cm 为异常。

2. 饮水试验

老年人取坐位，将听诊器放置于老年人剑突与左肋弓之间，嘱饮一口水，正常人在 8 ~ 10 秒后可听到喷射性杂音。存在食管梗阻或运动障碍时，则听不到声音或延迟出现，梗阻严重者甚至可将水呕出。此方法简单易行，可作为初步判断食管有无梗阻的方法。

3. 食管滴酸试验

对诊断食管炎或食管溃疡有重要帮助。老年人取坐位，鼻胃管固定于距外鼻孔 30 cm 处，先滴注生理盐水，每分钟 10 ~ 12 mL，15 分钟后，再以同样速度滴注 0.1 mol / L 盐酸，食管炎或溃疡者一般在 15 分钟内出现胸骨后烧灼样疼痛或不适，再换用生理盐水滴注，疼痛逐渐缓解。

4. 食管测压

可判断食管运动功能状态，一般采用导管侧孔低压灌水测压法。正常食管下括约肌（LES）基础压力为 12 ~ 20 mmHg，食管下括约肌压力 / 胃内压 >1.0，若压力≤ 10 mmHg 和 / 或食管下括约肌压力 / 胃内压 <0.8，提示存在胃食管反流。食管贲门失弛缓症老年人测压仅见非蠕动性小收缩波，吞咽动作后无明显蠕动收缩波；食管痉挛老年人可测出强的食管收缩波，食管下括约肌弛缓功能良好。

5. 实验室检查评估

主要包括血常规检查、X 线检查、肌电图及食管 24 小时 pH 监测。

（四）吞咽功能的量表评估

1. 医疗床旁吞咽评估量表

该量表是曼彻斯特大学医学院语言治疗科的 Smithard 及 Wyatt 编写而成（表 3-3-1）。Smithard 等对该量表进行床旁评估排除脑卒中后误吸的可靠性进行了观察。发现敏感度较言语治疗师床旁评估的结果要高。量表项目较多，对吞咽评定很全面，包括了一些能预测误吸的症状、体征，适用于脑卒中后需要评估吞咽功能者，可判断其是否存在不安全吞咽，但不能对吞咽障碍程度进行分级。

表 3-3-1　医疗床旁吞咽评估量表

项目	评分标准	得分
意识水平	1. 清醒；2. 嗜睡但能唤醒；3. 有反应但无睁眼和言语；4. 对疼痛有反应	
头与躯干的控制	1. 正常坐稳；2. 不能坐稳；3. 只能控制头部；4. 头部也不能控制	
呼吸模式	1. 正常；2. 异常	
唇的闭合	1. 正常；2. 异常	
软腭运动	1. 对成；2. 不对称；3. 减弱或缺损	
喉功能［aah / ee］	1. 正常；2. 减弱；3. 缺乏	
咽反射	1. 存在；2. 缺乏	
自主咳嗽	1. 正常；2. 减弱；3. 缺乏	
	第 1 阶段：给予 1 汤匙水（5 mL）3 次	
水流出	1. 无或 1 次；2. 大于 1 次	
有无效喉运动	1. 有；2. 无	
重复吞咽	1. 无或 1 次；2.1 次以上	
吞咽时咳嗽	1. 无或 1 次；2.1 次以上	
吞咽时喘鸣	1. 无；2. 有	
吞咽后喉的功能	1. 正常；2. 减弱或声音嘶哑；3. 发音不能	
	第 2 阶段：如果第 1 阶段正常（重复 3 次，2 次以上正常），那么给予吞咽 60 mL 烧杯中的水能否完成，能 1，不能 2	
饮完需要的时间 /s		
吞咽中或完毕后咳嗽	1. 无；2. 有	
吞咽时或完毕后喘鸣	1. 无；2. 有	
吞咽后喉的功能	1. 正常；2. 减弱或声音嘶哑；3. 发音不能	
误吸是否纯在	1. 无；2. 可能；3. 有	

注：如果老年人不能正常吞咽 5 mL 的水，即尝试 3 次中多于一次出现咳嗽或者气哽，或者出现吞咽后声音嘶哑（即喉功能减弱），则不再继续第 2 阶段。不能进入第 2 阶段，或在第 2 阶段中出现咳嗽或气哽，或出现吞咽后声音嘶哑，就认为是不安全吞咽。

2. 吞咽困难分级量表

该量表为吞咽困难评价标准，来自日本康复医学界。0 ~ 10 分，分数越高表示吞咽困难的程度越低，10 分表示正常吞咽。该量表包含康复训练方法的选择，以营养摄取途径为线索反映经口进食的能力，分级较细（表 3–3–2）。该量表重测信度很好，评定者间信度也有统计学意义，能预测吞咽困难老年人是否发生误吸、住院期间是否发生肺炎及出院时的营养状态。

表 3–3–2　吞咽困难分级量表

分数	评价内容
1	不适合任何吞咽训练，仍不能经口进食
2	仅适合基本吞咽训练（indirect approach），仍不能经口进食
3	可进行摄食训练（direct approach），但仍不能经口进食
4	在安慰中可能少量进食，但需静脉营养
5	1 ~ 2 种食物经口进食，需部分静脉营养
6	3 种食物可经口进食，需部分静脉营养
7	3 种食物可经口进食，不需静脉营养
8	除特别难咽的食物外，均可经口进食
9	可经口进食，但需临床观察指导
10	正常摄食吞咽功能

注：每项各得 1 分，≥ 9 分，基本痊愈；提高 6 ～ 8 分，明显好转；提高 3 ～ 5 分，好转；1 ～ 2 分，无效。

3. 洼田饮水试验

该法由日本学者洼田提出，分级明确清楚，操作简单，利于选择有治疗适应证的老年人（表 3–3–3）。但是该检查根据老年人主观感觉，与临床和实验室检查结果不一致的很多，并要求老年人意识清楚并能够按照指令完成试验。可以预测老年人是否发生误吸，但准确率为 64.3%，并不高。不能预测住院期间是否发生肺炎。该试验要求老年人意识清楚并能按照指令完成动作，操作简单，分级明确清楚。取温水 30 mL，嘱老年人喝下，测定从开始喝水至吞咽完成的时间（以喉头运动为标准），观察所需时间和呛咳情况，测试 2 次，取最短时间（图 3–3–1）。

表 3–3–3　洼田饮水试验

分级	评定标准
1 级（优）	能顺利地 1 次将水咽下
2 级（良）	分 2 次或 2 次以上，无呛咳地咽下
3 级（中）	能 1 次咽下，但有呛咳
4 级（可）	分 2 次或 2 次以上咽下，但有呛咳
5 级（差）	频繁呛咳，不能全部咽下

注：1. 正常为 1 级，5 秒之内；异常为 3、4、5 级；可疑为 1 级，5 秒及以上或 2 级。
2. 治愈：吞咽障碍消失，饮水试验评定 1 级；有效：吞咽障碍明显改善，饮水试验评定 2 级；无效：吞咽障碍改善不明显，饮水试验评定 3 级或以上。

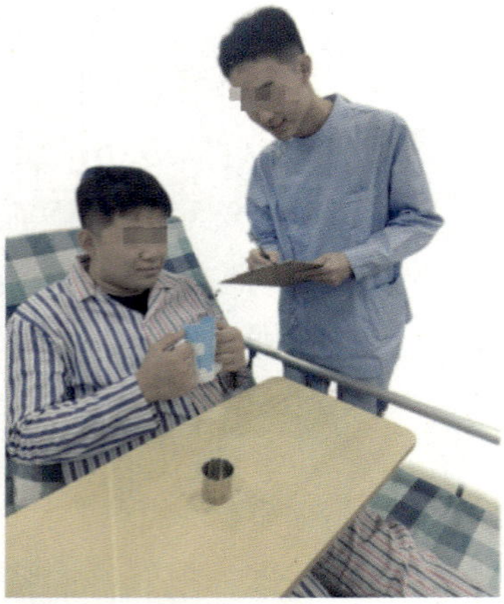

图 3-3-1　洼田饮水试验

4. 吞咽障碍程度分级

吞咽障碍程度分级，分为正常、轻、中、重 4 个层面，从严重吞咽困难到正常吞咽功能共 10 级（表 3-3-4）。能预测吞咽困难老年人是否发生误吸及出院时的营养状态，但不能预测住院期间是否发生肺炎。该量表以所能吞咽食物的种类及营养摄取方式为线索，分级与医疗床旁吞咽评估量表十分接近，因此从表面看二者的相关性应该最好。前者侧重于经口进食的量，后者侧重经口进食的种类，这个区别就使其不能预测肺炎，因此二者相比医疗床旁吞咽评估量表优先使用。

表 3-3-4　吞咽障碍程度分级

分度	分级	评定标准
重度（不能经口进食）	1 级	吞咽困难或不能吞咽，不适合做吞咽训练
	2 级	大量误吸，吞咽困难或不能吞咽，适合做吞咽基础训练
	3 级	如做好准备可减少误吸，可进行进食训练
	4 级	作为兴趣进食可以，但营养摄取仍需非口途径
中度（经口及辅助营养）	5 级	仅 1 ~ 2 顿的营养摄取可经口
	6 级	3 顿的营养摄取均可经口，但需补充辅助营养
	7 级	如为能吞咽的食物，3 顿均可经口摄取
轻度（可经口营养）	8 级	除少数难吞咽的食物，3 顿均可经口摄取
	9 级	可吞咽普通食物但需给予指导
正常	10 级	进食、吞咽能力正常

注：无效，治疗前后无变化；有效，吞咽障碍明显改善，吞咽分级提高 1 级；明显，吞咽障碍缓解 2 级，或接近正常。

三、吞咽障碍的评估结果及应用

（一）吞咽功能分级评估结果

采用定量化评估方法，通过观察老年人在坐位状态下饮用 30 mL 温水时的反应，将吞咽能力划分为 5 个等级。此分级体系为制订个性化照护方案提供依据，有助于预防相关并发症，提升吞咽能力，进而改善老年人生活品质。同时，通过测量从口腔含水至完全咽下 30 mL 温水（以喉部运动为观察指标）所需时长，将吞咽功能状态划分为正常、可疑和异常 3 个类别。此外，洼田饮水试验还可用于评估吞咽功能治疗的效果，具体分为治愈、改善和无效 3 个等级。

（二）吞咽功能评估的应用

1. 康复训练指导

基于评估结果确定病因，制订针对性康复方案并设定阶段性目标，通过定期评估监测康复进展。针对不同吞咽障碍程度采取差异化训练策略：对于 1～3 级老年人，主要指导其调整食物性状（如软食、流质等）、进食量、姿势及方法，必要时进行饮食监护；4～5 级老年人则需进行系统的面部肌肉训练（包括皱眉、鼓腮等动作）和渐进式摄食训练，从胶冻状食物逐步过渡到糊状食物，进食时建议采用躯干后倾和适度颈部前屈的体位，以减少误吸风险。

2. 综合照护干预

（1）心理支持：关注吞咽障碍老年人的心理状态，通过情感支持和健康教育缓解其进食焦虑，指导正确的进食技巧和体位，促进老年人主动配合治疗。

（2）口腔卫生管理：加强餐后口腔清洁，对于无法自主进食或存在流涎症状的老年人，实施定期口腔照护，维持口腔卫生，预防并发症。

（3）饮食管理：调整进食体位以促进食物顺利通过咽部，对于存在吞咽障碍的老年人，可尝试 30° 仰卧位配合颈部前倾的姿势进食。老年人有偏瘫时，最好采取“健侧在下，患侧在上”的半仰卧位，颈部朝向患侧，在重力作用下食物落至健侧，利于吞咽。根据吞咽功能分级实施差异化饮食方案：1～2 级老年人可正常进食；3～4 级老年人以流质饮食为主，必要时补充静脉营养；5 级老年人则需完全依赖鼻饲和静脉营养支持。同时，建议采用少量多餐的进食方式，避免刺激性食物，保持饮食清淡，适当增加水果摄入以预防便秘。

四、吞咽功能障碍的风险事件处理

（一）常见风险事件

吞咽功能障碍老年人在日常照护和康复过程中可能面临多种风险事件，主要包括以下几种。

1. 误吸

食物或液体进入气道，可能导致吸入性肺炎。

2. 窒息

食物阻塞气道，引发呼吸困难甚至危及生命。

3. 营养不良

因进食困难导致摄入不足，影响身体机能。

4. 心理障碍

长期吞咽困难可能引发焦虑、抑郁等心理问题。

5. 口腔感染

食物残渣滞留口腔，增加感染风险。

（二）风险事件的处理措施

1. 误吸的处理

（1）预防措施：

①指导老年人采用正确的进食姿势，如坐直或头部稍前倾。

②调整食物性状，避免过硬、过稀或易碎食物。

③进食时保持专注，避免说话或分心。

（2）应急处理：

①若发生误吸，立即停止进食，帮助老年人弯腰咳嗽，促进异物排出。

②如咳嗽无效，采用海姆立克急救法（适用于清醒老年人）或背部叩击法。

③严重者需立即就医，必要时进行气管插管或吸痰处理。

2. 窒息的处理

（1）预防措施：提供适合吞咽功能的食物，如糊状或软食。控制每口进食量，避免过大食物块。进食时保持环境安静，避免干扰。

（2）应急处理：立即采用海姆立克急救法（适用于清醒老年人）或胸部冲击法。若老年人意识丧失，立即进行心肺复苏（CPR）并呼叫急救。尽快送医，必要时进行气道异物取出术。

3. 营养不良的处理

（1）预防措施：根据吞咽功能分级制订个性化饮食计划，确保营养均衡。对于吞咽困难严重者，采用鼻饲或静脉营养支持。定期监测体重和营养指标，及时调整饮食方案。

（2）干预措施：与营养师合作，制订高热量、高蛋白的营养补充方案。鼓励少量多餐，增加进食频率。必要时使用营养补充剂或特殊医学用途食品。

4. 心理障碍的处理

（1）预防措施：提供心理支持，帮助老年人正确认识疾病，减轻焦虑和恐惧。鼓励家属参与照护，增强老年人的安全感和信心。

（2）干预措施：定期进行心理评估，及时发现情绪问题。通过心理咨询或团体活动缓解心理压力。必要时请心理医生介入，进行专业治疗。

5. 口腔感染的处理

（1）预防措施：进食后及时漱口，保持口腔清洁。对于无法自主清洁口腔的老年人，定期进行口腔照护。使用抗菌漱口水或口腔喷雾，预防感染。

（2）干预措施：发现口腔感染症状（如红肿、溃疡等）时，及时就医。根据医嘱使用抗生素或抗真菌药物。加强口腔照护频率，保持口腔湿润和清洁。

（三）风险事件处理的注意事项

1. 个性化照护

根据老年人的具体情况制订照护计划，避免一刀切的处理方式。

2. 团队协作

照护人员、康复师、营养师及家属应密切配合，共同应对风险事件。

3. 定期评估

通过洼田饮水试验等工具定期评估吞咽功能，及时调整照护方案。

4. 家属教育

指导家属掌握基本的急救技能和照护知识，提高家庭照护质量。

5. 记录与反馈

详细记录风险事件的发生及处理过程，为后续照护提供参考。

通过科学的预防和及时的处理，可以有效降低吞咽功能障碍老年人发生风险事件的概率，提高其生活质量和康复效果。

五、评估技能训练

（一）为老年人进行吞咽功能的评估

1. 评估前准备

（1）环境准备：选择安静、明亮、通风良好的评估环境、确保评估区域有足够的空间，便于操作和应急处理、准备急救设备（如吸痰器、氧气装置等）以备不时之需。

（2）物品准备：30 mL 温开水（温度约 40 ℃）、一次性水杯、计时器、评估记录表、纸巾或毛巾、必要时准备吸痰设备。

（3）老年人准备：向老年人及家属解释评估目的、流程及注意事项，取得配合；确保老年人处于清醒状态，身体状况稳定；协助老年人取端坐位，头部保持中立或稍前倾。

2. 评估

评估步骤见表 3–3–5。

表 3–3–5 评估步骤

步骤	操作内容	评估标准	记录与判断
第一步：观察呛咳情况	1. 让老年人含一口温水（约 5 mL） 2. 观察吞咽过程中的呛咳反应	根据呛咳情况初步判断吞咽功能等级： 1 级：无呛咳 2 级：偶有呛咳 3 级：频繁呛咳 4 级：严重呛咳 5 级：无法完成吞咽	记录呛咳次数及严重程度，初步判断吞咽功能等级（1 ~ 5 级）
第二步：测量吞咽时间	1. 让老年人含 30 mL 温水，指导其一次性咽下 2. 使用计时器记录从口腔含水开始到完全咽下（以喉头运动为标准）所需时间	根据吞咽时间分类： 正常：≤ 5 秒 可疑：5 ~ 10 秒 异常：>10 秒	记录吞咽时间，并结合呛咳情况进一步判断吞咽功能状态
第三步：综合评估	结合呛咳情况和吞咽时间，确定吞咽功能等级： 1 级：无呛咳，吞咽时间≤ 5 秒 2 级：偶有呛咳，吞咽时间≤ 5 秒 3 级：频繁呛咳，吞咽时间 5 ~ 10 秒 4 级：严重呛咳，吞咽时间 >10 秒 5 级：无法完成吞咽，或吞咽时间显著延长	吞咽功能等级： 1 级：正常 2 级：轻度障碍 3 级：中度障碍 4 级：重度障碍 5 级：极重度障碍	记录评估结果，填写评估表，明确吞咽功能等级

续表

步骤	操作内容	评估标准	记录与判断
第四步：评估治疗效果	对于正在接受吞咽功能治疗的老年人，通过洼田饮水试验评估治疗效果： 治愈：吞咽功能恢复至1级 有效：吞咽功能改善1～2个等级 无效：吞咽功能无改善或恶化	治疗效果分类： 治愈：完全恢复 有效：部分恢复 无效：无改善或恶化	记录治疗效果，作为调整康复计划的依据

3. 评估结果判断

1～2级不伴有呛咳，可以认为不存在显性误吸，为洼田饮水试验阴性。3～4级伴有呛咳，可以认为可能存在显性误吸，为洼田饮水试验阳性。

吞咽障碍判断：1级，5秒内，为正常。2级，5秒以上，为可疑；3～5级为异常。

1级为洼田饮水试验阴性，可以认为不存在吞咽障碍。2～4级为洼田饮水试验阳性，可以认为存在吞咽障碍。

4. 注意事项

（1）保证环境安静。

（2）注意老年人意识及配合程度。根据老年人的身体状况和配合程度调整评估流程。对于认知障碍或沟通困难的老年人，需家属协助完成评估。

（3）注意进行操作时防止误吸、误呛。评估过程中密切观察老年人反应，发现异常立即停止操作。准备好急救设备，确保老年人安全。若在操作中老年人出现强烈的咳嗽，且出现面红耳赤等反应，应立即停止操作。

（4）按照操作流程进行评估，确保结果准确可靠。评估结果需与其他检查相结合，综合判断吞咽功能。通过规范的洼田饮水试验操作流程，可以科学、准确地评估老年人的吞咽功能障碍，为后续照护和康复提供重要依据。

（二）为老年人进行噎食的急救

噎食是老年人常见的紧急情况，可能导致窒息甚至危及生命。针对老年人噎食急救的标准化操作流程如下。

1. 判断噎食情况

（1）识别症状：患者突然停止说话或进食，表情痛苦；用手抓住颈部（典型窒息手势）；咳嗽无力或无法咳嗽；面色青紫、呼吸困难甚至意识丧失。

（2）询问确认：询问患者“您噎住了吗？能说话吗？”如果患者能说话或咳嗽，鼓励其继续咳嗽以尝试排出异物。如果患者无法说话或咳嗽，立即采取急救措施。

2. 急救操作流程

（1）清醒患者的急救（海姆立克急救法）：

步骤1：站立位急救。站在患者身后，双臂环绕其腰部。一手握拳，拇指侧朝向患者腹部，放在脐上两横指处。另一手抓住握拳的手，快速向内上方冲击腹部。重复冲击，直到异物排出或患者失去意识。

步骤2：坐位急救（适用于行动不便的老年人）。让患者坐在稳固的椅子上。站在患者身后，双臂环绕其胸部。一手握拳，拇指侧朝向患者胸骨下半部分。另一手抓住握拳的手，快速向内上方冲击胸部。重复冲击，直到异物排出或患者失去意识。

（2）昏迷患者的急救：

步骤1：平卧位急救。将患者平放在坚硬的地面或床板上。跪在患者一侧或跨坐在其髋部。一手掌根放在脐上两横指处，另一手叠放在上方。快速向内上方冲击腹部，重复5次。

步骤2：开放气道。检查口腔，如可见异物，用手指小心清除。开放气道，尝试人工呼吸。如果通气失败，重复腹部冲击和人工呼吸，直到异物排出或急救人员到达。特殊情况的处理，如轮椅使用者，固定轮椅，从后方实施胸部冲击法。

3. 急救后处理

（1）异物排出后的处理：检查患者呼吸、心跳是否恢复正常。安抚患者情绪，提供温水漱口。建议患者就医，进一步检查是否有气道损伤。

（2）异物未排出的处理：如果患者失去意识，立即进行心肺复苏（CPR）。呼叫急救电话（如120），持续进行急救直至专业人员到达。

4. 注意事项

（1）操作力度：冲击力度适中，避免过度用力导致肋骨骨折或内脏损伤。

（2）避免盲目掏取：不可盲目用手指掏取异物，以免将异物推入更深部位。

（3）预防措施：指导老年人进食时细嚼慢咽，避免说话或大笑。避免食用过硬、过黏或易碎的食物。对于吞咽功能障碍的老年人，提供适合的食物性状（如糊状或软食）。

【练习题】

扫一扫二维码查看练习题。

扫一扫

项目四

老年人精神心理评估

学习目标

素质目标

1. 具有以老人为中心，关爱意识和关怀能力。

2. 具备关注老年人精神心理健康的能力。

知识目标

1. 了解掌握老年人精神心理评估的基本概念和重要性。

2. 熟悉老年人精神心理评估的流程。

3. 掌握老年人精神心理评估的内容、方法和注意事项。

能力目标

1. 能够有效地和老年人进行沟通。

2. 能运用适当的评估工具对老年人进行精神心理评估。

知识导读

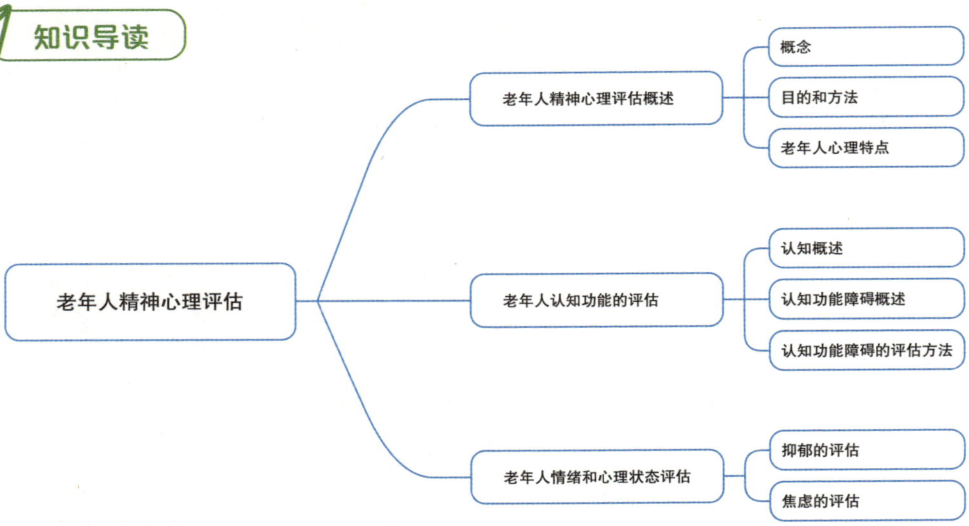

赛证对接

本项目知识、能力、素质在比赛中通过实际照护任务的形式考查相关评估项目，通常考察选手在真实情境下的应对能力，参赛选手需要根据老年人的具体情况，对老年人进行认知功能、情绪和心理状态评估等。此外，还有制作相关的照护计划、健康教育海报和反思报告等环节。

任务一　老年人精神心理评估概述

案例导入

张奶奶，75 岁，独居，近期子女发现她常忘记关煤气、重复询问相同问题，且情绪低落，不愿外出社交。

任务描述

1. 这属于正常老化现象还是心理异常？
2. 照护人员的初步应对措施是什么？

知识殿堂

随着年龄的增长，老年人的躯体功能逐渐衰退，可能面临疾病损害、社会角色和地位的改变、经济收入的减少、丧偶等各种负性生活事件。如果适应不良，老年人常出现一些心理问题，甚至严重的精神障碍，损害老年人的健康，降低生命质量。准确评估老年人的精神心理健康，是制订个体化的干预计划、促进老年人健康的重要前提。

课件

一、概念

心理评估（psychological assessment）是采用心理学的理论与方法，对人的心理、行为、精神及价值观进行评估的过程。通过精神和心理评估可以全面了解老年人对周围环境和事物的反应，以及这些反应老年人产生的影响。

二、目的和方法

（一）目的

评估老年人的精神状态和心理过程，有助于及时发现老年人现存或潜在的精神和心理问题，动态观察病情变化和评估治疗效果，并为有针对性地采取干预措施提供依据，从而维护和促进老年人的身心健康。

（二）方法

1. 交谈法

交谈法是老年人精神心理评估最常用的方法之一，通过交谈既能获得老年人的思维能力、语言能力、想象力、判断力、情感、记忆等信息，也能对老年人进行健康教育和心理支持。交谈法可分为正式交谈和非正式交谈。正式交谈带有很强的目的性和计划性，并在特定的情景下有步骤地进行。非正式交谈是日常生活中的自然交谈，有助于与老年人建立合作和信任的关系。

2. 观察法

观察法是指有目的、有计划地对老年人的行为、言谈、表情等进行观察，从而了解其心理活动。根据是否设置观察情境分为自然观察法和标准情境观察法。自然观察法是在自然条件下、日常生活中，观察老年人心理现象的外部活动表现。标准情景观察法是在实验室或模拟情境中观察的老年人对特定刺激的反应。

3. 心理测量学方法

常用的心理测量学方法包括心理测验法和评定量表法。心理测验法是在标准情形下，用统一的测量手段（如仪器）测试老年人对测量项目所做出的反应。评定量表法是指用一套已标准化的测试项目（量表）来测量某种心理特质。

4. 医学检查法

医学检查法包括体格检查和实验室检查，从而为心理评估提供客观依据，验证收集资料的准确性和真实性。

三、老年人心理特点

1. 正常心理变化

（1）认知功能：反应速度减慢，远期记忆相对保留，学习新事物能力下降。

（2）情绪特点：易产生孤独感、无用感，但对积极情绪体验仍敏感。

（3）人格特征：趋于内敛、谨慎，部分老人出现固执或依赖性增强。

2. 异常心理问题的警示信号

（1）一般表现：持续情绪低落、焦虑、幻觉、认知功能急剧下降等。

（2）常见问题：老年抑郁、焦虑，轻度认知障碍、痴呆早期表现等。

【练习题】

扫一扫二维码查看练习题。

扫一扫

任务二　老年人认知功能的评估

案例导入

李奶奶，78 岁，小学文化，近两 年来家人发现其记忆力明显下降，常忘记刚说过的话，比如刚提醒她吃药，转身就忘记是否吃过；买菜时偶尔算错钱，对熟悉的菜市场布局有时会感到陌生，曾有次在小区附近迷路，经邻居帮助才回家。平时不爱出门，对以往喜欢的广场舞也提不起兴趣，家人与其交流时，她常出现答非所问、语言表达不流畅的情况，但日常生活基本能自理，可自主穿衣、吃饭、洗漱。既往有高血压病史 10 年，未规律服药。

任务描述

1. 若使用简易精神状态检查量表（MMSE）对李奶奶进行筛查，结合其表现，推测她可能在哪些条目上失分？若其 MMSE 总得分为 21 分，结合文化程度可判断她是否存在认知功能障碍？

2. 针对李奶奶的认知功能状况及相关风险因素，制订一份个性化的认知照护与干预计划。

知识殿堂

课件

一、认知概述

认知（cognition）是指个体通过接收外界刺激和信息，进行推理和判断的心理过程，涵盖感知、记忆、注意力、思维、想象力、语言表达及执行能力等多种心理活动。随着年龄的增加，老年人的认知功能通常会逐渐衰退，但这一老化过程因人而异，表现出显著的个体差异，并具有一定的可变性和可塑性。

二、认知功能障碍概述

（一）概念及流行病学

轻度认知障碍到痴呆的多种表现。轻度认知障碍（mild cognitive impairment，MCI）是一种介于正常衰老与痴呆之间的过渡状态，主要表现为记忆力或其他认知功能的逐渐下降，但尚未达到痴呆的诊断标准，且不影响日常生活的自理能力。据统计，中国 65 岁以上老年人中，MCI 的患病率约为 20.8%，其中每年有 10% ~ 15% 的患者会发展为痴呆，而正常老年人中仅有 1% ~ 2% 会转化为痴呆。

痴呆（dementia）是一种以认知功能受损为主要特征的获得性智力障碍综合征，涉及记忆、学习、语言、执行功能、视空间能力等多个认知领域，其损害程度足以干扰日常生活或职业功能，且在病程中常伴随精神行为异常。根据病因不同，痴呆可分为阿尔茨海默病（Alzheimer's disease，AD）、血管性痴呆（vascular dementia，VD）、混合性痴呆及其他类型痴呆等，其中阿尔茨海默病最为常见，约占所有痴呆病例的 60%

（二）原因

老年人认知功能下降的风险因素主要包括年龄增长、遗传倾向、不健康的生活习惯（如吸烟、饮酒、饮食不均衡、缺乏身体和脑力锻炼）、受教育程度较低及多种疾病（如脑部损伤、脑血管疾病、高血压、糖尿病和血脂异常）。

（三）表现

轻度认知障碍（MCI）的主要特征是认知能力下降，具体表现为记忆力、语言能力、注意力、执行功能、视空间能力或计算能力的减退，其中记忆力减退是最常见且最显著的表现。根据是否涉及记忆力下降，MCI 可分为遗忘型和非遗忘型；根据受影响的认知领域数量，可分为单一领域型和多领域型。

痴呆是认知功能障碍的严重表现，与 MCI 不同，痴呆已经显著影响老年人的社会功能和日常生活。其主要症状包括认知能力下降、精神行为异常及日常生活能力减退。病程通常分为早期、中期和晚期。早期症状较为隐匿，主要表现为近期记忆减退、在不熟悉的地方容易迷路、社交活动减少、对以往的兴趣丧失、理解和判断力下降，虽难以胜任工作，但日常生活尚能自理。中期阶段，老年人的记忆障碍进一步加重，判断、理解和计算能力明显下降，可能出现失语、失认和失用等症状，日常生活需要他人协助，并可能伴随幻觉、漫游等精神行为问题。到了晚期，老年人完全丧失自理能力，可能出现大小便失禁、沉默不语、无自主运动，最终进入植物状态，常因肺部感染等并发症导致死亡。

三、认知功能障碍的评估方法

（一）认知功能障碍的筛查工具

认知功能障碍的筛查是早期识别轻度认知障碍（MCI）和痴呆的关键方法之一，具有成本低、耗时短的特点，因此在临床中应用广泛。常用的筛查工具包括简易精神状态检查量表（MMSE）、蒙特利尔认知评估量表（MoCA）、画钟试验（CDT）及简易认知评估量表（Mini–Cog）等。

1. 简易精神状态检查量表（MMSE）

MMSE 是评估认知功能最常用的工具之一。其内容涵盖时间与地点定向力、即时记忆、注意力与计算能力、回忆能力、物品命名、语言复述、阅读理解、语言理解、语言表达及空间结构能力，共包含 30 个条目（表 4–2–1）。MMSE 操作简便，测试者经过简单培训即可使用。在使用时需注意以下几点：

（1）应直接询问老年人，不要让其他人干扰检查。

（2）问年份或月份时，若是年初或年末，相近两个答案都算对。

（3）几号或星期几，允许误差在前后一天。

（4）季节交替时，相近两个季节答案都算对。

（5）记忆 3 种物品，如果受试者第一次不能全部重复，检查者可再说一遍，以第一次回答计分。

（6）100 连续减去 7，当受试者忘记减去 7 后的数字，不能给予提示，若前一个答案错了，但据此而得出的下一个答案是对的，只记一次错误。

每项回答正确记 1 分，错误、拒绝回答或说不会做记 0 分。总分范围为 0 ～ 30 分。分界值与受教育程度有关，文盲组≤ 17 分，小学文化程度≤ 20 分，中学或以上文化程度≤ 24 分，认为有认知功能障碍。

表 4–2–1　简易精神状态检查量表（MMSE）

项目		得分	评分
时间定向力	1. 今年的年份？	1	0
	2. 现在是什么季节？	1	0
	3. 今天是几号？	1	0
	4. 今天是星期几？	1	0
	5. 现在是几月份？	1	0
地点定向力	6. 您能告诉我现在我们在哪里？	1	0
	例如：现在我们在哪个省、市？		
	7. 您住在什么区（县）？	1	0
	8. 您住在什么街道（乡）？	1	0
	9. 我们现在是第几层楼？	1	0
	10. 这儿是什么地方？	1	0

续表

项目		得分	评分
即刻记忆力	现在我要说三样东西的名称，在我讲完之后，请您重复说一遍，请您好好记住这三样东西，因为等一下要再问您的（请仔细说清楚，每一样东西一秒钟）。“皮球”“国旗”“树木”请您把这三样东西说一遍（以第一次答案记分） 11. 第一样东西是什么？ 12. 第二样东西是什么？ 13. 第三样东西是什么？	1 1 1	0 0 0
注意力和计算力	现在请您从 100 减去 7，然后从所得的数目再减去 7，如此一直计算下去，把每一个答案都告诉我，直到我说“停”为止 14.100−7 15.−7 16.−7 17.−7 18.−7	1 1 1 1 1	0 0 0 0 0
回忆能力	现在请您告诉我，刚才我要您记住的 3 种东西是什么？ 19. 第 1 种	1	0
	20. 第 2 种 21. 第 3 种	1 1	0 0
物品命名能力	22.（拿出您的手表）请问这是什么？ 23.（拿出您的铅笔）请问这是什么？	1	0 0
语言复述能力	24. 现在我要说一句话，请清楚地重复一遍，这句话是“四十四只石狮子”。	1	0
阅读理解能力	25. 请按照这卡片所写的去做（把写有“闭上您的眼睛”大字的卡片交给受访者）	1	0
语言理解能力	访问员说下面一段话，并给受试者一张空白纸，“请用右手拿这张纸，再用双手把纸对折，然后将纸放在您的大腿上”（不要重复说明，也不要示范） 26. 用右手拿这张纸 27. 把纸对折	1 1	0 0
语言表达能力	28. 放在大腿上 29. 请您说一句完整的、有意义的句子（句子必须有主语、动词）记下所叙述句子的全文	1 1	0 0
空间结构能力	30. 是一张图，请您在同一张纸上照样把它画出来（对：两个五边形的图案，交叉处形成个小四边形）	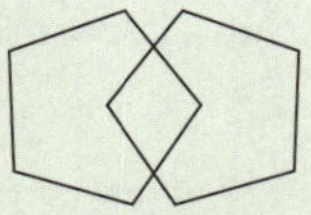	

2. 画钟测验

画钟测验（clock drawing test，CDT）是一种需要记忆力、注意力、视空间能力、抽象思维能力和执行功能等多种认知能力共同参与的测试，常用于早期筛查认知功能障碍。CDT 操作简单，耗时短（1 ~ 3 分钟），且受文化背景和教育水平的影响较小。测试时，通常要求受试者先画一个圆形作为钟表盘面，然后将时间数字正确标注在盘面上，最后根据指示标出特定时间（例如

11 点 10 分或 8 点 20 分）。

CDT 的评分方法多样，包括 3 分法、4 分法、5 分法、7 分法、10 分法和 30 分法等，其中 4 分法最为常用。以 4 分法为例，评分标准如下：画出完整的圆形（表盘）得 1 分，正确标注 12 个数字得 1 分，数字位置准确得 1 分，指针位置正确得 1 分。总分为 4 分表示认知功能正常，3 分及以下则分别提示轻度、中度或重度认知功能障碍。CDT 评分与简易精神状态检查量表（MMSE）的评分具有较高一致性，例如 CDT 得 0 分相当于 MMSE 得 3 ~ 5 分，CDT 得 1 分相当于 MMSE 得 14 分，CDT 得 2 分相当于 MMSE 得 19 ~ 20 分，CDT 得 3 分相当于 MMSE 得 23 ~ 24 分，CDT 得 4 分相当于 MMSE 得 30 分。在评估 CDT 得分时，还需考虑关节炎、视力障碍等身体因素的影响。

3. 简易认知评估量表

简易认知评估量表（mini-cognitive test，Mini-Cog）由画钟试验（CDT）和三个回忆条目组成（表 4-2-2）。

表 4-2-2 简易认知评估量表

项目	说明
1. 请受试者仔细听和记住 3 个不相关的词（如自行车、红色和快乐）然后重复	
2. 请受试者在一张空白纸上画出钟的外形，标好时钟数，给受试者一个时间让其在时钟上标出来	CDT 正确：能正确标明时钟数字位置顺序正确显示所给定的时间
3. 让受试者重复之前提到的 3 个词	能记住一个词给 1 分

评分建议：3 个词一个也记不住得 0 分，为认知功能障碍。能记住 3 个词中的 1 ~ 2 个得 1 ~ 2 分，CDT 不正确，为认知功能障碍；CDT 正确，为认知功能正常。CDT 正确且能记住 3 个词得 3 分，为认知功能正常。

（二）认知功能障碍严重程度评估

认知功能评估不仅能够帮助判断老年人是否存在认知功能障碍，还能评估其受损程度，从而为制订治疗和护理计划提供依据。常用的评估工具包括临床痴呆评定量表（CDR）和全面衰退量表（GDS）等。

1. 临床痴呆评定量表

临床痴呆评定量表（clinical dementia rating scale，CDR）是通过评估师与受试者及其家属交谈获得信息，完成对受试者认知功能和社会功能受损严重程度的评估（表 4-2-3）。

表 4-2-3 临床痴呆评定量表（CDR）

项目	健康（CDR=0）	可疑痴呆（CDR=0.5）	轻度痴呆（CDR=1）	中度痴呆（CDR=2）	重度痴泉（CDR=3）	得分
记忆力	无记忆力缺损或只有轻微不恒定的健忘	轻微、持续的健忘：对事情能部分回忆；“良性”健忘	中度记忆损失：对近事遗忘突出；缺损对日常生活活动有妨碍	严重记忆缺损：仅能记着过去非常熟悉的事情；对新发生的事情则快遗忘	严重记忆力丧失：仅存片段的记忆	

续表

项目	健康（CDR=0）	可疑痴呆（CDR=0.5）	轻度痴呆（CDR=1）	中度痴呆（CDR=2）	重度痴泉（CDR=3）	得分
定向力	完全正常	除在时间关系定向上有轻微困难外，向力完全正常	在时间关系定向上有中度困难；对检查场所能作出定向；对其他的地理位置可能有定向	在时间关系定上严重困难，通常不能对时间作出定向；常有地点失定向	仅有人物定向	
判断和解决问题的能力	能很好地解决日常、商业和经济问题，能对过去的行为和业绩做出良好的判断	仅在解决问题、辨别事物间的相似点和差异点方面有轻微的损害	在处理问题和判断问题上有中度困难；对社会和社会交往的判断力通常保存	在处理问题、辨别事物的相似点和差异点方面有严重损害；对社会和社会交往的判断力通常损害	不能做出判断，或不能解决问题	
社会事物	在工作、购物、一般事务、经济事务、帮助他人和与社会团体社会方面具有通常水平的独立活动能力	在这些活动方面有害的话，仅是可疑的或轻微的损害	虽然仍可以从事部分活动，但不能独立进行这些活动；在不经意的检查中看起来表现正常	很明显地不能独立进行室外活动；但看起来能够参加家庭意外的活动	不能独立进行室外活动，看起来病得很重，也不可能参加家庭以外的活动	
家庭生活业余爱好	家庭生活业余爱好，智力均保持良好	家庭生活、业余爱好、智力活动仅有轻微的损害	家庭生活有轻度而肯定的损害，较困难的家务事被放弃；较复杂的业余爱好和活动被放弃	仅能做简单的家务事；兴趣减少且非常有限，做的也不多	在自己卧室多，不能进行有意义的家庭活动	
个人照料	完全自理		需要监督	在穿衣、个人卫生以保持个人仪表方面需要帮助	个人照料需要更多帮助；通常不能控制大小便	
总分	0	0.5	1	2	3	

2. 评定的领域

包括记忆、定向力、判断与解决问题的能力、工作和社会交往能力、家庭生活和个人业余爱好、独立生活自理能力。以上 6 项功能的每一个方面分别从无损害到重度损害分为 5 级，但每项功能的得分不叠加，而是根据总的评分标准将 6 项能力的评定综合成一个总分，其结果以 0、0.5、1、2、3 分表示，分别判定为正常、可疑痴呆、轻度痴呆、中度痴呆和重度痴呆 5 个等级。

3. 全面衰退量表

全面衰退量表（global deterioration scale，GDS）用于全面评估老年人及痴呆患者的认知功能衰退情况（见表 4-2-4）。GDS 将认知功能从无下降到极严重分为 7 个阶段，内容涵盖记忆（包括即时记忆、近期记忆和远期记忆，1 ~ 7 期）、工具性日常生活能力（IADL，3 ~ 4 期）、人格与情绪变化（3 ~ 6 期）、日常生活能力（ADL，5 ~ 7 期）及定向力（4 ~ 6 期）。评估通过与老年人及其护理者的访谈进行，并根据结果进行分期。1 期表示无认知障碍，2 期为极轻微认知障碍，3 期为轻度认知障碍，4 期为中度认知障碍，5 期为重度认知障碍，6 期为严重认知障碍，7 期为极严重认知障碍。GDS 可用于辅助痴呆的诊断，通常认为 3 期提示轻度认知功能障碍，4 期则提示痴呆。

扫一扫

【练习题】

扫一扫二维码查看练习题。

任务三　老年人情绪和心理状态评估

案例导入

78 岁的独居老人李奶奶，近两个月情绪明显低落，常独自在家发呆，拒绝参与社区老年活动。女儿反映母亲最近通话时总是叹气说，自己老了没用。

任务描述

1. 对李奶奶进行情绪和心理状态初步评估。
2. 请根据李奶奶的情况给予心理照护。

知识殿堂

课件

当进入老年期后，由于健康水平的下降、社会角色的改变、社交关系的丧失等原因，老年人经常会出现一系列消极情绪体验，如孤独寂寞、无用失落及抑郁、焦虑等。

一、抑郁的评估

（一）概述

1. 概念

抑郁（depression）是个体在失去某种其重视或追求的东西时产生的情绪体验，其特征是情绪低落、哭泣、悲伤、失望、活动能力减退、失眠等。老年抑郁是以持续情绪低落、兴趣减退为核心症状，伴随认知功能下降、躯体不适（如乏力、疼痛）及社会功能受损的精神障碍。

2. 原因

老年抑郁的发生与多种因素有关。①生理因素：老年人易患多种躯体疾病，且因长期服用药物产生不良反应；②心理因素：认知功能衰退、性格特质、心理创伤与应对能力下降；③社会因素：社交孤立、经济压力、生活事件冲击等。

3. 表现

老年人抑郁发作的症状常不太典型，躯体不适较为多见，包括睡眠障碍，头晕、疲乏无力、食欲下降、胃肠道不适、体重减轻、便秘、颈背部疼痛、心血管症状等；严重抑郁的老年人可出现自杀念头，甚至自杀行为；认知功能下降，如记忆力减退、注意力分散、思维缓慢等，易被误诊为老年痴呆。抑郁可增加失能风险，影响老年人生活质量。

（二）抑郁的评估方法

1. 交谈与观察

观察老年人的近期表现，是否存在表情呆滞、动作迟缓、社交回避等非语言信号，尤其注意突发性格转变（如原本开朗变得沉默）；是否存在不能用躯体疾病充分解释的症状，如头晕、食欲不振、失眠等。

2. 一般医学评估

对可疑为抑郁状态的老年人，应进行详细的躯体检查，尤其应注意心血管系统与神经系统的体征，避免与躯体疾病相混淆。目前尚无特异性的辅助检查项目可以确诊抑郁，但是实验室和影像学检查可排除物质及躯体疾病所致的抑郁。药物审查，如抗帕金森药物等可能引发抑郁副作用。

3. 评定量表法

抑郁评估量表可作为老年人心理和情绪的评估工具判断有无抑郁症状及其严重程度，一般包括：老年抑郁量表、汉密尔顿抑郁量表、抑郁自评量表等。

（1）老年抑郁量表（geriatric depression scale，GDS）：专门用于老年人群的抑郁自评工具，由于老年人躯体主诉症状多，许多老年人其躯体主诉在这个年龄阶段属于正常范围，却被误诊为抑郁症，因此设计该量表是为了更敏感地检查老年人抑郁所特有的躯体症状。评定内容包括情绪低落、活动减少、易激惹、退缩痛苦的想法及对过去、现在与将来的消极评分，共30个项目（表4-3-1）。请老年人根据最近1周以来的感受回答“是”或“否”。其中，20项为正向计分题，回答“是”提示抑郁存在；10项为反向计分题（注★者），回答“否”提示抑郁存在。每个提示抑郁存在的回答得1分，最后计算总分。总分0 ~ 10分为正常，11 ~ 20分为轻度抑郁，21 ~ 30分为中度至重度抑郁。因部分有躯体疾病或合并痴呆的老年人容易疲劳及注意力散，因此，Sheikh和Yesavage于1986年又发布了包括了15个项目的简版老年抑郁量表，即GDS-15（表4-3-2）。总分0 ~ 4分为正常，5 ~ 8分为轻度抑郁，9 ~ 11分为中度抑郁，12 ~ 15分为重度抑郁。

表4-3-1 老年抑郁量表（GDS-30）

项目	选项	
★1. 您对生活基本上满意吗？	是	否
2. 您是否丧失了很多您的兴趣和爱好？	是	否
3. 您感到生活空虚吗？	是	否

续表

项目	选项	
4. 您经常感到无聊吗?	是	否
★5. 您对未来充满希望吗?	是	否
6. 您是否感到烦恼无法摆脱头脑中的想法?	是	否
★7. 大部分的时间您都精神抖擞吗?	是	否
8. 您是否觉得有什么不好的事情要发生而感到很害怕?	是	否
★9. 大部分时间您都觉得快乐吗?	是	否
10. 您经常感到无助吗?	是	否
11. 您是否经常感到不安宁或坐立不安?	是	否
12. 您是否宁愿待在家里而不愿去做些新鲜事?	是	否
13. 您是否经常担心将来?	是	否
14. 您是否觉得您的记忆力有问题?	是	否
★15. 您觉得现在活着很精彩?	是	否
16. 您是否经常感到垂头丧气无精打采?	是	否
17. 您是否感到现在很没用?	是	否
18. 您是否为过去的事忧愁?	是	否
★19. 您觉得生活很令人兴奋吗?	是	否
20. 您是否觉得学习新鲜事物很困难?	是	否
★21. 您觉得精力充沛吗?	是	否
22. 您觉得您的现状毫无希望吗?	是	否
23. 您是否觉得大部分人都比您活得好?	是	否
24. 您是否经常把小事情弄得很糟糕?	是	否
25. 您是否经常有想哭的感觉?	是	否
26. 您集中注意力有困难吗?	是	否
★27. 您早晨起来很开心吗?	是	否
28. 您希望避开聚会吗?	是	否

续表

项目	选项	
★29. 您做决定很容易吗？	是	否
★30. 您的头脑还和以前一样清楚吗？	是	否

注：带“★”表示该项为反向计分。

表 4-3-2　老年抑郁量表（GDS-15）

项目	选项	
★1. 您对生活基本上满意吗？	是	否
2. 您是否常感到厌烦？	是	否
3. 您是否常常感到无论做什么都没有用？	是	否
4. 您是否比较喜欢在家里，而不喜欢外出和做新的事情？	是	否
5. 您是否感到您现在的生活没有价值？	是	否
6. 您是否减少很多活动和嗜好？	是	否
7. 您是否觉得您的生活很空虚？	是	否
★8. 您是否大部分时间都感到快乐？	是	否
9. 您是否害怕将有不幸的事情发生在您身上？	是	否
★10. 您是否大部分时间都感到快乐？	是	否
11. 您是否觉得您比大多数人有较多记忆的问题？	是	否
★12. 您是否觉得“现在还能活着”是很好的事情？	是	否
★13. 您是否觉得精力充沛？	是	否
14. 您是否觉得您现在的情况很没有希望？	是	否
15. 您是否觉得大部分人都比您幸福？	是	否

注：带“★”表示该项为反向计分。

（2）其他：汉密尔顿抑郁量表（Hamilton depression scale，HAMD）是临床上评定抑郁状态时常用的他评量表，根据受试者最近 1 周的情况，由两名经过训练的专业人员采取交谈与观察的方式，对受试者进行联合检查，然后独立评分；抑郁自评量表（self-rating depression scale，SDS）操作方便，可指导受试者进行相当有效的自我评定，该量表每一个项目引出一个相关症状，由受试者根据最近 1 周的实际情况自行填写。

二、焦虑的评估

（一）概述

1. 概念

焦虑（anxiety）是一种内心紧张不安、预感到似乎将要发生某种不利情况，而又难以应付的不愉快的情绪体验。老年焦虑是以紧张、恐惧、担忧等情绪障碍为核心，伴随自主神经系统症状（如心悸、出汗）和运动性不安的精神心理疾病。适度的焦虑有助于个体更好地适应变化，通过自我调节保持身心平衡，但持久过度的焦虑可严重损害老年人的身心健康，而且会增加老年人自杀风险或心血管疾病的致死率。

2. 原因

老年人焦虑的原因涉及多方面因素。身体机能下降，面临各种健康问题；社会角色的转变，如退休后感到失落、无用；家庭关系问题，如与子女相处不和谐等；某些药物不良反应，如抗胆碱能药物、咖啡因、皮质类固醇、麻黄碱等可引起焦虑反应。

3. 表现

老年人焦虑表现具有复杂性和隐蔽性，常因生理老化、认知衰退及文化背景差异而呈现独特特征，表述多以躯体不适为主，易被误诊为其他疾病，主要有心悸、呼吸不畅、食欲下降、头晕、睡眠障碍等；心理变化表现为持续过度的担忧、注意力不集中、易激惹、记忆力减退、思维混乱等；行为变化表现为坐立不安、反复踱步、频繁看表或周围环境、言语增多或减少、可能出现一些刻板行为或小动作等。

（二）焦虑的评估方法

1. 交谈与观察

结构化访谈，询问老年人是否存在睡眠障碍、躯体疼痛、反复担忧、坐立不安、心悸等常见焦虑表现，评估症状持续时间、近期生活事件（如丧偶、疾病、经济压力）；询问日常活动（如社交、自理能力）是否受限；注意观察肢体语言（如颤抖、回避眼神）、情绪波动或过度警觉。

2. 一般医学评估

对可疑为焦虑症状的老年人，应特别注意神经系统、心血管系统和内分泌系统等功能评估，确定有无器质性的躯体疾病。如帕金森病、阿尔茨海默病早期可能以焦虑为首发症状。

3. 评定量表法

常用于评估焦虑的量表有焦虑自评量表、汉密尔顿焦虑量表、状态－特质焦虑问卷等。

（1）焦虑自评量表：焦虑自评量表（self–rating anxiety scale，SAS）用于评定受试者焦虑的主观感受（表 4–3–3）。SAS 含有 20 个反映焦虑主观感受的项目，按照过去 1 周内症状出现的频率分为 4 个等级：没有或很少时间，小部分时间，相当多时间，绝大部分或全部时间。20 个目中有 15 项是用负性词陈述的，按 1 ~ 4 顺序评分；其余 5 项（注 * 者）是用正性词陈述的，按 4 ~ 1 顺序反向计分。将 20 个项目的得分相加，即得粗分：用粗分乘以 1.25 以后取整数部分，就得到标准。按照中国常模结果，SAS 标准分的分界值为 50 分：50 ~ 59 分为轻度焦虑，60 ~ 69 分为中度焦虑，70 分以上为重度焦虑。

表 4-3-3 焦虑自评量表（SAS）

项目	没有或很少时间	小部分时间	相当多时间	绝大部时间或全部时间
1. 我觉得比平常容易紧张和着急	1	2	3	4
2. 我无缘无故感到害怕	1	2	3	4
3. 我容易心里烦乱或觉得惊恐	1	2	3	4
4. 我觉得我可能将要发疯	1	2	3	4
⋆5. 我觉得一切都很好，也不会发生什么不幸	4	3	2	1
6. 我手脚发抖打颤	1	2	3	4
7. 我因为头痛、颈痛和背痛而苦恼	1	2	3	4
8. 我感觉容易衰弱和疲乏	1	2	3	4
⋆9. 我觉得心平气和，并且容易安静坐着	4	3	2	1
10. 我觉得心跳得很快	1	2	3	4
11. 我因为一阵阵头晕而苦恼	1	2	3	4
12. 我有晕倒发作，或觉得要晕倒	1	2	3	4
⋆13. 我呼气和吸气时都感到很容易	4	3	2	1
14. 我的手脚麻木和刺痛	1	2	3	4
15. 我因为胃痛和消化不良而苦恼	1	2	3	4
16. 我常常要小便	1	2	3	4
⋆17. 我的手脚常常是干燥温暖的	4	3	2	1
18. 我脸红发热	1	2	3	4
⋆19. 我容易入睡且一夜睡得很好	4	3	2	1
20. 我做噩梦	1	2	3	4

注：带“⋆”表示该项为反向计分。

（2）其他：汉密尔顿焦虑量表（Hamilton anxiety scale，HAMA）是广泛用于评定焦虑严重程度的他评量表，由经过训练的两名专业人员采用交谈观察的方式对老年人进行联合检查，然后分别独立评分。状态 – 特质焦虑问卷（state–trait anxiety inventory，STAI）为自我评价问卷，目的旨在为临床学家、行为学家和内科学家提供一种工具以区别评定短暂的焦虑情绪状态和人格特质性焦虑倾向，为不同的研究目的和临床实践服务。问卷能直观地反映受试者的主观感受，尤其是能将状态焦虑和特质焦虑区分开来。状态焦虑是指一种短暂性的、当前不愉快的情绪体验，表现为紧张、恐惧、抑郁和神经质，伴有自主神经功能亢进；特质焦虑是指相对稳定的焦虑性特质。

【练习题】

扫一扫二维码查看练习题。

扫一扫

拓展阅读

伦理与法律边界

评估需注意：尊重《精神卫生法》关于隐私保护的条款；认知障碍者需取得法定监护人知情同意；警惕过度医疗化倾向，区分正常老化与病态症状；建立评估结果分级反馈机制，避免引发心理危机。

点燃思考

张奶奶，76 岁。高血压病 24 年，育有 1 女。中学退休教师。现居住在康乐医养结合机构 206 室。性格开朗，经常参加社区活动。2 年前，家人发现她性格和行为有些异常：经常会手上拿着钥匙却四处寻找钥匙，东西也经常随处乱放，却常常责怪孩子把屋子弄得乱七八糟。家人认为她年纪大了，记性差了未引起重视。她慢慢出现不爱说话、容易发脾气，有时散步后不知道住几层楼并拒绝口服降压药物。

参赛选手任务

请完成实际照护任务及制订持续改进照护方案。

实际照护任务

1. 请协助老人口服降压药。
2. 请使用量表为老年进行认知功能评估。

项目五

老年人感知觉与沟通能力评估

学习目标

素质目标

1. 具有以老人为中心，“以人为本”的职业素养及公平公正诚信的职业道德。
2. 具备善于与老年人进行有效沟通的素质及在服务中时刻保护老人安全的安全意识。

知识目标

1. 掌握老年人感知觉与沟通能力评估的概念、构成及意义。
2. 熟悉老年人感知觉与沟通能力评估的流程。
3. 掌握老年人感知觉与沟通能力评估的内容、方法和注意事项。

能力目标

1. 能够有效地和老年人沟通，准确地进行相关评估。
2. 能运用适当的评估工具对老年人进行感知觉与沟通能力评估。

知识导读

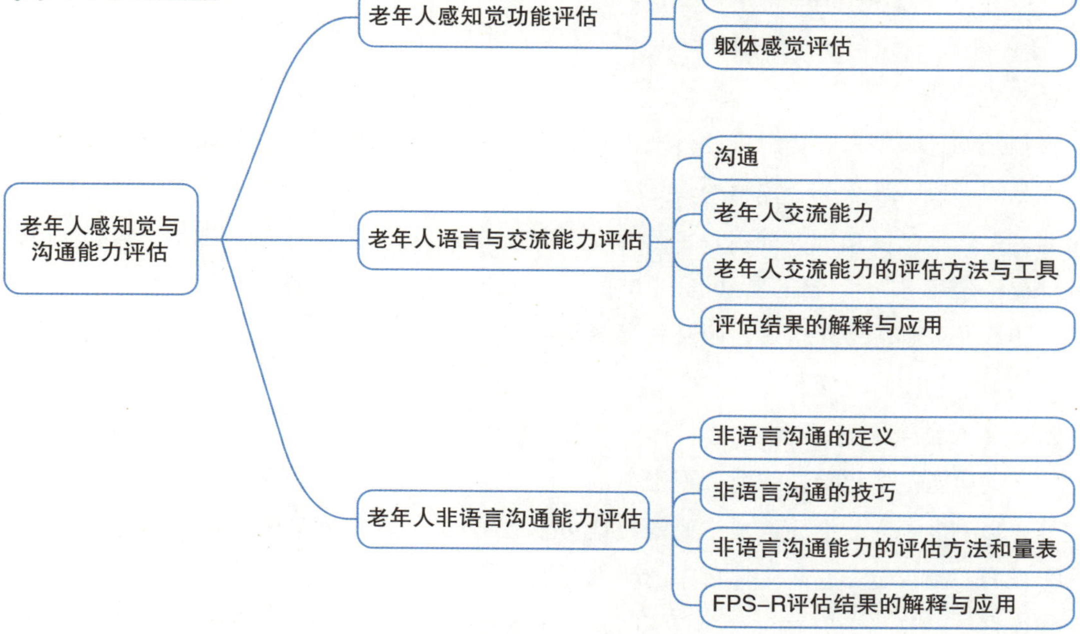

赛证对接

本项目知识、能力、素质在比赛中通过实际照护任务的形式考查相关评估项目，通常考察选手在真实情境下的应对能力，参赛选手需要根据老年人的具体情况，对老年人进行老年人感知觉功能、语言与交流能力、非语言沟通能力的评估等。此外，还有制作相关的照护计划、健康教育海报和反思报告等环节。

任务一　老年人感知觉功能评估

案例导入

李奶奶，79 岁，神志清醒，半年前因青光眼致双眼视力进行性下降，伴视野缩小，目前双眼最佳矫正视力左眼 0.1，右眼 0.05，视野半径均小于 10° 。日常看电视需凑近屏幕 1 米内，阅读报纸完全无法辨认，行走时因看不清障碍物常发生磕碰，穿衣时不能准确分辨衣物正反面和纽扣位置，洗漱时难以独立完成刷牙、洗脸动作。

任务描述

1. 根据世界卫生组织盲及低视力诊断标准，李奶奶的视力状况属于哪一类别和级别?
2. 结合李奶奶的视觉功能障碍情况，为其制订针对性的视觉功能康复及日常生活照护计划。

知识殿堂

课件

一、视、听功能评估

（一）视功能评估

1. 视觉

视觉是通过眼睛接收环境中物体发出或反射的光线信息，经过感知和认知过程获取知识的能力。视觉的形成依赖于一个完整的视觉系统。这一系统能够将视网膜上的图像转化为对现实世界的感知，是一种高度精细、准确且复杂的生理现象。视觉信息从眼睛传递到位于大脑枕叶的初级视觉皮层，随后进一步传输到颞叶和顶叶的多个高级视觉中枢。因此，完整的视觉系统不仅包括眼睛，还涉及大脑的多个区域。眼睛负责捕捉并记录光线中的信息，而大脑则对这些信息进行处理，使其对生物体具有实际意义。

2. 视觉功能和视觉功效

（1）觉功能：主要包括视力、视野、色觉、暗适应与明适应、立体视觉，运动感觉和对比敏感度等。影响老年人生活质量最主要的视觉功能是视力，其次是视野和明暗适应等。

①视力：指视觉器官对物体形态的精细辨别能力。

②视野：就是当一眼注视一个目标时，除了看清这个注视目标处，同时还能看到周围一定范

围内的物体，这个空间范围，称为视野，又称周边视力。视野评估对诊断某些视网膜、视神经方面的病变有一定意义。

③暗适应和明适应：当人从明亮环境进入黑暗房间时，起初会看不清任何物体，但经过一段时间后，视力逐渐恢复，这种现象称为暗适应。相反，当从黑暗环境进入强光下时，最初会感到光线刺眼，无法看清物体，稍等片刻后视力才能恢复，这称为明适应。暗适应的产生与视网膜中感光色素的再合成增强及其数量增加有关。而从暗处到强光下产生的刺眼感，则是由于在暗处积累的视紫红质在强光下迅速分解所致，随后视力的恢复表明视锥细胞重新获得了感光能力。

（2）视觉功效：是人借助视觉器官完成一定视觉作业的能力。通常用完成作业的速度和精度来评定视觉功效。除了人的因素外，在客观上，它既取决于作业对象的大小、形状、位置、作业细节与背景的亮度对比等作业本身固有的特性，也与照明密切相关。在一定范围内，随着照明的改善，视觉功效会有显著提高。

3. 视觉功能障碍

视觉功能障碍主要包括低视力、盲、视觉损害、视觉失能和视觉残疾。

（1）低视力和盲的诊断标准：世界卫生组织和我国盲及低视力诊断标准分别见表 5-1-1 和表 5-1-2。

表 5-1-1　世界卫生组织制定的盲及低视力诊断标准

类别	级别	最佳矫正视力（双眼中的好眼）最佳视力低于	最佳矫正视力（双眼中的好眼）最佳视力等于或优
低视力（1 ~ 2）	1	0.3	0.1
	2	0.1	0.05
	3	0.05	0.02
盲（3 ~ 5）	4	0.02	光感
	5	无光感	

注：视野半径小于 10° 而大于 5，为 3 级盲；视野半径小于 5° 者为 4 级盲。

表 5-1-2　我国盲及低视力的标准

类别	级别	最佳矫正视力
低视力	一级低视力	<0.3 ~ 0.05
	二级低视力	<0.3 ~ 0.1
盲	一级盲	<0.2 ~ 光感，或视野半径 <5°
	二级盲	<0.05 ~ 0.02，或视野半径 <10°

注：盲及低视力均指双眼，以视力较好眼为准；如仅有一眼为盲，而另一眼的视力达到或优于 0.3，则不属于视力残疾：易矫正视力是指以矫正后能达到的最好视力，或用孔镜所能测得的视力。

（2）视觉损害：表示视觉器官功能损害，例如视力、视野、双眼视觉、色觉、暗适应、对比敏感度及其他等。影响老年人生活质量最大的视觉损害是视力损害和视野损害。

（3）视觉失能：指由于视觉损害而降低或丧失了视觉性工作的能力，视觉失能者需要借助助视器才能做些精细性或粗大性的视觉性工作。

（4）视觉残疾：指由于各种原因导致双眼视力障碍或视野缩小，难以从事正常工作、学习或其他活动。视觉残疾部分不能或完全不能满足视觉型的社会工作。

4. 视功能障碍的主要病因

引发老年人视觉功能障碍的疾病主要有白内障、青光眼、黄斑变性和视网膜变性等。视力下降不仅仅是眼部疾病，往往一些全身性疾病，如糖尿病、高血压、颅内疾病，甚至传染病等在眼部都有表现，而且会伴随着视功能的损害（表 5–1–3）。

表 5–1–3　导致视觉功能障碍的主要病因

疾病名称	病理因素	临床表现	视觉功能障碍
白内障	晶状体混浊	视力下降、对比敏感度下降、屈光改变、单眼复视或多视、眩光等	视力下降
青光眼	房水循环受阻	剧烈头痛、眼痛、畏光，瞳孔变大，视力下降，虹视现象，可伴有恶心、呕吐	视力下降、视野缺损、失明
黄斑变性	黄斑部脉络膜毛细血管缺血或新生血管膜、玻璃膜变性破裂、视网膜色素上皮增殖、萎缩、脱离	视物模糊，中心暗点，视物变形，物像比真实物体缩小或增大，直线的门窗框架视为弯曲、倾斜等症状	中心视力急剧下降、丧失识别眼前物品的能力、失明、视物时物体扭曲变形
视网膜病变	血压、糖尿病视锥、视杆营养不良	夜盲、视野缩小、眼底骨细胞样色素沉着和光感受器功能不良	夜盲、失明早期有环形暗点，后期形成管状视野

5. 视功能综合评估

视觉功能评估主要包括视力、视野、色觉、暗适应、立体视觉、运动感觉、对比敏感度、视觉电生理等方面的评估。

（1）视力评估：视力是分辨二维物体形状大小的能力，分为中心视力和周边视力。中心视力又分为远视力和近视力，是形觉的主要标志；周边视力又称视野。

①远视力检查：远视力评估常用通用国际标准视力表检测和 ETDRS（early treatment diabetic retinopathy study）视力表。视力计算公式 V=d/D，V 为视力，d 为实际看见某视标的距离，D 为正常眼应当看到该视标的距离。用远距离视力表，在距视力表 5 m 处能看清“1.0”行视标者为正常视力。

在评估视力时，需分别测试左右眼，通常先右后左。测试时需遮盖未测试的眼睛，避免对眼球施加压力。如果老年人佩戴眼镜，应分别测试裸眼视力和矫正视力，并分别记录结果。如果在 5 米处无法看清最大视标，可逐步缩短距离，直到能看清为止。例如，在 3 米处能看到 0.1 的视标，则视力值为 0.1 × 3/5=0.06。如果在 1 米处仍无法看清最大视标，则进一步检查是否能数清手指或感知手动动作。若仍无法做到，可用手电筒直接照射眼球，询问是否有光感。若无光感，则判定为失明，并记录为“数指 /15 厘米”“手动 /10 厘米”“光感”或“无光感”。当视力降至仅存光感时，还需评估光定位能力。让老年人注视前方，将光源置于其眼前 1 米处的上、下、左、右、左上、左下、右上、右下八个方位，观察其反应并记录结果。

②近视力评估：应用《标准对数视力表》进行评估，该表以三划等长的 E 字作为标准视标，评估距离 5 m，1 分视角作为正常视力标准（记 5.0）。视力记录采用 5 分记录法（许氏法，表 5–1–4）。记录时，将被评估眼所看到的最小一行视标的视力按 5 分记录法记录。也可把小数记录附在后面（表 5–1–5）。

表 5–1–4　视力 5 分记录等级标准

等级	0 分	1 分	2 分	3 分	4 分	5 分
评定标准	无光感	有光感	手动	50 cm 手动	5 m 处可测	正常视力

注：3.0 ～ 3.9 可用走近法测出（表 5–1–5）；4.0 ～ 5.3 为视力表置 5 m 处可测得视力范围。

表 5–1–5　对数视力表 3.0 ～ 3.9 的测定

走近距离 /m	4	3	2.5	2	1.5	1.2	1.0	0.8	0.6	0.5
视力	3.9	3.8	3.7	3.6	3.5	3.4	3.3	3.2	3.1	3.0

（2）视野评估：视野反映黄斑中心凹以外整个视网膜感光细胞所能看到的范围，视野评估可以确定是否存在相对和绝对敏感度的丧失。视野评估分周边视野评估和中心视野评估，正常周边视野评估用直径 3 mm 的白色视标，半径为 330 mm 的视野计，其单眼视野的范围：颞侧约 90° 以上，下方约 70° ，鼻侧约 65° ，上方约 55° （后二者受鼻背和上眼睑的影响）。各种颜色视野范围并不一致，白色最大，蓝色次之，红色又次之，绿色最小，两眼同时注视时，大部分视野是互相重叠的（图 5–1–1）。中心视野评估以检查中心 30° 范围以内的视野（其中黄斑部位 3° ～ 10° ）。

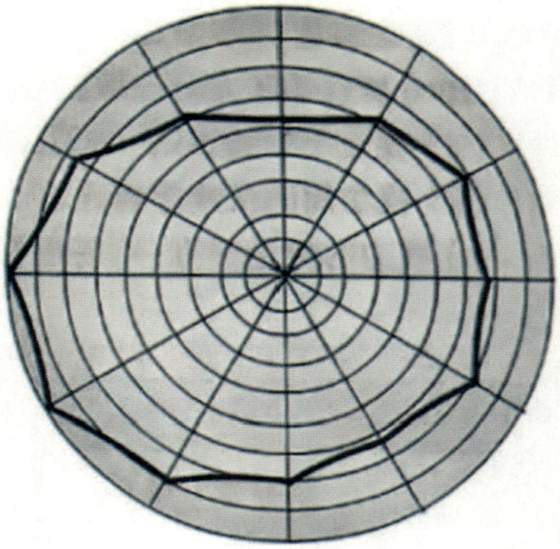

图 5–1–1　远视力检查

视野评估分为动态评估与静态评估。一般视野评估属于动态评估，利用运动着的视标测定相等灵敏度的各点，连线称为等视线，记录视野的周边轮廓。静态视野评估则是测定子午线上各点的光灵敏度阈值，连成曲线可以得出视野缺损的深度。常用的视野评估法如下。

①对照法：评估者与老年人相对而坐，相距约 1 m，假定评估者视野是正常的，两眼分别评估。评估右眼时，让老年人用眼罩遮盖左眼，评估者闭合右眼，两人相互注视，眼球不能转动。然后老年人能力评估师伸出手指，在老年人与评估者的中间同等距离处，分别在上、下、内、外、左上、左下、右上、右下 8 个方向，由周边向中心缓慢移动，如果两人同时见到手指，说明老年人的视野是正常的；如果评估者比老年人先发现手指，则说明老年人视野小于正常。

②周边视野计评估法：视野计形式多样，主要差别在于背景的形状与视标出现的方式。常用的评估法有弧形视野计法、Goldmann 视野计法、平面视野计法和小方格表法。

（3）色觉评估：对老年人视觉功能的评估，还应明确老年人有无色觉障碍。多数老年人的色觉障碍为先天所致，其发生率男性约 5.14%，女性约 0.73%；少数为后天的视网膜或视神经等疾病所致。因此色觉评估可作为老年人青光眼、视神经病变等早期诊断的辅助检测指标。

色觉评估主要分为视觉心理物理学评估（主观评估）和视觉电生理评估（客观评估）两种。常用的色觉评估方法有假同色图测验（色盲本测验）和色相排列测验，后者又包括色盲镜评估法、Famswoth–Munsell（FM）–100 色调测验法和 Famswoth panel D–15 色调测验法。

（4）暗适应评估：可反映光觉得敏锐度是否正常，可对夜盲症状进行量化评价。正常人最初分钟的光敏感度提高很快，以后渐慢，8 ~ 15 分钟时提高又加快，15 分钟后又减慢，直到 50 分钟左右达到稳定的高峰。在 5 ~ 8 分钟处的暗适应曲线上可见转折点（Kohlausch）曲，其代表视锥细胞暗适应过程的终止，此后完全是视杆细胞的暗适应过程。评估暗适应的方法如下。

①对比法：由老年人与暗适应正常的老年人能力评估师同时进入暗室，分别记录在暗室内停留多长时间才能辨别周围的物体，如老年人的时间明显长，即表示其暗适应能力差。

②暗适应计：常用的有 Goldmann–Weekers 计、Hartinger 计和 Friedmann 暗适应计，其结构分为可调光强度的照明装置及记录系统。通常在做 5 ~ 15 分钟的明适应后，再做 30 分钟的暗适应测定，将各测定点连接画图，即暗适应曲线。

（5）立体视觉评估：也称深度觉，是感知物体立体形状及不同物体相互远近关系的能力。立体视觉一般须以双眼单视为基础。外界物体在双眼视网膜相应部位（即视网膜对应点）所成的像，经过大脑枕叶视觉中枢的融合，综合成一个完整的、立体的物像，这种功能称为双眼单视。双眼单视功能分为三级：1 级为同时知觉；2 级为融合；3 级为立体视觉。常用评估方法有障碍阅读法、Worth 四点试验、同视机法、随机点立体图、Bagolini 线状镜法、红玻片法和后像试验法。

（6）对比敏感度评估：对比敏感度即在明亮对比变化下，人眼对不同空间频率的正弦光栅视标的识别能力。对比敏感度由黑色条栅与白色间隔的亮度来决定。人眼所能识别的最小对比度，称为对比敏感度阈值。阈值越低视觉系统越敏感。以不同视角对应的不同的空间频率作为横坐标，条栅与空白之间亮度的对比度作为纵坐标，可绘制出对比敏感度函数曲线。正常人，此函数曲线似倒 U 形图。

对比敏感度评估方法有对比敏感度测试卡、激光敏感度测定仪和计算机系统检测（如 Takaci–GGT–1000 型自动旋光对比敏感度评估仪）。

（7）视觉电生理评估：常用的视觉电生理评估有视网膜电图、眼电图和视觉诱发电位等。

（8）视功能的快速筛查评估：

①视力的快速筛查：可使用看报纸的方法对老年人的视力进行快速筛查（表5-1-6）。

表5-1-6　老年人视力评估方法

序号	评分内容	评分	得分
1	能看清书报上的标准字体	0	
2	能看清楚大字体，但看不清书报上的标准字体	1	
3	视力有限，看不清报纸大标题，但能辨认物体	2	
4	辨认物体有困难，但眼睛能跟随物体移动，只能看到光、颜色和形状	3	
5	没有视力，眼睛不能跟随物体移动	4	

注：1. 若平日戴老花镜或近视镜，应在佩戴眼镜的情况下进行评估。

2. 推荐评价标准。0分：视力正常；1分：低视力；2～3分：盲；4分：完全失明。

②视功能的快速筛查方法：重点对视力、视野等功能进行评估（表5-1-7）。

表5-1-7　视功能评估方法

序号	筛查项目	评估方法	得分
1	阅读、行走和看电视时，觉得吃力	0分=是，1分=否	
2	看东西时觉得有东西遮挡或视物有缺损	0分=是，1分=否	
3	看东西时实物变形、扭曲	0分=是，1分=否	

注：1. 总分为3分。结果评价=1分：视功能差；2分：视功能较差；3分：视功能良好。

2. 如第1项回答为“是”，说明视力有问题，应考虑是否有白内障等病变；如第2项回答为“是”，说明视力、视野有问题，应考虑是否有白内障、青光眼等病变；如第3项回答“是”，应考虑是否有黄斑变性和视网膜病变。

6. 视功能评估的应用

（1）结合评估结果，积极查找原因，对症处理，促进康复。

（2）健康指导：

①养成良好的用眼习惯，看书时选择字体较大的书，看书、工作时应选择适当的自然光或灯光，不在强光下或昏暗处看书或做精细工作，坐车时不看书，看报，视近物用眼时间控制在1小时以内。

②生活应有规律，劳逸结合，保证充足的睡眠，定时做眼保健操或眼部按摩，改善眼部的血液循环，消除眼部疲劳。注意饮食营养，多吃蔬菜水果、锻炼身体。

③定期进行眼科评估，年龄65岁以上的老年人，每年进行1～2次。

（二）听力评估

1. 耳部增龄性变化

随着个体年龄的增加，耳部出现一系列组织学和功能上的增龄性改变。

（1）外耳道老年性退变：随着增龄，外耳道皮肤萎缩变薄，腺体退化；易出现耵聍栓塞，出现阻塞性听力障碍；外耳道皮肤干燥，抗感染能力差，易出现外耳道炎。

（2）中耳老年性退变：部分老年人中耳出现退行性改变，听骨链关节因长期摩擦而出现纤维素样渗出，空泡样变，关节囊变薄钙化，关节盘出现透明物沉着，关节腔狭窄，重者出现整个关节囊钙化，关节僵硬融合、固定，出现传音性耳聋。

（3）内耳老年性退变：内耳听觉感受器（Corti 器）的毛细胞变性，支持细胞变性、萎缩，基底膜增厚、纤维化、钙化、透明样变，血管纹萎缩变薄，毛细血管减少，透明样变甚至闭塞，前庭器也出现血液循环障碍、血管病变，前庭感受器细胞、Scarpa 神经节及传出纤维等部分存在神经元退变及数量减少。老年人听觉系统从外耳到大脑皮质的整个传导通路都存在衰退改变，出现感音神经性耳聋。

2. 老年性耳聋

人的听觉系统在敏感性、感知度及对微小刺激的辨别力上都比其他感觉系统优越，当衰老累及听觉系统时便会出现听力减退、言语分辨率下降，即老年性耳聋。绝大多数老年性聋为感音神经性聋，其病程较长、发病隐匿，往往老年人就诊时已出现明显的听功能障碍。

（1）老年性耳聋分类：按病理表现将老年性耳聋分为 4 类。

①感音性老年性耳聋：相当于耳蜗上皮萎缩型。此型主要表现为高频听力下降。病理表现为耳蜗底周末端数毫米（高频区）的螺旋器感觉上皮及其相关的神经萎缩。

②神经性老年性耳聋：相当于神经萎缩型。此型主要表现为言语识别能力明显下降，与纯音听阈变化程度不一致。病理表现以耳蜗螺旋神经节和神经纤维的退行性变为主要特征。

③血管性老年性耳聋：又称代谢性老年性聋。此型主要表现为全频程均等听力减退，纯音听力曲线呈平坦型，言语识别率尚好，常在年迈时出现缓进性老年性聋。

④耳蜗传导性老年性耳聋：此型听力图呈斜坡型下降。耳蜗结构或听神经无明显的形态学改变，可见基底膜钙化脂肪及胆固醇沉积及基底膜硬化，这种病理改变直接影响声波在耳蜗内传导的行波面出现耳聋。

（2）老年性耳聋的主要表现：

①听力下降：以双侧对称性高频听力缓慢进行性下降为主，有时可先为一侧性，随后呈双侧性。老年人常常对鸟鸣、电话铃声、门铃声等高频声响极不敏感；由于儿童的声音往往以高频为主并且说话速度快，因此老年人常听不懂儿童的谈话。

②言语识别力降低：老年人能听到声音，但分辨不清言语，重度及中重度老年性耳聋老年人言语识别率与纯音听力改变不平衡。

③声音定向能力减弱：老年人分辨不出声音来源，在嘈杂的环境下辨音困难，如当许多人同时谈话，或参加大型会议时，老年人常感听话困难。

④耳鸣：多数老年性耳聋老年人有一定程度的耳鸣，开始为间歇性，仅于夜深人静时出现，以后逐渐加重，可持续多日。耳鸣多为高调性如蝉鸣、哨声、汽笛声等，有些为数种声音的混合。对于不少老年人来说，耳鸣的影响超过听力下降的影响，耳鸣严重困扰老年人的生活。

3. 听力功能评估方法

（1）听力功能评估分类：分为主观测听法和客观测听法，主观测听的结果是依据老年人对刺激声信号做出的主观判断的记录，又称行为测听。主观测听法包括语言检查法、表试验、音叉试验、纯音听阈及阈上功能测试，Bekesy 自描测听和言语测听。常用的客观测听法有声导抗测试、电反应测听及耳声发射测试 .

（2）具体方法：

①听力的快速筛查：有很多简便易行的方法可对老年人的听力进行快速筛查，如听捻发音法、低声耳语法、听力问卷法、交流法（表 5–1–8）。

表 5-1-8　老年人听力评估方法

序号	评分标准	评分得分
1	可正常交谈，能听到电视、电话、门铃的声音	0
2	在轻声说话或说话距离超过 2 m 时听不清	1
3	正常交流有些困难，需在安静的环境或大声说话才能听到	2
4	讲话者大声说话或说话很慢，才能部分听见	3
5	完全听不见	4

注：1. 若平日戴老花镜或近视镜，应在佩戴限镜的情况下进行评估。

2. 推荐评价标准 0 分：听力正常；1 分：听力下降；2 ~ 3 分：听力障碍；4 分：完全失聪。

②汉化版老年听力筛查量表（HHIE–S）：本量表需要老年人根据提问，仔细回答每一个问题。如果老年人平时佩戴助听器，应在不用助听器的情况下进行测定。整个量表应在 10 分钟内完成（表 5–1–9）。

表 5-1-9　汉化版老年听力筛查量表（HHIE–S）

序号	评估内容	是	选项 有时	得分偶尔
1	当您遇见陌生人时，听力问题会使您觉得难堪吗？	0	2	4
2	和家人谈话时，听力问题使您觉得难受吗？		2	4
3	如果有人悄声和您说话，您听起来困难吗？	0	2	4
4	听力问题给您带来一定残疾吗？	0	2	4
5	当您访问亲朋好友、邻居时，听力问题会给您带来不便吗？	0	2	4
6	因听力问题，您经常不愿意参加公众聚会活动吗？	0	2	4
7	听力问题使您和家人有争吵吗？	0	2	4
8	当您看电视和听收音机时，听力问题使您有聆听困难吗？	0	2	4
9	听力问题是否影响、限制和阻挠您的社会活动和生活？	0	2	4
10	在餐馆和亲朋吃饭时，听力问题让您感到困惑吗？	0	2	4

注：本量表包括社交场景 5 题、情绪 5 题，将 10 个问剧的得分相加即得到 HHIE–S 得分，最高 40 分，最低 0 分。听力障碍分级标准 0 ~ 8 分：无障碍；10 ~ 24 分：轻、中度听力障碍；25 分以上：重度障碍。

③自我听力评估：自我听力评估包括 16 个问题，若老年人有 6 ~ 7 个以上的症状，需嘱其做进一步评估（表 5–1–10）。

表 5-1-10　听力自我评估

评估内容	结果
1. 是不是有别人说话嘟哝或声音太轻的感觉？	是　否
2. 是不是经常听不懂女人和孩子说的话？	是　否
3. 是不是别人总是抱怨您把电视或收音机开的声音太大？	是　否
4. 是不是在背景有噪声的时候有听力困难？	是　否
5. 是不是在餐厅或人多的酒吧很难听清别人说话？	是　否
6. 是不是经常需要别人重复所说的话？	是　否
7. 是不是经常说“什么”？	是　否
8. 是不是感到听电话或手机有困难？	是　否
9. 是不是有家人或朋友告诉您可能错过了部分谈话内容？	是　否
10. 是不是在听别人轻声说话时需要全神贯注？	是　否
11. 是不是对高速演讲和意外会话有理解困难？	是　否
12. 是不是对听到鸟叫、钟表嘀嗒声和门铃声感到困难？	是　否
13. 是不是发现自己不愿去更多的地方，主要因为自己渐渐不能听懂别人说些什么？	是　否
14. 是不是对声音定位有问题？	是　否
15. 是不是有时因为不确定别人说什么而答非所问？	是　否
16. 是不是经常耳朵嗡嗡响（耳鸣）？	是　否

④语言评估法：包括耳语试验和话语试验。此法简单易用，可以迅速区别听力正常与否，一般适用于集体评估。要求评估室长度应在 6 m 以上，环境安静。老年人的外耳门与评估者的口约在同一水平线上。老年人朝向评估者，用示指紧塞对侧外耳道口，紧闭双眼，以保证看不到评估者发音时的口唇动作。

耳语试验：评估者立于距老年人 6 m 处以简单字句词汇发出耳语声，让老年人复诵，如不能复诵则可重复 1、2 次，但不可提高语音。如仍听不到，则评估者可逐渐走向老年人，直到能听清并复诵无误为止，记录距离作为分子，以正常听距（一般为 6 m）作为分母，如 4/6、3/6 等，表示听力的程度。受检耳的听觉敏度，可以此分数的平方值表示。例如，耳语检查结果为 3/6，则听觉敏度为（3/6）2=1/4，听力缺损为 3/4。同法再测另一耳。

话语试验：若老年人听不到耳语，或只在很近的距离才能听到耳语，则改用话语进行评估，此时听距应增为 12 m，也有增为 20 m。测验与计算方法与耳语试验相同。

进行耳语或话语评估时，词汇的选择应根据不同对象，最好用日常生活中的常用词或数目。词汇分为低音词汇（如面包、报纸、葡萄、肥皂）和高音词汇（如上海、花生、茶叶、汽车）；也可用 1、7、77 代表高音，2、5、52 代表低音。发耳语时应注意，利用呼气后的肺中残余气体发声；声带不振动，用构语器官发声。

⑤表测试：在安静室内嘱老年人闭目坐于椅子上，两耳分别检测，用手指或耳塞堵住非评估

耳道评估者立于背后，手持机械手表（或拇指与示指捻搓）从 1 m 以外逐渐移向被评估侧耳部，嘱老年人听到声音立即示意。同样方法评估对侧耳，比较两耳的检测结果并与评估者的听力比较。听力正常时约在 1 m 处即可听到。记录方法以老年人耳听距（cm）/ 该表标准听距（cm）表示，如 100/100 cm、50/100 cm。

⑥音叉试验：是最常用的基本听力评估法。每套音叉由 5 个不同频率音叉组成，即 C125、C256、C512、C1024、C2048 分别发出不同频率的纯音，其中最常用的是 C256 及 C512。

检查气导（air conduction，AC）听力时，评估者手持叉柄，用叉臂敲击另一手掌的鱼际肌（不要敲击过响以免产生泛音）。将振动的两叉臂末端置于耳道口 1 cm 处，呈三点一线。检查骨导（bone conduction，BC）时，应将叉柄末端的底部压置于颅面骨或乳突部。

正常人气导比骨导时间长 1 ～ 2 倍，为林纳试验阳性。传导性聋因气导障碍导致骨导比气导长，为阴性。感音神经性聋气导及骨导时间均较正常短，且听到声音亦弱故为短阳性。气导与骨导时间相等者（AC=BC，RT ±）亦属于传导性聋。

施瓦巴赫试验（Schwabach test，ST）：又称为骨导比较试验，用于比较老年人与正常人（一般是评估者本人）的骨导时间长短。当正常人骨导消失后，迅速测试老年人同侧骨导听力，再反向测试，老年人骨导较正常人延长为（+），缩短为（–），相似为（ ± ）。结果评价：（+）为传导性聋，（–）感音神经性聋，（ ± ）为正常。传导性聋和感音神经性聋的音叉试验结果比较见表 5–1–11。

表 5–1–11　传导性聋和感音神经性聋的音叉试验结果比较

试验方法	传导性聋	感音神经性聋
林纳试验	（–）（±）	（+）
韦伯试验	→病耳	→健耳
施瓦巴赫试验	（+）	（–）

盖莱试验（Gelle test，GT）：又称为镫骨活动试验，用于评估镫骨底板是否活动。鼓气耳镜贴紧外耳道壁，用橡皮球向外耳道内交替加、减压力的同时，将振动音叉的叉柄底部置于乳突部。若镫骨活动正常，老年人感觉到随耳道压力变化一致的音叉声音强弱变化，为阳性（+），反之为阴性（–）。耳硬化或听骨链固定者为阴性。

音叉检测时注意：a. 应击动音叉臂的上 1/3 处；b. 敲击力量应一致，不可用力过猛或敲击台桌硬物，以免产生泛音；c. 评估气导时应把振动的音叉上 1/3 的双臂平面与外耳道纵轴一致，并同外耳道口同高，距外耳道口约 1 cm；d. 评估骨导时则将柄底置于颅面；e. 振动的音叉不可触及周围任何物体。

4. 听力功能评估的应用

（1）结合评估结果，积极查找原因，促进康复。

（2）选择佩戴合适的助听器：经专业人员测试后，根据老年人的要求和经济状况，选戴合适的助听器，帮助并指导老年人及其家属正确使用助听器。

（3）心理护理：随着听力的逐步下降，老年人与外界的沟通和联系会产生障碍，容易产生焦虑、孤独、抑郁、社交障碍等一系列心理问题。要帮助老年人认识到衰老是正常的生理现象，消除其精神、心理障碍。鼓励家庭和社会给予老年人关怀和帮助，尊重和重视老年人，使老年人树立乐观生活的信心。

（4）建立健康的生活方式：饮食宜清淡，多吃新鲜蔬果；一些中药和食物，如葛根、黄精、核桃仁、山药、黑芝麻、黑豆对延缓耳聋有一定作用；坚持体育锻炼，选择合适的体育项目，如散步、慢跑、打太极拳和八段锦，促进全身血液循环，使内耳的血液供应得到改善。

（5）创造有助于交流的环境和方式：帮助老年人把需要解释和说明的事记录下来，使因听力下降引起的交流障碍减至最小；对老年人说话要清楚且慢，不高声喊叫，尽量使用短句表达意思。

（6）健康指导：①积极治疗高血压、动脉硬化、糖尿病等慢性疾病，养成良好的生活习惯，做到少饮酒、不抽烟；②慎用或禁用有耳毒性的药物，如庆大霉素等，必须使用时要严格按照医嘱并注意观察药物的不良反应；③教会老年人用手掌按压耳朵和用手指按压，环揉耳郭，每日3 ~ 4次，促进局部血液循环，延缓听力下降；④定期进行听力评估，做到早发现和早治疗。

二、躯体感觉评估

（一）概述

1. 概念与分类

躯体感觉是各种形式的刺激作用于机体的躯体感受器，从而在人脑中产生的存接反映。躯体感觉包括浅感觉、深感觉和复合感觉。

（1）浅感觉：浅感觉感受器位于皮肤和黏膜，包括痛觉、触觉和温度觉。

（2）深感觉：深感觉是来自肌肉、肌腱和关节等深部组织的感觉，包括位置觉、运动觉、震动觉。

（3）复合感觉：又称皮层感觉，是经过大脑皮质的分析和综合来完成的感觉，包括体表图形觉体辨别觉、两点辨别觉和皮肤定位觉。

2. 评估的适应证和禁忌证

（1）适应证：

①中枢神经系统病变：脑血管病变、脊髓损伤或病变。

②周围神经病变：臂丛神经麻痹、坐骨神经损害。

③外伤：切割伤、撕裂伤和烧伤。

④缺血或营养代谢障碍：糖尿病、雷诺现象（雷诺病）和多发性神经炎。

（2）禁忌证：意识丧失者。

3. 评估注意事项

（1）必须在老年人神志清醒和精神状态正常时进行。

（2）评估前让老年人了解评估的方法和意义，使其能充分合作。

（3）评估者评估时要耐心细致，既要有重点，又要注意左右和远近端的对比。

（4）评估时嘱老年人闭目，禁止暗示性提问，必要时可多次复查。

（二）评估方法

1. 浅感觉

（1）痛觉：用大头针轻刺老年人躯干及四肢皮肤，并询问各处感觉是否相同，判断痛觉是否异常。

（2）触觉：用棉絮或软纸片轻触老年人躯干及四肢皮肤或黏膜，让其说出有无痒感，判断触觉是否异常。

（3）温度觉：将盛有热水（40 ~ 50 ℃）与冷水（5 ~ 10 ℃）的试管，交替触及老年人皮肤，观察其能否辨别冷热，如不能辨别即为温觉障碍。正常人能辨别出相差 10 ℃的温差。

（4）压觉：评估者用拇指或指尖用力压在老年人皮肤表面，压力大小应足以使皮肤下陷以刺激深感受器，让老年人说出是否感到压力。

评估意义：局部疼痛多见于炎性病变；烧灼性疼痛见于交感神经不完全损伤；触觉障碍可见于后索病损；温度觉障碍见于脊髓丘脑侧束损伤。许多神经疾病都有痛、温、触觉丧失或减退，如脑卒中和脊髓损伤。糖尿病性神经病、神经炎、带状疹后神经痛、雷诺病、脊髓病常出现感觉异常或感觉迟钝。

2. 深感觉

（1）关节觉：是指对关节所处的角度和运动方向的感觉，包括关节对被动运动的运动觉和位置觉，一般二者结合起来评估。

①位置觉：嘱老年人闭目，评估者将其肢体放于某一位置，嘱老年人说出所放位置，或用另一肢体模仿。

②运动觉：嘱老年人闭目，评估者在一个较小的范围里活动老年人的肢体，让老年人说出肢体运动的方向，如评估者用示指或拇指轻持老年人的手指或足趾两侧做轻微的被动伸或屈的动作（约 5° ），如感觉不清楚可加大活动幅度或再试较大的关节，让其说出手指或足趾活动方向。

（2）震动觉：用 C128 震动音叉柄端，放于老年人肢体的骨隆起处。评估时常选择的骨隆起部位包括胸骨、锁骨、肩峰、鹰嘴、尺桡骨茎突、腕关节、棘突、髂前上棘、股骨粗隆、腓骨小头及内、外踝。询问老年人有无震动感觉，并注意感受时间，同时做好两侧对比。

评估意义：关节觉障碍、震动觉障碍均见于脊髓后索损害。

3. 复合感觉

（1）体表图形觉：用钝物在老年人皮肤上画出简单的图形（圆形、方形及三角形），让其辨别并回答，左右对称部位对比。图形觉障碍提示为丘脑水平以上的病变。

（2）实体辨别觉：将熟悉的某种物品（硬币、纽扣、钥匙、铅笔）置于老年人的手中，让其辨别并回答物品的大小形状、名称及质地。实体觉缺失时，老年人不能辨别出是何物体，见于皮质病变。

（3）皮肤定位觉：评估者用手指轻触老年人某处，让其指出被触部位，皮肤定位觉障碍见于皮质病变。

（4）重量觉：评估者将形状、大小相同，但重量逐渐增加的物品逐一放在老年人手上，或双手同时分别放置不同重量的上述评估物品，让其将手中重量与前一重量比较或双手进行比较后说出谁比谁轻或重。

（5）材质识辨觉：评估者将棉花、羊毛、丝绸等放在老年人手中，让其触摸，并回答材料的名称（如羊毛）或质地（粗糙、光滑）。

（6）两点辨别觉：用分开的双脚规同时放置于老年人皮肤上，若老年人有两点感觉，再将两脚规距离缩小，直至其感觉到一点为止。身体各部位对两点辨别感觉灵敏度不同，以鼻尖、舌尖、手指最敏感，四肢近端和躯干最差（表 5–1–12）。两点辨别觉障碍见于额叶病变。

表 5–1–12　两点辨别觉的正常范围

部位	舌尖	指尖	足趾	手掌	胸、前臂	背部	上臂、股
距离 /mm	1	2.8	3 ~ 8	8 ~ 12	40	40 ~ 70	75

（7）双侧同时刺激：老年人能力评估师同时触压老年人身体两侧相同部位、身体两侧远、近端和身体同侧远、近端，让老年人说出感受到几个刺激，评估老年人同时感受身体两侧、肢体或身体远近端的触觉刺激的能力。

【练习题】

扫一扫二维码查看练习题。

扫一扫

任务二　老年人语言与交流能力评估

案例导入

李奶奶，78 岁，退休工人。5 年前无明显诱因出现记忆力减退，症状进行性加重，常不能记起自己的住址，近 1 个月出现少言寡语，且语言含糊、条理不清，反应迟钝，但无明显头痛头晕，无发热、外伤等，大小便正常。睡眠有昼夜颠倒。既往身体健康。

任务描述

请对李奶奶进行交流能力评估。

知识殿堂

课件

一、沟通

（一）沟通的定义

沟通是指个体或群体之间通过语言、文字、符号、行为等方式进行信息、思想、情感传递与交流的互动过程，以达成相互理解、协调行动和解决问题的目的。沟通包括语言沟通和非语言沟通。

（二）沟通的重要性

与老年人有效沟通不仅是信息传递的过程，更是维系老年人身心健康、社会联结和生活质量的核心纽带。老年人能力评估师与老年人沟通时，要求语言表达准确、清晰、简洁、明了。有效、高效的沟通，是确保评估过程顺利进行的重要条件，不仅可以尽快获得老年人的信任和认可，而且可以提高评估的真实性、可靠性，否则，会延长评估时间以及影响评估结果的客观性。

（三）语言沟通

1. 语言沟通的定义

语言沟通是指通过符号化的语言系统（口语或文字）进行信息编码、传递与解码的双向互动过程，其本质是将思想转化为可被接收者理解的语言符号，并在特定语境中实现意义共建。对老年人而言，语言沟通需要兼顾生理衰退、认知特点及情感需求。

语言沟通包括口头语言、书面语言、图像等。口头语言包括面对面的谈话、开会等；书面语言包括信函、广告、传真和邮件等；图像包括图片、视频等，这些都统称为语言沟通。老年能力评估师常用的是面对面交谈的方式。

2. 语言沟通的技巧

（1）语气温和。老年能力评估师态度要温和谦逊，避免语气生硬、语调过高、语速过快。如询问对方性格时，将问题“您觉得自己的性格怎么样？”换成“如果我没看错，您的人缘一定不错吧。”这样，听起来没有那么生硬，容易与老年人拉近距离。

（2）注意倾听。沟通的目的在于得到对方的反馈。沟通的过程中，注意倾听老年人的想法，不要一味地进行语言的输出；注意观察老年人的非语言行为，如老年人的表情、动作等；及时给予反馈，适时对老年人的话表示肯定、发表意见或者做总结。

（3）善于提问。提问内容应少而精，主题明确，一次只问一个问题。和老年人沟通的过程中，不要采用连续提问的方式去提问问题，更不要打探对方隐私，否则很容易引起老年人反感而产生抵触情绪。

（4）借助联想。在初次见面的沟通中，最常见的情况就是不知道聊什么，找不到寒暄的话题，这时就可以使用联想法。例如，看见老年人家里墙面上有挂的字画，那么就可以和老年人聊聊生活爱好，消除初次见面的陌生感。

（5）自我开放。坦诚、直率地与老年人沟通交流。例如，评估师可以结合自己的经历和生活，主动与老年人分享自己的真实感受，适度袒露内心，有利于拉进与老年人的距离，取得信任。

（6）不仓促结束。避免突然打断或结束谈话，耐心倾听，给予老年人回应的时间，维持交谈温度，充分展现尊重并延续沟通的可能；沟通结束，把后续相关事项告知老年人。

二、老年人交流能力

（一）交流的定义

交流是两个或两个以上的个体或群体之间进行信息传递与应答的过程。与沟通相比，交流更强调互动性和平等性，注重双方的相互理解和共同建构意义。交流在两个人之间形成了一个完整的语言交流链，在这一过程的不断重复中获取有意义的信息。其中，口语表达是老年人的主要交流表达方式，通过言语向他人传达自己的需要和想法。

老年人的交流能力主要表现在两方面，一是思维接收有用信息，并做出逻辑分析与判断的能力水平；二是准确表达出思维过程与结果的能力水平，即所表达出来的言语的可懂度。但随着年龄的增长，由于身体功能的衰退，老年人与人相处的时候，常会让人有难以交流的感觉。

（二）老年人交流障碍的原因

1. 生理性因素

随着年龄的增长，老年人容易罹患各种器官性病变，如中枢神经系统病变、发声器官病变等，导致老年人接受信息的能力减弱和变慢，直接影响着老年人的语言能力，导致交流障碍。

2. 心理社会性因素

老年人的心理变化随着生理功能的减退而逐渐出现衰老。他们在面对和适应社会角色改变的过程中，常常会出现“老而无用”的特殊的心理变化，对于自身生活能力的改变很容易失去自信，产生自卑，不同程度地影响着交流沟通。

3. 交流方式障碍

随着年龄的增长，老年人语言表达能力下降、非语言表达能力下降、阅读能力下降、信息化接受能力弱等，影响着老年人的交流沟通。

4. 环境因素

环境中噪音的干扰会加重老年人的听力负担；昏暗的光线影响老年人视觉接收信息的能力；公共服务过度依赖智能设备（如医院自助挂号机），超出了老年人学习适应的能力；退休后社会角色的转变导致社交圈萎缩等，影响着老年人的交流沟通。

（三）老年人交流障碍的表现

老年人交流过程中经常出现说话时内容表达不清楚、答非所问、重复内容等，与人交流能力出现障碍，临床上通常将老年人交流障碍分为三类。

1. 智能障碍

在老年人的语言障碍中最为多见，指意识清醒的人出现全面认知障碍的一种临床综合征，是由生理性衰老、脑部疾病引起的多发性障碍，如痴呆（老年性、血管性）、癫痫、脑萎缩等，表现为人格与思维异常、智力衰减、记忆力减退等精神状态的改变，还会促使工作社交能力降低，重度病人甚至记忆力丧失、生活不能自理等。具体表现见表 5–2–1。

表 5–2–1　智能障碍

核心特征	表现
语义记忆丧失	无法命名常见物品：如将“手表”说成“看时间的圆东西”
逻辑链断裂	无法完成 3 步以上指令：如“拿药 – 倒水 – 服药”
情景理解障碍	分不清对话场合：如在葬礼说玩笑话
重复性语言	机械重复同一问题：每分钟问“现在几点”

2. 构音障碍

构音障碍一种是由发音器官病变引起的运动性构音障碍，其语言表现为说话时鼻音过重、语句短促、音调低、音量弱、咬音不清，导致接听者无法准确辨识具体说话内容。另一种是构音器官形态功能异常导致的器质性构音障碍，只是纯语音发声表达异常，其他语言功能都正常。具体表现见表 5–2–2。

表 5–2–2　构音障碍

核心特征	表现
发音扭曲	元音发不准：如“吃饭”→“ci fan”
音量失控	突然大声或气息声过重
韵律异常	语速忽快忽慢，像“打嗝式”说话
伴随症状	流涎、咀嚼吞咽困难

3. 失语

多为脑组织损伤引起的语言相关功能障碍，如脑卒中、脑部外伤、脑部肿瘤等损伤，导致老年人大脑交流符号系统的理解和表达功能不同程度的障碍。具体表现见表 5–2–3。

表 5–2–3　失语症（语言中枢损伤）

类型	理解能力	表达能力	典型表现
Broca 失语	保留	严重受损	电报式语言：“饭 ... 吃 ... 不”
Wernicke 失语	丧失	语意错乱	语量多但无意义：“太阳在吃药”
完全性失语	丧失	丧失	仅能发“啊”“嗯”

三、老年人交流能力的评估方法与工具

交流障碍有认知、精神、智力上的精神性语言交流障碍，听力、构音上的器质功能性语言障碍。主要应用的评估老年人交流能力的工具为汉语标准失语症检查（CRRCAE），汉语失语成套测验（ABC），Frenchay 评定法（FDA），感知觉与沟通能力评估量表等。

1. 汉语标准失语症检查（China rehabilitation research center aphasia examination，CRRCAE）

CRRCAE 为根据汉语特点设计的失语症评估工具，由中国康复研究中心 1990 年编制，主要用于评估汉语为母语的失语症患者的语言功能。该测验包括了两部分内容：第一部分是通过病人回答 12 个问题了解其语言的一般情况；第二部分由 30 个分测验组成，分为 9 个大项目，包括听理解、复述、说、出声读、阅读理解、抄写、描写、听写、计算。此检查不包括身体部位辨别、空间结构等高级皮质功能检查。

2. 汉语失语成套测验（aphasia battery of Chinese，ABC）

ABC 是 1988 年由原北京医科大学编制，主要参考西方失语成套测验（WAB），结合汉语语言特点及中国临床经验探索、修订而成的。ABC 测验包含 10 大项，涵盖语言功能的多个方面。

该检查可区别语言正常和失语症，对脑血管病语言正常者，也可检测出某些语言功能的轻度缺陷。通过测试可做出失语症分类诊断，且受文化差异影响较小（表 5–2–4）。

表 5-2-4 汉语失语成套测验（ABC）

评估模块	具体测试项目	评分标准
1. 谈话	问答（自发语言） 系列语言（如数数、背诵诗句）	流畅度（9 ~ 27 分） 信息量（0 ~ 6 分）
2. 理解	是 / 否问题（60 分） 听辨认（90 分） 口头指令（80 分）	正确回答得分，错误或超时扣分
3. 复述	词语复述（如“窗户”“天安门”） 句子复述（如“他出去以后还没有回来”）	每字 1 分，错语扣分
4. 命名	指物命名（如“这是什么？”） 颜色命名（如“这是什么颜色？”） 反应命名	正确命名 2 分，需提示 1 分，错误 0 分
5. 阅读	视读（朗读汉字） 听字辨认（选出听到的字） 读指令并执行	朗读正确得分，执行指令正确得分
6. 书写	写姓名、地址 抄写句子 听写（字、词、句） 看图写字	正确书写得分，错误或遗漏扣分
7. 结构与空间	照画图形（二维 / 三维） 摆方块	完成度评分（0 ~ 10 分）
8. 运用	面部动作（如“吹哨”） 上肢动作（如“招手”） 复杂动作（如“梳头”）	执行正确得分（最高 30 分）
9. 计算	简单算术题（如“3+5=？”）	每题 2 分，共 24 分
10. 总评	计算各项目得分百分比，与正常对照组对比，确定失语症类型和程度	根据得分划分失语症类型（如 Broca 失语、Wernicke 失语等）

3. Frenchay 评定法（FDA）

Frenchay 评定法是一种专门用于评估构音障碍的标准化工具，由英国学者 Enderby 于 1983 年编制，广泛用于临床康复和言语治疗领域。改良后的 Frenchay 评定法，包括 8 个方面 28 个小项目的内容（表 5–2–5），即包括反射、呼吸、唇、颌、软腭、喉、舌、言语 8 大项，每项又分为 2 ~ 6 个细项，共 28 个小项目。每一个细项按严重程度分为 a 至 e 五级：a 正常，b 轻度异常，c 中度异常，d 明显异常，e 严重异常。

表 5-2-5　Frenchay 评定法

功能		损伤严重程度				
		a 正常			e 严重损伤	
反射	咳嗽	a	b	c	d	e
	吞咽	a	b	c	d	e
	流涎	a	b	c	d	e
呼吸	静止状态	a	b	c	d	e
	言语时	a	b	c	d	e
唇	静止状态	a	b	c	d	e
	唇角外展	a	b	c	d	e
	闭唇鼓腮	a	b	c	d	e
	交替发音	a	b	c	d	e
	言语时	a	b	c	d	e
颌	静止状态	a	b	c	d	e
	言语时	a	b	c	d	e
软腭	进流质食物	a	b	c	d	e
	软腭抬高	a	b	c	d	e
	言语时	a	b	c	d	e
喉	发音时间	a	b	c	d	e
	音调	a	b	c	d	e
	音量	a	b	c	d	e
	言语时	a	b	c	d	e
舌	静止状态	a	b	c	d	e
	伸舌	a	b	c	d	e
	上下运动	a	b	c	d	e
	两侧运动	a	b	c	d	e
	交替发音	a	b	c	d	e
	言语时	a	b	c	d	e
言语	读字	a	b	c	d	e
	读句子	a	b	c	d	e
	会话	a	b	c	d	e
	速度	a	b	c	d	e

续表

评定指标	评定级别				
a 项数 / 总项数	正常 （27～28）/28	轻度障碍 （18～26）/28	中度障碍 （14～17）/28	重度障碍 （7～13）/28	极重度障碍 （0～6）/28
评定级别					
评定医师					
评定日期					

4. 感知觉与沟通能力评估量表

感知觉与沟通能力评估量表是在大量调查统计与临床表现综合统计分析归类中，发现老年人听力、视力出现不同程度的衰退，导致老年人交流能力降低，表现出孤独感倍增，且交流不畅或困难，无法准确表达自己的诉求，陷入焦灼、急躁的状态，生活质量明显降低。感知觉与沟通能力评估的目的是评估老年人在视力、听力、交流等方面的能力，为制订照护服务计划提供依据（表 5-2-6）。

表 5-2-6　感知觉与沟通能力评估量表

评估指标	评分细则
意识功能	0 分：意识清醒，对于所处周围环境警觉
	1 分：嗜睡，处于睡眠状态过长。当呼唤或碰触病人身体时可唤醒，并能够进行准确的交流或执行指令，停止刺激后会继续进入睡眠状态
	2 分：昏睡，一般的外界刺激不能唤醒，给予较强烈的刺激可有短暂的意识清醒，在清醒状态时可进行简短问答，当刺激减弱后又很快入睡
	3 分：昏迷，浅昏迷时可对疼痛刺激做出回避和痛苦表情；深昏迷时对刺激无反应（若评定为昏迷，可不进行以下项目的评估，直接评定为重度失能）
视力（若平日戴老花镜或近视镜，应在佩戴眼镜的情况下评估）	测试者让受试者阅读书报或看电视、物品等
	0 分：看清电视、书报上的标准字体，辨认物体且能定位拿放
	1 分：看不清电视、书报上的标准字体，但能看清楚大字体，辨认物体且能定位拿放
	2 分：看不清电视、大字体，但能辨认物体且能定位拿放
	3 分：辨认物体困难，但眼睛可随物体转动，只能看到光、颜色和形状，不能定位拿放
	4 分：辨认物体困难，眼睛不能跟随物体转动或没有视力

续表

评估指标	评分细则
听力（若平日戴助听器，应在佩戴助听器的情况下评估）	测试者与受试者交谈，让其完成点头或眨眼指令，听辨日常声音
	0 分：可正常交谈，能点头或眨眼，可听到电视、电话、铃声
	1 分：正常交流有困难，需在安静的环境下或大声说话才能听到，并点头或眨眼
	2 分：讲话者大声说话或语速很慢，才能部分听见，完成点头或眨眼动作
	3 分：讲话者很大声说话且语速很慢，才能部分听见，但不能点头或眨眼
	4 分：几乎或完全听不见
沟通交流（包括非语言沟通）	测试员与受试者交谈“您老家是哪里的，说说您的家乡”
	0 分：无困难，能与他人正常交谈
	1 分：能表达自己及理解他人的言语，但需要增加时间或给予帮助
	2 分：表达需求或理解有困难，需频繁重复或简化口头表达
	3 分：不能表达需求或理解他人的语言

四、评估结果的解释与应用

（一）汉语标准失语症检查（CRRCAE）评估结果与应用

1. 汉语标准失语症检查（CRRCAE）评估结果判定

尽量使患者在自然状态下接受检查，不要过于死板。每项任务根据完成时间和准确性进行评分，通常采用 6 等级（6→1 分）评价。6 级和 5 级为正答，4 级至 1 级为误答。

6 级（完全正答）：6 分，3 秒内正确完成，很流利答出。

5 级（延迟正答）：5 分，15 秒内正确完成，慢，但正确。

4 级（不完全正答）：4 分，规定时间内答出，稍有错误。

3 级（提示后正答）：3 分，提示后正确完成。

2 级（提示后不完全正答）：2 分，给予提示仍不能完全正确回答（或经提示部分正确回答）。

1 级（误答）：1 分，提示后仍没有达到 2 级水平。

根据总分和单项得分，判断患者的语言功能受损程度。同时结合临床表现，确定失语症类型。分数越高，语言功能越好。

2. 汉语标准失语症检查（CRRCAE）结果的应用

（1）临床应用：通过系统评估，明确失语症的类型和严重程度，为制订治疗方案提供依据。定期评估患者的语言功能，监测康复进展。

（2）康复应用：根据评估结果，针对老年人的薄弱环节（如命名障碍、复述困难）制订康复目标；同时根据前后评估结果，评估康复训练的效果。

（二）汉语失语成套测验（ABC）的评估结果与应用

1. 汉语失语成套测验（ABC）评估结果判定

（1）评分标准：每项测试按标准评分，最终计算各模块得分百分比（相对于正常人群均值）。

例如，复述 100 分，老年人得 80 分，则老年人复述能力为正常值的 80%。

（2）失语症类型判断：根据 9 项核心测试的得分百分比，结合临床表现，判断失语症的类型。

①运动性失语（Broca 失语）：表达困难，复述能力差，但理解能力相对较好。

②感觉性失语（Wernicke 失语）：理解能力差，表达流畅但内容混乱，复述能力差。

③传导性失语：复述能力差，但理解和表达相对较好。

④命名性失语：命名能力差，其他语言功能相对较好。

⑤完全性失语：所有语言功能均严重受损。

（3）失语症严重程度分级：根据总分和临床表现，将失语症分为轻度、中度和重度。

①轻度：总分较高，语言功能轻度受损，日常生活交流基本正常。

②中度：总分中等，语言功能明显受损，日常生活交流部分受限。

③重度：总分较低，语言功能严重受损，日常生活交流困难。

2. 汉语失语成套测验（ABC）结果的应用

（1）临床诊断：通过测验结果，明确失语症的类型和严重程度，为临床诊断提供依据。同时结合影像学检查（如 CT、MRI）和病史，进一步确定病因（如脑卒中、脑外伤等）。

（2）制订康复计划：根据测验结果，针对老年人的薄弱环节制订个性化康复计划，如表达训练、理解训练、复述训练、命名训练。

（3）评估康复效果：定期进行测验，评估老年人的语言功能恢复情况。通过前后对比，判断康复训练的效果，调整治疗方案。

（4）家庭与社会的支持：向家属解释测验结果，指导其与老年人沟通的技巧（如使用简单语言、避免复杂句式）。帮助老年人逐步恢复社会交往能力，提高生活质量。

（三）Frenchay 评定法的评估结果与应用

1. Frenchay 评定法的评估结果判定

每个项目的评分从 a 级（正常）到 e 级（严重损伤），可根据正常结果所占比例（a 项 / 总项数）简单地评定构音障碍的程度，即：评定指标 =a 项数 / 总项数。评定级别：正常：（27 ~ 28）/28；轻度障碍：（18 ~ 26）/28；中度障碍：（14 ~ 17）/28；重度障碍：（7 ~ 13）/28；极重度障碍：（0 ~ 6）/28。得分反映老年人的整体构音功能状态。

2. Frenchay 评定法结果的应用

（1）诊断与评估：用于明确老年人的整体构音功能状态，为临床诊断提供依据。

（2）康复计划制订：根据评估结果，制订个性化的康复目标。

（3）康复效果监测：定期评估老年人的构音功能，监测康复进展，调整治疗方案。

（四）感知觉与沟通能力评估量表的评估结果与应用

1. 感知觉与沟通能力评估量表的评估结果判定

（1）能力完好：意识清醒，且视力和听力为 0 或 1 分，沟通为 0 分。

（2）轻度受损：意识清醒，但视力或听力中至少一项为 2 分，或沟通为 1 分。

（3）中度受损：意识清醒，但视力或听力中至少一项为 3 分，或沟通为 2 分；或嗜睡，视力或听力评定为 3 分及以下，沟通评定为 2 分及以下。

（4）重度受损：意识清醒或嗜睡，但视力或听力至少一项 4 分，或沟通为 3 分；或昏睡 / 昏迷。

2. 感知觉与沟通能力评估量表结果的应用

（1）制订老年人能力评估与护理计划：评估结果用于判断老年人的失能等级，例如《中国老年人能力评估规范》中将感知觉与社会参与能力作为四大评估维度之一，评估结果直接影响老年人的护理需求和护理计划的制订。如，重度受损的老年人可能需要全天候护理，而轻度受损的老年人可能仅需要部分帮助。

（2）康复治疗与干预措施：评估结果可为康复治疗提供依据，例如针对听力或视力受损的老年人，可提供助听器、视力矫正设备或康复训练。对于沟通能力受损的个体，可制订语言训练或非语言沟通辅助计划。

（3）社会支持与资源分配：评估结果可用于社会福利资源的分配。例如，为中度失能的老年人提供居家护理服务或入住养老机构的优先权。同时，评估结果也可用于家庭护理的指导，帮助家属了解老年人的具体需求并提供针对性支持。

【练习题】

扫一扫二维码查看练习题。

扫一扫

任务三　老年人非语言沟通能力评估

案例导入

张爷爷，70 岁，因慢性病在医疗机构住院治疗。在医疗护理过程中，评估师发现张爷爷在表达自身感受和需求时存在困难，由于语言能力的逐渐衰退，传统的语言沟通方式显得有些吃力。评估师开始尝试通过非语言交流来增强与张先生的沟通效果。

任务描述

1. 试述评估师进行非语言沟通的技巧。
2. 试述评估师对张爷爷进行非语言沟通能力评估的方法。

知识殿堂

一、非语言沟通的定义

课件

非语言沟通是指通过语言之外的方式传递信息的过程，包括肢体动作、面部表情、声音特征、空间距离等多种形式，在人际交往中占据重要地位。研究表明，沟通中 60% ~ 70% 的信息是通过非语言方式传递的。良好的非语言沟通有助于提高沟通效果，增进老年人能力评估师与老年人之间的关系。

二、非语言沟通的技巧

1. 仪容仪表

仪容仪表是留给他人的第一印象。老年人能力评估师应仪表端庄大方，注意个人卫生和整洁，保持良好的精神状态。工作时应着职业装，佩戴工牌，避免过多饰品，给人以端庄、职业的感觉。总的来说，整洁、专业的仪容能传递尊重，缓解老年人紧张情绪。

2. 交际距离

沟通交往时，人与人之间交际距离的远近，表示不同的意义。不同的社交场合及不同的社会关系有不同的距离标准。合适的距离能增强信任，让沟通更舒适有效。交际距离分为亲密距离、私人距离、社交距离，老年人能力评估师与老人初次见面时，应保持 1 米的社交距离，对听力或视力较弱的老年人可稍靠近（0.8 ~ 1 米）。

3. 身体姿势

老年人能力评估师工作中的姿势是否恰当，不仅反映了老年人能力评估师的职业修养，也会影响评估效果，自然、恭敬的姿势能降低老人的戒备，促进有效沟通。老年人能力评估师站立时应双腿挺直，双臂在躯体两侧自然下垂，收腹挺胸，不倚墙而立；就座时应上身自然挺直，屈膝，双腿平行或交叉；行走时步履轻盈，步幅均匀，抬头挺胸，摆臂自然，体现专业与效率。与老年人相向而坐时，侧身或 45° 相对，身体稍向前倾斜，以表示对老年人的敬意和对评估工作的投入；无论老年人取何种体位，评估师视线应始终与老年人保持同一高度。

4. 面部表情

老年人能力评估师与老年人沟通时，面部表情应传递温暖与耐心，亲和的面部表情能有效消除隔阂，建立信任关系。常用的、最有用的面部表情是微笑。老年人能力评估师常常面带欣然、坦诚的微笑，对老年人极富有感染力，当老年人接收到这个友善的信息后，也会愿意接近并与评估师交谈，有助于评估工作的顺利进行。

5. 肢体动作

沟通过程中，适当搭配肢体动作会让交谈气氛更加轻松，同时通过肢体动作，也会了解老年人的心理，因为口头表达的内容可以修饰，但不经意的举止往往最真实。评估师与老年人交流时，手势运用宜自然，不要太夸张，整个过程中肢体动作应体现专业与关怀。

6. 眼神接触

老年人能力评估师与老年人沟通时，眼神接触是一种关键的非语言技巧。保持柔和、自然的目光交流，既能传递尊重与关注，又能增强信任感。适当的眼神接触是敬意和注意的有力象征，而眼神交流过多则会令人不自然。所以，在与老年人沟通交流过程中，应避免长时间直视或频繁移开视线，以免给老年人造成压迫感或者疏离感。若老年人听力或认知较弱，可通过眼神鼓励其表达，同时观察对方反应以调整沟通节奏。

7. 语调与音量

老年人能力评估师与老年人沟通时，语音语调应温和、舒缓，避免过高或过快的表达，以适应老年人的听力与反应速度。适当放慢语速、提高音量（但避免尖锐），并保持清晰的发音，有助于增强理解。评估师可通过语调的起伏向老年人传递关切与耐心，如用轻柔的升调表达询问，平稳的降调传递肯定。避免机械或冷漠的语气，适时加入鼓励性词汇（如“嗯”“对”）以增强互动。

总之，语言与非语言沟通相辅相成、互相作用。语言沟通直接明了，非语言沟通对语言内容有强化功效。

三、非语言沟通能力的评估方法和量表

（一）评估方法

1. 观察法

观察法直接、客观，但需避免主观偏见，以确保评估结果的准确性，是评估老年人非语言沟通能力的重要方法。老年人能力评估师通过观察老年人的面部表情、身体语言、动作、姿势、眼神、触摸等非语言行为，可以获取其情绪、需求和状态的信息。例如，面部表情评分量表（FPS–R）被广泛用于评估无法言语患者的疼痛程度。

2. 访谈法

通过与老年人的直接交流，能获取老年人的主观反馈，了解其非语言行为背后的意义，但需避免诱导性提问。访谈时注意使用简单明了的语言，避免复杂术语，并给予足够的时间让老年人表达自己。同时，评估师应结合老年人的非语言行为（如表情、姿态等）验证其回答的真实性，因为这些细节可以反映老年人内心状态。

3. 辅助工具法

对于存在听力或语言障碍的老年人，老年人能力评估师可采用手势、点头或简单手语，并配合助听器等辅助设备与老年人进行沟通。此外，运用视觉辅助工具（如图片、大字号文字或示意图）能有效提升信息传递效果。辅助工具的使用能弥补语言交流的不足，确保沟通清晰顺畅，帮助老年人更好地理解和表达需求。

4. 行为观察法

可通过系统观察老年人在实际场景中的行为反应来评估其非语言沟通能力。例如，在日常护理时，观察老年人面部表情、肢体动作及生理反应（如呼吸频率、手势变化等），以判断其非语言沟通的效果。

5. 综合评估法

结合多种评估方法，如观察法、访谈法和辅助工具法等，全面评估老年人的非语言沟通能力。这种方法可以更准确地捕捉老年人的非语言行为及其潜在的意义。

（二）评估工具

1. 面部表情评分量表（FPS-R）

FPS–R 是一种广泛应用于临床的疼痛评估工具，尤其适用于老年人、儿童（3 岁以上）、文化程度较低或语言表达能力受限的患者。该量表通过 6 种不同的面部表情图片（从微笑到痛苦哭泣），让受试者选择最能代表其疼痛程度的表情，从而进行疼痛评分。这些表情分别对应 0（无痛）、2、4、6、8、10（最剧烈疼痛）六个等级，评分范围为 0 ～ 10 分（图 5–3–1）。

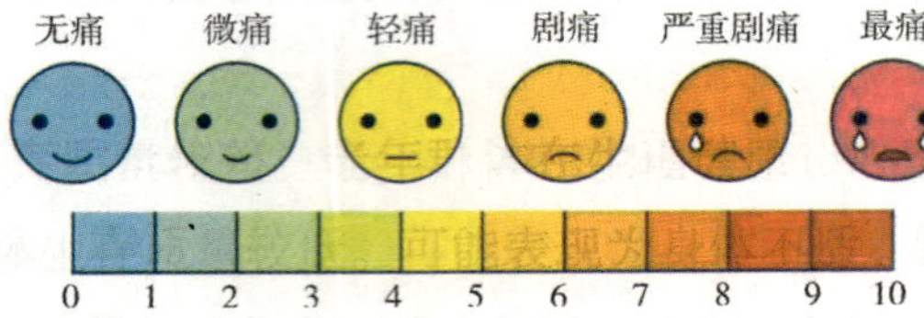

图 5-3-1　面部表情评分

四、FPS-R 评估结果的解释与应用

（一）FPS-R 评估结果判定

老年人根据当前的疼痛感受，在六张表情图片中选择一张最能代表其疼痛程度的表情。评分从 0（无痛）到 10（最剧烈疼痛），避免使用“快乐”或“悲伤”等词汇，以减少主观偏差。评估过程通常在 1 分钟内完成。0 分：无痛；2 分：轻度疼痛；4 分：中度疼痛；6 分：显著中度疼痛；8 分：重度疼痛；10 分：最剧烈疼痛。

（二）FPS-R 结果的应用

面部表情评分量表（FPS-R）是老年人疼痛评估的首选工具之一，常用于评估疼痛药物的效果及疼痛干预措施的有效性。

【练习题】

扫一扫二维码查看练习题。

扫一扫

拓展阅读

陪伴沟通机器人

陪伴沟通机器人是一种通过语言和动作与人类进行交流的智能设备，旨在为用户提供情感支持、陪伴和互动服务。这类机器人在现代社会中逐渐成为人们生活中的重要伙伴，尤其是在应对孤独感、提供教育支持及辅助老年人和儿童等方面表现出显著的优势。

陪伴机器人可以为老年人提供情感支持，缓解孤独感，帮助老年人进行日常活动，如查询天气、播放音乐等。陪伴机器人不仅能够理解复杂的对话内容，还能根据老年人的语气、情绪变化调整交流方式，让沟通更加贴心。无论是回忆往昔、分享日常，还是倾诉烦恼，机器人都能以耐心和温暖的态度倾听，成为老年人心灵的慰藉。通过语音交流，它打破了数字鸿沟，让老年人在科技的温暖中感受到被理解和尊重。

项目六

老年人社会健康评估

学习目标

素质目标

1. 具有以老人为中心，“以人为本”的职业素养及公平公正诚信的职业道德。
2. 具备善于与老年人进行有效沟通的素质及在服务中时刻保护老人安全的安全意识。

知识目标

1. 掌握老年人社会健康评估的概念、构成及意义。
2. 熟悉老年人社会健康评估的流程。
3. 掌握老年人社会健康评估的内容、方法和注意事项。

能力目标

1. 能够有效地和老年人沟通，准确地进行相关评估。
2. 能运用适当的评估工具对老年人进行社会健康评估。

知识导读

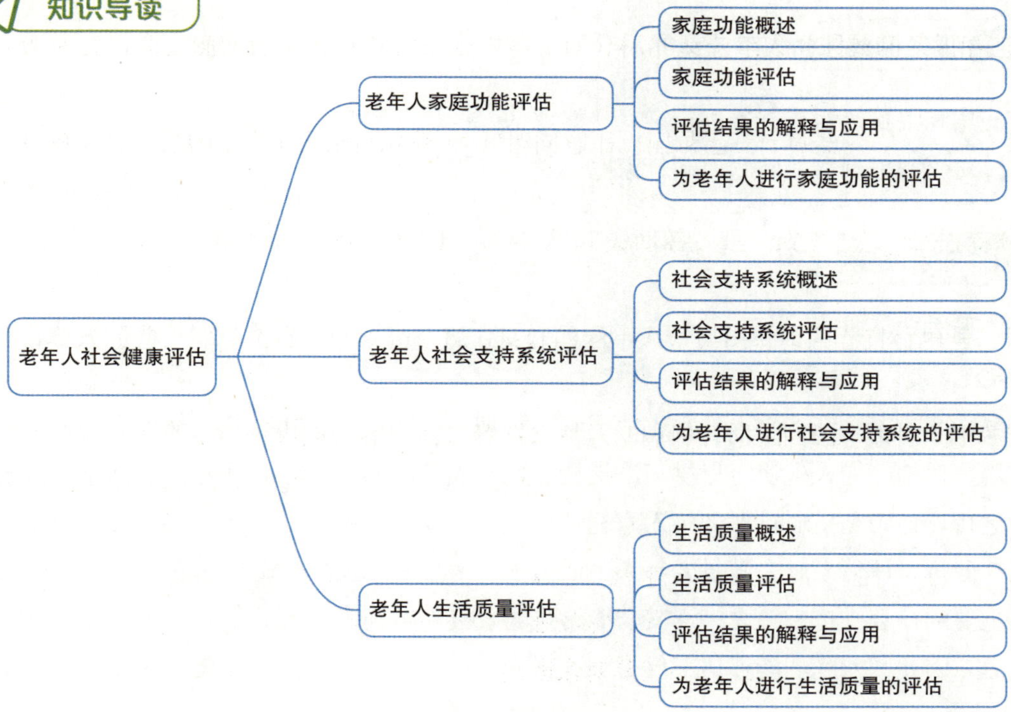

赛证对接

该项目重点对接全国职业院校技能大赛“老年照护”赛项中“社会支持系统评估”考核要点，以及 1+X 老年照护职业技能等级证书“社会支持评估”模块要求。具体涵盖：①社会支持网络构建（家庭 / 社区资源图谱绘制）；②社会参与度评估（文化活动参与频率、兴趣团体融入度）；③经济供养能力分析（养老金规划、医疗支出占比）；④社会环境适应（智能设备使用障碍、代际沟通模式）等核心知识。考核形式常以失能老人照护场景为载体，要求学生完成社会支持评定量表（SSRS）标准化应用、社区资源整合方案设计、家庭照护矛盾调解等任务，着重考察评估工具操作规范性、社会问题分析逻辑性及干预方案创新性，全面对接职业技能竞赛与证书标准中的“社会健康维护”能力要求。

任务一　老年人家庭功能评估

案例导入

李爷爷，72 岁，独居，阿尔茨海默病中期，日常生活完全依赖照护。女儿 48 岁，企业高管，每周探望 2 次；儿子 45 岁，出租车司机，每日上门送餐；保姆 24 小时住家护理。家庭月收入 2.8 万元，照护支出占比 40%。存在以下问题：

1. 子女因照护分工产生矛盾。
2. 保姆流动性高（半年更换 3 人）。
3. 老人拒绝使用智能监护设备。

任务描述

1. 使用相关量表对李爷爷进行家庭功能评估。
2. 针对李爷爷现存的问题，制订家庭照护支持优化方案。

知识殿堂

课件

一、家庭功能概述

（一）家庭功能的定义

家庭功能指家庭在老年人日常生活、健康管理、情感支持、社会参与及环境适应等方面所发挥的作用，比如在老人生病时提供经济支持、家庭成员协助老人完成进食、穿衣等。对老年人家庭功能进行评估则是指通过对老年人家庭结构、家庭成员关系、家庭支持能力及家庭环境等方面的系统性分析，评估家庭在满足老年人生活需求、情感需求及健康需求方面的能力。家庭作为老年人最重要的社会支持来源之一，其功能的强弱直接影响到老年人的生活质量、身心健康及社会适应能力。因此，家庭功能评估不仅是对家庭内部运行状况的检验，更是为制订个性化养老服务方案、优化社会支持体系提供科学依据的重要工具。

通过家庭功能的评估可以全面了解老年人在家庭中所获得的支持情况，识别家庭在照顾老年人过程中可能存在的不足或问题，从而为家庭、社区及政府提供针对性的干预建议。例如，通过评估可以发现家庭成员在情感支持、生活照料、经济支持等方面的具体表现，进而为家庭提供相应的培训或资源支持。此外，家庭功能评估还能够为社区和政府提供数据支撑，帮助其更好地制定相关政策和服务计划，例如为照顾者提供喘息服务、为经济困难家庭提供补贴或为家庭成员提供护理技能培训等。家庭功能评估的重要性不仅体现在提升老年人生活质量上，还在于其对家庭和谐与社会稳定的促进作用。有研究表明，随着家庭结构的小型化和核心化，传统的家庭养老功能逐渐弱化，许多老年人在家庭中面临情感孤独、生活照料不足等问题。通过系统化的家庭功能评估，我们可及时发现这些问题，并采取有效措施加以解决，从而保障老年人的权益，增强家庭的凝聚力，促进社会的和谐与稳定。

老年人家庭功能评估是智慧养老服务体系中的重要环节，只有通过科学、系统的评估，我们才能更好地满足老年人在家庭中的多元化需求，构建一个更加和谐、高效且可持续的家庭支持体系，为老年人创造更加美好的晚年生活。

（二）家庭功能的分类

家庭功能可以从多个维度进行分类，通常包括结构性功能、情感性功能和支持性功能三大类。

1. 结构性功能

结构性功能主要涉及家庭的基本构成和居住安排，包括家庭成员的数量、年龄、性别、健康状况及居住环境等。这一维度的评估旨在了解家庭是否具备足够的照顾资源，以及家庭结构是否能够满足老年人的日常生活需求。例如，独居老人或多代同堂家庭的评估重点会有所不同。

2. 情感性功能

情感性功能关注家庭成员之间的情感联系、沟通质量及冲突解决方式。良好的情感性功能能够为老年人提供心理支持，缓解其孤独感和抑郁情绪。研究表明，家庭成员之间的情感支持对老年人的心理健康具有显著影响。

3. 支持性功能

支持性功能包括经济支持、生活照料和情感支持等方面。经济支持的充足性直接影响老年人的生活质量，而生活照料和情感支持则关系到老年人的身心健康。例如，经济支持不足可能导致老年人无法获得必要的医疗资源，而情感支持的缺乏则可能加剧老年人的心理问题。

二、家庭功能评估

评估老年人的家庭功能需要借助科学的量表进行评估。

（一）家庭功能评定量表（family assessment device，FAD）

家庭功能评定量表是最为广泛使用的家庭功能评估工具之一，基于系统理论，将家庭视为动态互动的整体，强调家庭系统的功能状态对个体健康的影响。该量表包含 7 个分量表（问题解决、沟通、角色分工、情感反应、情感介入、行为控制和总体功能），共 60 个条目，全面评估家庭功能的各个方面，采用 4 点计分（1 ～ 4 分），1= 很像我家，2= 像我家，3= 不像我家，4= 完全不像我家。对于不健康的条目，则采用“5- 实际得分”的评分方式。每个分量表的得分是由其各条目得分的平均分来计算，范围在 1 至 4 分之间。总得分一般为所有条目相加的平均分。量表的总得分越高，表示家庭功能的状态越差。该量表汉化版本在中国家庭研究中表现出适用性，能有效识别中国家庭（如子女对老年父母的照顾责任分配、代际沟通模式）的功能特征，并且经过严格的心理测量学验证，具有良好的信度和效度，已被广泛应用于临床和研究。家庭功能评定量表内容见表 6-1-1。

表 6-1-1　家庭功能评定量表（FAD）

项目	评分标准	得分
★1 由于我们彼此误解，难于安排一些家庭活动	1 分：很像我家 2 分：像我家 3 分：不像我家 4 分：完全不像我家	
2. 我们在住处附近解决大多数日常问题	1 分：很像我家 2 分：像我家 3 分：不像我家 4 分：完全不像我家	
3. 当家中有人烦恼时，其他人知道他为什么烦恼	1 分：很像我家 2 分：像我家 3 分：不像我家 4 分：完全不像我家	
★4. 当你要求某人去做某事时，你必须检查他们是否做了	1 分：很像我家 2 分：像我家 3 分：不像我家 4 分：完全不像我家	
★5. 如果某人遇到麻烦时，其他人会过分关注	1 分：很像我家 2 分：像我家 3 分：不像我家 4 分：完全不像我家	
6. 发生危机时，我们能相互支持	1 分：很像我家 2 分：像我家 3 分：不像我家 4 分：完全不像我家	
★7. 当发生了出乎预料的意外时，我们手足无措	1 分：很像我家 2 分：像我家 3 分：不像我家 4 分：完全不像我家	
★8. 我们家时常把我们所需要的东西用光了	1 分：很像我家 2 分：像我家 3 分：不像我家 4 分：完全不像我家	

续表

项目	评分标准	得分
★9. 我们相互都不愿流露出自己的感情	1 分：很像我家 2 分：像我家 3 分：不像我家 4 分：完全不像我家	
10. 我们肯定家庭成员都尽到了各自的家庭职责	1 分：很像我家 2 分：像我家 3 分：不像我家 4 分：完全不像我家	
★11. 我们不能相互谈论我们的忧愁	1 分：很像我家 2 分：像我家 3 分：不像我家 4 分：完全不像我家	
12.　我们常根据我们对问题的决定去行动	1 分：很像我家 2 分：像我家 3 分：不像我家 4 分：完全不像我家	
★13. 你的事只有对别人也重要时，他们才会感兴趣	1 分：很像我家 2 分：像我家 3 分：不像我家 4 分：完全不像我家	
★14. 从那些人正在谈的话中，你不明白其中一个人是怎么想的	1 分：很像我家 2 分：像我家 3 分：不像我家 4 分：完全不像我家	
★15. 家务事没有由家庭成员充分分担	1 分：很像我家 2 分：像我家 3 分：不像我家 4 分：完全不像我家	
16. 每个人是什么样的，都能被别人认可	1 分：很像我家 2 分：像我家 3 分：不像我家 4 分：完全不像我家	
★17. 你不按规矩办事，却很易逃脱处分	1 分：很像我家 2 分：像我家 3 分：不像我家 4 分：完全不像我家	
18.　大家都把事情摆在桌面上说，而不用暗示的方法	1 分：很像我家 2 分：像我家 3 分：不像我家 4 分：完全不像我家	

续表

项目	评分标准	得分
★19. 我们中有些人缺乏感情	1分：很像我家 2分：像我家 3分：不像我家 4分：完全不像我家	
20. 在遇到突然事件时，我们知道怎么处理	1分：很像我家 2分：像我家 3分：不像我家 4分：完全不像我家	
★21. 我们避免谈及我们害怕和关注的事	1分：很像我家 2分：像我家 3分：不像我家 4分：完全不像我家	
★22. 我们难得相互说出温存的感受	1分：很像我家 2分：像我家 3分：不像我家 4分：完全不像我家	
★23. 我们遇到经济困难	1分：很像我家 2分：像我家 3分：不像我家 4分：完全不像我家	
24. 在我们家试图解决一个问题之后，我们通常要讨论这个问题是否已解决	1分：很像我家 2分：像我家 3分：不像我家 4分：完全不像我家	
★25. 我们太以自我为中心了	1分：很像我家 2分：像我家 3分：不像我家 4分：完全不像我家	
26. 我们能相互表达出自己的感受	1分：很像我家 2分：像我家 3分：不像我家 4分：完全不像我家	
★27. 我们对梳妆服饰习惯无明确要求	1分：很像我家 2分：像我家 3分：不像我家 4分：完全不像我家	
★28. 我们彼此间不表示爱意	1分：很像我家 2分：像我家 3分：不像我家 4分：完全不像我家	

续表

项目	评分标准	得分
29. 我们对人说话都直说，而不转弯抹角	1 分：很像我家 2 分：像我家 3 分：不像我家 4 分：完全不像我家	
30. 我们每个人都有特定的任务和职责	1 分：很像我家 2 分：像我家 3 分：不像我家 4 分：完全不像我家	
★31. 家庭的情绪气氛很不好	1 分：很像我家 2 分：像我家 3 分：不像我家 4 分：完全不像我家	
32. 我们有惩罚人的原则	1 分：很像我家 2 分：像我家 3 分：不像我家 4 分：完全不像我家	
★33. 只有当某事使我们都感兴趣时，我们才一起参加	1 分：很像我家 2 分：像我家 3 分：不像我家 4 分：完全不像我家	
★34. 没有时间去做自己感兴趣的事	1 分：很像我家 2 分：像我家 3 分：不像我家 4 分：完全不像我家	
★35. 我们常不把自己的想法说出来	1 分：很像我家 2 分：像我家 3 分：不像我家 4 分：完全不像我家	
36. 我们感到我们能被别人容忍	1 分：很像我家 2 分：像我家 3 分：不像我家 4 分：完全不像我家	
★37. 只有当某件事对个人有利时，我们相互才感兴趣	1 分：很像我家 2 分：像我家 3 分：不像我家 4 分：完全不像我家	
38. 我们能解决大多数情绪上的烦恼	1 分：很像我家 2 分：像我家 3 分：不像我家 4 分：完全不像我家	

续表

项目	评分标准	得分
★39. 在我们家，亲密和温存居次要地位	1 分：很像我家 2 分：像我家 3 分：不像我家 4 分：完全不像我家	
40. 我们讨论谁做家务	1 分：很像我家 2 分：像我家 3 分：不像我家 4 分：完全不像我家	
★41. 在我们家对事情作出决定是困难的	1 分：很像我家 2 分：像我家 3 分：不像我家 4 分：完全不像我家	
★42. 我们家的人只有在对自己有利时，才彼此关照	1 分：很像我家 2 分：像我家 3 分：不像我家 4 分：完全不像我家	
43. 我们相互间都很坦率	1 分：很像我家 2 分：像我家 3 分：不像我家 4 分：完全不像我家	
★44. 我们不遵从任何规则和标准	1 分：很像我家 2 分：像我家 3 分：不像我家 4 分：完全不像我家	
★45. 如果要人去做某件事，他们常需别人提醒	1 分：很像我家 2 分：像我家 3 分：不像我家 4 分：完全不像我家	
46. 我们能够对如何解决问题作出决定	1 分：很像我家 2 分：像我家 3 分：不像我家 4 分：完全不像我家	
★47. 如果原则被打破，我们不知道将会发生什么事	1 分：很像我家 2 分：像我家 3 分：不像我家 4 分：完全不像我家	
★48. 在我们家任何事都行得通	1 分：很像我家 2 分：像我家 3 分：不像我家 4 分：完全不像我家	

续表

项目	评分标准	得分
49. 我们将温存表达出来	1 分：很像我家 2 分：像我家 3 分：不像我家 4 分：完全不像我家	
50. 我们镇定地面对涉及感情的问题	1 分：很像我家 2 分：像我家 3 分：不像我家 4 分：完全不像我家	
★51. 我们不能和睦相处	1 分：很像我家 2 分：像我家 3 分：不像我家 4 分：完全不像我家	
★52. 我们一生了气，就互不讲话	1 分：很像我家 2 分：像我家 3 分：不像我家 4 分：完全不像我家	
★53. 一般来说，我们对分配给自己的家务活都感到不满意	1 分：很像我家 2 分：像我家 3 分：不像我家 4 分：完全不像我家	
★54. 尽管我们用意良好，但还是过多地干预了彼此的生活	1 分：很像我家 2 分：像我家 3 分：不像我家 4 分：完全不像我家	
55. 我们有应付危险情况的原则	1 分：很像我家 2 分：像我家 3 分：不像我家 4 分：完全不像我家	
56. 我们相互信赖	1 分：很像我家 2 分：像我家 3 分：不像我家 4 分：完全不像我家	
57. 我们当众哭出声来	1 分：很像我家 2 分：像我家 3 分：不像我家 4 分：完全不像我家	
★58. 我们没有合适的交通工具	1 分：很像我家 2 分：像我家 3 分：不像我家 4 分：完全不像我家	

续表

项目	评分标准	得分
59. 当我们不喜欢有的人的所作所为时，我们就会给他指出来	1 分：很像我家 2 分：像我家 3 分：不像我家 4 分：完全不像我家	
60. 我们想尽各种办法来解决问题	1 分：很像我家 2 分：像我家 3 分：不像我家 4 分：完全不像我家	

注：* 为不健康条目，最后得分为用 5 减去表中得分。

问题解决包括条目 2、12、24、38、50、60；沟通包含条目 3、14、18、22、29、35、43、52、59；角色包含条目 4、8、10、15、23、30、34、40、45、53、58；情感反应包含条目 9、19、28、39、49、57；情感介入包含条目 5、13、25、33、37、42、54；行为控制包含条目 7、17、20、27、32、44、47、48、55；总的功能包含条目 1、6、11、16、21、26、31、36、41、46、51、56。

（二）家庭关怀指数量表（family APGAR index，APGAR）

家庭关怀指数量表由美国医生 Smilkstein 于 1978 年编制，是全球首个用于评估家庭功能的标准化工具，APGAR 被 WHO 推荐为家庭健康评估工具，其评估结果可与国内外研究数据对比，提升研究的可比性和政策参考价值。该量表通过 5 个条目（适应度、合作度、成长度、情感度、亲密度）评估家庭成员对家庭功能的主观感受，每个条目采用 3 级评分（0 ~ 2 分），“0= 几乎很少，1= 有时这样，2= 经常这样”，5 个问题得分相加得出总分，总分为 0 ~ 10 分。该量表操作简便、耗时短，适用于基层医疗、社区卫生及临床筛查，信效度已获广泛验证。家庭关怀指数量表内容见表 6-1-2。

表 6-1-2　家庭关怀指数量表（APGAR）

项目	评分标准	得分
1. 当我遇到问题时，可以从家人得到满意的帮助	0 分：几乎很少 1 分：有时这样 2 分：经常这样	
2. 我很满意家人与我讨论各种事情及分担问题的方式	0 分：几乎很少 1 分：有时这样 2 分：经常这样	
3. 当我希望从事新的活动或发展时，家人都能接受且给予支持	0 分：几乎很少 1 分：有时这样 2 分：经常这样	

续表

项目	评分标准	得分
4. 我很满意家人对我的情绪（喜、怒、哀、乐）表示关心和爱护的方式	0 分：几乎很少 1 分：有时这样 2 分：经常这样	
5. 我很满意家人与我共度时光的方式	0 分：几乎很少 1 分：有时这样 2 分：经常这样	
总分		

（三）家庭环境量表（family environment scale，FES）

FES 侧重于评估家庭环境的适老化程度和安全性，包括居住环境的便利性、安全性和舒适性等。该量表包含 90 个条目，分为亲密度、情感表达、矛盾性、独立性、成功性、知识性、娱乐性、道德宗教观、组织性、控制性 10 个维度。评分采用二分法（“是”或“否”），得分越高，表明家庭环境越适合老年人居住。常用于临床心理评估、家庭治疗研究，帮助识别家庭环境对个体心理健康的影响，并且在评估老年人居住环境的适老化改造需求方面具有重要价值。

三、评估结果的解释与应用

家庭功能评估有助于早期发现家庭支持对老年人薄弱环节，为专业人员制订个性化照护策略提供依据，从而优化家庭资源配置，预防健康风险，提升老年人生活质量与幸福感。

（一）家庭功能评定量表评估结果与应用

1. FAD 量表总分结果判定

（1）1 ~ 2 分：表示家庭功能良好，支持水平较高。具体表现为问题解决高效，家庭成员与老人之间能理性沟通、协作解决矛盾，冲突后能快速恢复和谐；情感支持充分，成员与老人间情感表达自然，能及时感知彼此需求并提供安慰或鼓励。

（2）2 ~ 3 分：表示家庭功能中等，可能存在一些问题，需要关注。具体可表现为问题解决延迟，家庭成员与老年人间的小矛盾可能积累成长期不满，需外部支持（如亲友调解）才能解决；情感反应波动，成员间共情能力不均衡，可能出现“情感忽视 - 过度干涉”两极分化。

（3）3 ~ 4 分：表示家庭功能较差，可能存在明显的功能障碍，需要干预。体现为成员之间问题解决失效，冲突常以指责、冷暴力或肢体对抗收场，遗留长期怨恨；情感隔离或捆绑，老人与家人之间或情感疏离如陌生人，或过度控制引发窒息感。

2. 家庭功能评定量表评估结果的应用

（1）精准识别家庭照护短板。FAD 涵盖问题解决、沟通、情感支持等多个维度。通过对这些维度的评估，利用数据分析精准定位家庭功能存在的薄弱环节。比如，若在沟通维度得分较低，可能意味着家庭成员间交流不畅，导致老人需求无法及时传达，影响照护效果；若问题解决维度表现不佳，说明家庭在应对老人突发健康问题或生活难题时能力不足。这些信息能帮助专业人员制订极具针对性的照护方案，补齐家庭照护的短板。

（2）优化智能设备与服务配置。基于 FAD 评估结果，相关平台可以根据每个家庭的实际情况，有针对性地推送适配的资源和服务。对于情感支持不足的家庭，平台可以强化视频通话功能，方便老人与家人更频繁、更便捷地沟通交流；对于角色分工不明确的家庭，提供任务分配智能提醒工具，明确各家庭成员在老人照护中的职责，提升照护效率。此外，还能根据家庭对老人生活照料、康复护理等方面的不同需求，推荐合适的智能设备，如智能床垫监测老人睡眠和健康状况、智能护理机器人辅助完成日常护理工作等。

（3）预警健康风险。FAD 的行为控制、情感反应等维度数据，能够与各类健康监测设备实现数据联动。当老人处于家庭支持缺失的环境中时，可能会出现一系列健康风险。例如，长期情感反应不足，老人易产生抑郁情绪，通过智能手环监测到的心率变异性、睡眠质量等数据的异常变化，结合 FAD 评估结果，就能提前预警老人的心理健康风险；行为控制维度得分低，意味着老人可能缺乏有效的行为约束，容易发生跌倒等意外伤害，借助智能跌倒报警器和环境传感器，一旦检测到异常，便能及时发出警报，为老人的安全提供保障。

（4）促进家庭协同照护。相关养老系统借助 FAD 评估结果，生成具有实操性的家庭沟通改善建议，比如提供定期线上家庭会议模板，让家庭成员能够围绕老人照护问题进行充分交流和讨论。同时，利用智能终端，如智能音箱或手机语音助手，辅助家庭成员落实照护计划，设置提醒事项，确保各项照护任务按时完成。这不仅有助于提高家庭照护的质量，还能增强家庭成员之间的协作，让老人感受到更全面、更贴心的关怀。

（5）数据驱动政策支持。将 FAD 评估数据与区域养老服务资源进行整合分析，能够为政府或养老服务机构提供有力的实证依据。通过对大量家庭功能评估数据的研究，可以了解到不同区域家庭照护存在的共性问题和差异，从而针对性地优化智慧养老平台功能，比如增设紧急呼叫优先级设置，根据家庭实际情况合理安排救援资源；开发社区互助模块，促进邻里之间互帮互助，完善养老服务体系。此外，还能为制定相关养老政策提供参考，推动养老服务资源的合理分配和有效利用，提升整个社会的养老服务水平。

综上，FAD 评估结果通过与物联网、大数据技术融合，可实现家庭功能缺陷的数字化识别与动态干预，提升智慧养老服务的靶向性与效率。

（二）家庭关怀指数量表评估结果与应用

1. APGAR 量表总分结果判定

（1）0 ~ 3 分：表示家庭功能严重障碍，说明家庭在多个方面可能都存在较大问题，难以满足老年人的需求，家庭关系和支持系统可能较为薄弱。

（2）4 ~ 6 分：代表家庭功能中度障碍，家庭在某些方面存在一定问题，对老年人的支持和满足程度有一定的局限性，需要关注和改善。

（3）7 ~ 10 分：表明家庭功能良好，家庭能够为老人提供较好的支持和关怀，在各个方面的功能发挥较为正常，家庭成员之间的关系较为和谐。

2. 家庭关怀指数量表评估结果的应用

（1）能够制订个性化照护方案。首先，可以了解家庭支持情况，若评估得分高，表明家庭功能良好，可在照护中充分调动家庭资源，如鼓励家人参与老人康复训练。若得分低，像家庭存在矛盾、对老人照护配合度低，照护方案就要侧重为老人提供更多情感支持及协调家庭关系。其次，可以确定照护服务强度，得分低的家庭可能需要养老机构提供更多的生活照料和医疗护理，如安排专人定期为老人洗澡、检查身体等；得分高的家庭，养老机构可提供一些辅助性服务，如远程健康监测，让家人通过智能设备随时了解老人健康状况。

（2）能够进行心理与情感关怀引导。一方面，可以发现潜在心理问题，评估结果能反映老人在家庭中的情感状态，照护人员可针对性开展心理疏导，组织社交活动帮老人缓解不良情绪。另一方面，能够促进家庭情感交流，根据评估结果，若发现家庭亲密度不足，可借助智慧养老平台的视频通话等功能，鼓励家人与老人多沟通，组织家庭活动，增强家庭凝聚力。

（3）实现康复与健康管理协助。第一，提高康复效果，家庭支持对老人康复至关重要。功能良好的家庭，照护人员可指导家人协助老人进行康复训练，利用智能康复设备记录老人训练数据，让家人和专业人员实时了解进展。若家庭支持薄弱，照护人员需加强监督和指导，确保老人按计划康复。第二，优化健康管理，对于得分高的家庭，可通过智慧养老平台让家人参与老人健康管理，如提醒老人服药的智能设备；得分低的家庭，社区医护人员要增加上门随访次数，利用智能健康监测设备实时掌握老人健康数据，及时干预。

（4）进行风险预警与干预。对于 APGAR 量表评估得分低的家庭，老人面临被忽视、虐待等风险较高。养老服务机构和社区工作人员可重点关注，定期回访，借助智能安防设备等保障老人安全。若评估显示家庭出现重大问题，如因经济压力或照顾负担导致家庭关系紧张，照护人员要及时介入，及时进行危机干预，提供资源支持和心理辅导，必要时协调社会力量援助。

四、为老年人进行家庭功能的评估

操作目的

1. 通过标准化工具了解老年人在家庭中的角色、沟通模式、问题解决能力及情感支持等情况，评估家庭功能状态。
2. 发现家庭功能中的薄弱环节，为制订干预计划提供依据。
3. 根据评估结果，制订个性化家庭支持方案，改善老年人生活质量及家庭关系。
4. 为老年医学、护理或社会工作领域的研究提供数据支持。

操作程序

1. 评估前准备

（1）工具准备：使用标准化《家庭功能评定量表（FAD）》，纸质版或电子版量表，确保内容完整、清晰。

（2）环境准备：选择安静、私密的场所，避免外界干扰。确保老年人身体舒适（如座椅、光线适宜）。

（3）知情同意：向老年人及家属说明评估目的、流程及保密原则，签署知情同意书。

2. 计划制订

（1）确定评估对象：老年人及其主要家庭成员（如配偶、子女等）。

（2）评估方式选择：根据老年人认知能力选择自评或他评（如视力障碍或认知障碍者需由评

估员协助填写）。

（3）时间规划：预留 30 ～ 45 分钟完成量表填写，避免老年人疲劳。

3. 实施

具体实施内容见表 6-1-3。

表 6-1-3　FAD 量表老年人进行评估标准流程

操作流程	操作步骤	要点说明
1. 准备工作	（1）准备 FAD 量表及相关材料（笔、记录表等） （2）确保评估环境安静、舒适，避免干扰 （3）向老年人及其家属解释评估目的和流程，取得知情同意	确保量表版本正确。知情同意是评估的前提，确保老年人理解并自愿参与
2. 基本信息收集	（1）记录老年人的基本信息（姓名、年龄、性别、文化程度等） （2）了解老年人的家庭结构（家庭成员、居住情况等） （3）询问老年人的健康状况（慢性病、用药情况等）	基本信息有助于后续分析。家庭结构影响家庭功能评估。健康状况可能影响老年人的回答。
3. 量表填写	（1）向老年人详细解释 FAD 量表的填写方法，说明每个问题的含义，确保老年人理解。强调答案无对错之分，鼓励如实填写 （2）让老年人独立填写 FAD 量表 （3）如老年人有阅读或书写困难，可由评估者逐条阅读并记录答案	确保老年人理解每个问题，避免误解。确保填写过程不受干扰。询问过程中注意老年人的情绪和体力变化
4. 量表回收与检查	（1）回收填写完成的 FAD 量表 （2）检查量表是否填写完整，有无遗漏或明显错误 （3）如有遗漏，请老年人补充填写	确保量表填写完整，避免明显错误
5. 数据录入与评分	（1）将 FAD 量表的答案录入评分系统或手动评分 （2）根据评分标准计算各维度得分 （3）记录总分及各维度得分	确保数据录入准确无误，确保评分过程规范
6. 结果分析与解释	（1）分析各维度得分，评估家庭功能的优势和不足 （2）结合老年人家庭背景和健康状况，解释评估结果 （3）识别可能存在的家庭功能问题（如沟通障碍、角色冲突等）	分析结果应结合老年人实际情况。识别问题后，为后续干预提供依据
7. 反馈与建议	（1）向老年人及其家属反馈评估结果 （2）提供改善家庭功能的建议（如加强沟通、明确角色分工等） （3）如有必要，建议进一步的专业咨询或干预	反馈应清晰、易懂，建议应具体、可行
8. 记录与归档	（1）将评估过程、结果及建议记录在案 （2）将相关资料归档，确保数据安全和隐私保护	记录应详细、准确，并确保数据安全和隐私保护，符合伦理要求

4. 评估后处理

（1）计算总分：按 FAD 计分规则，将各维度条目得分取均值（1 ～ 4 分），得分越低，表示家庭功能越好。

（2）结果分析：

①维度分析：对比 7 个维度得分，识别异常维度（如“沟通”均分≥ 2.5 分提示沟通障碍）。

②总体功能评估：总体功能均分≥ 2 分，提示家庭功能失调需干预。

③交叉验证：结合老年人主诉、家属反馈及观察结果综合判断。

（3）记录与反馈：详细记录得分、分析结论及观察到的特殊表现，存档于健康档案。向老年人及家属简要解释结果，避免使用专业术语。并向医疗团队或社工团队提交书面报告，建议干预措施。

（4）注意事项：

①注意隐私保护，评估结果仅限授权人员使用，禁止泄露敏感信息。

②进行情绪疏导，若评估引发老年人强烈情绪反应（如自责、悲伤），及时提供心理支持。

③需结合文化背景、家庭结构（如独居、空巢）等因素解读结果，避免误判。

④建议 3 ～ 6 个月后复评，追踪家庭功能变化。

通过系统化的 FAD 评估，可全面了解老年人家庭功能状态，为制订个性化干预策略提供科学依据，最终提升老年人身心健康及家庭和谐度。

【练习题】

扫一扫二维码查看练习题。

扫一扫

任务二　老年人社会支持系统评估

案例导入

王奶奶，78 岁，独居，月退休金 4200 元。半年前因脑梗死住院治疗，现右侧肢体轻度活动受限，日常生活基本自理但需辅助工具（四脚拐）。子女定居国外，每月视频联系 3 次，邻居每周帮忙采购 1 次生活物资。社区网格员每月上门探访 1 次，已签约家庭医生。

任务描述

1. 使用《社会支持评定量表（SSRS）》对王奶奶进行量化评估。

2. 分析王奶奶现存社会系统问题并提出干预建议。

知识殿堂

一、社会支持系统概述

（一）社会支持系统的定义

课件

社会支持系统是指个体在社会网络中获得的各种资源，这些资源可以帮助个体应对生活中的压力和挑战。对于老年人来说，社会支持系统包括家庭、朋友、社区组织及专业服务机构等提供的支持。这一系统的评估不仅是对支持体系运行效果的检验，更是优化资源配置、改进服务质量及制定科学政策的重要依据。通过评估，可以全面了解老年人在情感、物质、信息等方面的实际需求，识别支持系统中的薄弱环节和潜在问题，从而为政策制定和服务改进提供科学依据。

社会支持系统评估的核心目的在于全面反映老年人社会支持体系的运行状况，发现老年人在情感关怀、物质资源、信息获取等方面的具体缺口，进而有针对性地优化支持体系。此外，评估还能够为政府和社会组织提供数据支撑，帮助其更合理地分配资源，确保支持体系的公平性和可持续性。评估社会支持系统不仅可以提升老年人生活质量上，还对社会整体和谐发展的推动作用。通过系统化的评估，可以更好地保障老年人的权益，增强幸福感，同时减轻家庭和社会的负担，促进代际共融与社会和谐。

通过全面、系统的评估，可以构建一个更加科学、高效且人性化的老年人社会支持体系，为智慧养老事业的发展奠定坚实基础。评估社会支持系统不仅能够帮助我们发现现有支持体系中的不足，还能够为未来的政策制定和服务优化提供科学依据。例如，通过评估发现某地区老年人在信息获取方面存在障碍，政府可以加大智慧养老平台的推广力度，提供更多的数字化培训服务，帮助老年人更好地适应信息化社会。此外，评估还能够促进不同主体之间的协作，例如家庭、社区、政府和社会组织可以通过评估数据的共享，形成合力，共同为老年人提供更加全面的支持。总之，老年人社会支持系统的评估是智慧养老服务体系中的重要环节，只有通过科学、系统的评估，才能更好地满足老年人的多元化需求，构建一个更加公平、高效且可持续的社会支持体系，为老年人创造更加美好的晚年生活。

（二）社会支持系统的分类

社会支持系统可以从多个维度进行分类，按支持途径的不同可以分为正式支持系统和非正式支持系统，这两种支持系统在老年人生活中扮演着不同的角色，且相互补充，共同构成老年人社会支持网络的重要组成部分。

1. 正式支持系统

正式支持系统是指通过正式的组织、机构或政策提供的支持，通常具有制度化、专业化和规范化的特点。正式支持系统的主要提供者包括政府、社区服务机构、医疗机构、养老院、社会工作者等。政府通过制定和实施相关政策，为老年人提供经济保障、医疗保障和社会服务。例如，养老金制度、医疗保险、长期护理保险等。社区服务机构为老年人提供日常生活照料、健康管理、文化娱乐等服务。例如，社区养老服务中心、日间照料中心、老年食堂等。医疗机构为老年人提供专业的医疗护理和健康管理服务。例如，医院、社区卫生服务中心、康复中心等。养老院为老年人提供长期照料和护理服务，通常配备专业的护理人员和医疗设备，能够满足老年人的日常生活和医疗需求。社会工作者通常具有专业的知识和技能，通过个案管理、心理咨询、社区活动等方式，为老年人提供个性化的支持服务。

2. 非正式支持系统

非正式支持系统是指通过非正式的社会网络提供的支持，通常具有灵活性、情感性和个性化的特点。非正式支持系统的主要提供者包括家庭成员、朋友、邻居等。家庭成员是老年人非正式支持系统的主要提供者。配偶、子女、兄弟姐妹等家庭成员通常为老年人提供情感支持、日常生活照料和经济支持。朋友是老年人非正式支持系统的重要组成部分，通常为老年人提供情感支持、陪伴和社交活动，帮助老年人缓解孤独感和抑郁情绪。邻居是老年人非正式支持系统的重要补充，通常为老年人提供日常生活帮助、紧急情况下的支持和社交活动，帮助老年人维持社区联系。志愿者通过志愿服务为老年人提供非正式支持。例如，志愿者可以为老年人提供陪伴、日常生活帮助、文化娱乐活动等，帮助老年人提高生活质量。

除此之外，社会支持系统还可以根据支持来源，分为家庭支持、朋友支持、社区支持和专业支持；根据支持性质，分为情感支持、信息支持、实质性支持和评价性支持等。

二、社会支持系统评估

评估老年人的社会支持系统需要借助科学的评估工具。以下是几种常用的社会支持评估量表。

（一）社会支持评定量表

社会支持评定量表（social support rating scale，SSRS）由肖水源于 1986 年编制，是我国应用最广泛的社会支持评估工具之一。SSRS 因其简洁、实用和良好的信效度，被广泛应用于老年人、患者及其他群体的社会支持研究中。该量表旨在评估个体社会关系的 3 个维度，共计 10 个条目。3 个维度包括：客观支持（指个体实际获得的外部支持）、主观支持（指个体感知到的情感或心理支持）及支持利用度（指个体主动利用社会支持的能力，涵盖倾诉、求助及参与活动等方面）。该量表第 1 ～ 4、8 ～ 10 条每条只选 1 项，分别计 1、2、3、4 分，第 5 条分 4 项计总分，每项从无到全力支持分别计 1 ～ 4 分，第 6、7 条如回答“无任何来源”则计 0 分，回答“下列来源”者，有几个来源就计几分，总分即 10 个条目计分之和，项目 2、6、7 评分之和体现了客观支持的程度；主观支持分：项目 1、3、4、5 评分之和体现了主观支持的程度；项目 8、9、10 评分之和则代表个体利用度的水平。量表总分为 66 分，总分及各维度得分越高，表明个体的社会支持水平越高。社会支持评定量表内容见表 6-2-1。

表 6-2-1　社会支持评定量表（SSRS）

项目	评分标准	得分
1. 您有多少关系密切，可以得到支持和帮助的朋友（只选 1 项）	1 分：1 个也没有 2 分：1 ～ 2 个 3 分：3 ～ 5 个 4 分：6 个或 6 个以上	
2. 近一年来您（只选 1 项）	1 分：远离家人，且独居一室 2 分：住处经常变动，多数时间和陌生人住在一起 3 分：和同学、同事或朋友住在一起 4 分：和家人住在一起。	
3. 您与邻居（只选 1 项）	1 分：相互之间从不关心，只是点头之交 2 分：遇到困难可能稍微关心 3 分：有些邻居都很关心您 4 分：大多数邻居都很关心您	

续表

项目	评分标准		得分
4. 您与同事（只选 1 项）	1 分：相互之间从不关心，只是点头之交 2 分：遇到困难可能稍微关心 3 分：有些同事很关心您 4 分：大多数同事都很关心您		
5. 从家庭成员得到的支持和照顾	①夫妻（恋人） ②父母 ③儿女 ④兄弟姐妹 ⑤其他成员（如嫂子）	1 分：无 2 分：极少 3 分：一般 4 分：全力支持	
6. 过去，在您遇到急难情况时，曾经得到的经济支持和解决实际问题的帮助的来源有	0 分：无任何来源 下列来源有几个来源就计几分（可选多项）： A. 配偶；B. 其他家人；C. 亲戚；D. 朋友；E. 同事；F. 工作单位；G. 党团工会等官方或半官方组织；H. 宗教、社会团体等非官方组织；I. 其他（请列出）		
7. 过去，在您遇到急难情况时，曾经得到的安慰和关心的来源有	0 分：无任何来源 下列来源有几个来源就计几分（可选多项）： A. 配偶；B. 其他家人；C. 朋友 D. 亲戚；E. 同事；F. 工作单位；G. 党团工会等官方或半官方组织；H. 宗教、社会团体等非官方组织；I. 其他（请列出）		
8. 您遇到烦恼时的倾诉方式（只选 1 项）	1 分：从不向任何人诉述 2 分：只向关系极为密切的 1 ~ 2 个人诉述 3 分：如果朋友主动询问您会说出来 4 分：主动诉述自己的烦恼，以获得支持和理解		
9. 您遇到烦恼时的求助方式（只选 1 项）	1 分：只靠自己，不接受别人帮助 2 分：很少请求别人帮助 3 分：有时请求别人帮助 4 分：有困难时经常向家人、亲友、组织求援		
10. 对于团体（如党团组织、宗教组织、工会、学生会等）组织活动，您（只选 1 项）	1 分：从不参加 2 分：偶尔参加 3 分：经常参加 4 分：主动参加并积极活动		
总分			

（二）领悟社会关系量表（PSSS）

领悟社会关系量表（perceived social support scale，PSSS）共 12 个自评项目，测定个体对于来自家庭、朋友和其他社会支持的感知和理解程度。分为 3 个维度：项目 3、4、8、11 代表家庭支持；项目 6、7、9、12 代表朋友支持；项目 1、2、5、10 代表其他支持。每个项目均采用 1 ~ 7 级计分法，选项分别为极不同意、很不同意、稍不同意、中立、稍同意、很同意、极同意，分数则从 1 分到 7 分依次递增。该量表的总分由所有项目的得分相加得出，分数越高，反映个体感知到的社会支持程度越高。领悟社会支持量表内容见表 6-2-2。

表 6-2-2　领悟社会关系量表（SPSS）

项目	评分标准	得分
1. 在我遇到问题时会有人出现在我身旁	1 分：极不同意 2 分：很不同意 3 分：稍不同意 4 分：中立 5 分：稍同意 6 分：很同意 7 分：极同意	
2. 有人与我共享快乐和忧愁		
3. 我的家人能够切实具体地给我帮助		
4. 在需要时我能够从家庭获得情感上的支持和帮助		
5. 当我有困难时，有人能安慰我		
6. 我的朋友能真正地帮助我		
7. 当我出问题时，有朋友可依靠		
8. 我能与自己的亲人讨论我的难题		
9. 我的朋友们能与我分享快乐与忧愁		
10. 在我的生活中，有人关心我的感情		
11. 我的亲人乐意帮助我做决定		
12. 我能与朋友们讨论自己的难题		
总分		

三、评估结果的解释与应用

（一）社会支持评定量表评估结果与应用

1. SSRS 量表总分结果判定

（1）45 ~ 66 分：代表社会支持水平较高，个体通常拥有较为广泛和稳定的社会支持网络，他们能够从家人、朋友、同事或社区中获得情感、信息和实际帮助。

（2）23 ~ 44 分：代表社会支持水平一般，个体可能拥有一定的社会支持，但支持网络可能不够广泛或不够稳定。他们会在某些情况下感到孤立或缺乏足够的帮助，尤其是在面对较大压力或挑战时。虽然他们能够从周围人中获得一定的支持，但这种支持不足以完全满足他们的需求。

（3）12 ~ 22 分：代表社会支持水平较低，个体的社会支持网络较为薄弱，缺乏足够的情感支持或实际帮助。他们会经常感到孤独、无助，或在面对困难时难以找到有效的支持。

2. 社会支持评定量表评估结果的应用

（1）促进心理健康。老年人社会支持水平较低时，更容易感到孤独或出现抑郁情绪。SSRS 评估结果可以帮助心理医生或社会工作者识别高风险个体，并提供情感支持或心理咨询服务。对于社会支持水平较高的老年人，可以研究其支持网络的构成，推广成功经验，帮助其他老年人建立类似的支持系统。

（2）制订照护计划。许多老年人患有慢性疾病（如高血压、糖尿病等），SSRS 评估结果可以帮助医护人员制订个性化的疾病管理方案。对于术后或需要长期护理的老年人，社会支持可以显著提升康复效果。评估结果可以帮助识别需要额外支持的老年人，并安排家庭护理或社区服务。

（3）提升生活质量，促进社会参与。社会支持水平与老年人的生活质量密切相关。通过SSRS评估结果，可以设计针对性的活动（如社区聚会、兴趣小组）来增强老年人的社会参与感。对于社会支持水平较低的老年人，可以通过社区干预（如志愿者探访、电话关怀）减少他们的社会隔离感。

（4）制定养老服务与政策制度。SSRS评估结果可以帮助养老机构或社区服务机构了解老年人的支持需求，提供个性化的服务，如居家养老支持、日间照料等。政府或社会组织可以根据评估结果，制定针对老年人的社会支持政策，如增加社区活动中心、提供心理健康服务等。

（5）优化家庭支持与代际关系。通过SSRS评估结果，可以了解老年人在家庭中获得的支持情况，并为家庭成员提供指导，帮助他们更好地支持老年人。同时可以帮助识别代际关系中的问题，并通过家庭咨询或活动促进代际沟通和理解。

（6）设计社区干预项目，链接社区资源。促进通过评估老年人的社会支持水平，可以设计更有效的社区干预项目，如邻里互助计划、老年人志愿者服务等。对于社会支持水平较低的老年人，社区工作者可以帮助他们链接资源，如医疗援助、法律援助或社交活动。

（7）应急支持与危机干预。在突发事件（如自然灾害、疫情）中，社会支持水平较低的老年人可能面临更大的风险。SSRS评估结果可以帮助识别这些老年人，并提供紧急支持。对于面临重大生活变故（如丧偶、疾病）的老年人，社会支持可以帮助他们更好地应对危机。评估结果可以为危机干预提供依据。

（二）领悟社会关系量表评估结果与应用

1.PSSS量表总分结果判定

（1）12 ~ 36分：代表老年人感知到的社会支持程度较低。缺乏来自家人、朋友、同事或社区的帮助。这种低水平的社会支持会导致老年人在面对压力或困难时感到孤立无援，增加心理问题的风险，如焦虑、抑郁或孤独感。

（2）37 ~ 60分：代表老年人感知到的社会支持程度一般。这种中等水平的社会支持虽然能够帮助老年人应对部分困难，但仍需进一步优化。

（3）61 ~ 84分：代表个体感知到的支持程度较高。这种高水平的社会支持有助于老年人在面对压力或困难时更好地应对，提升心理健康水平和生活满意度。

2. 领悟社会关系量表评估结果的应用

（1）了解老年人心理状态。PSSS能反映老年人对社会支持的感知程度，若得分较低，表明其感到孤独、被忽视，有较强的情感需求。照护者可据此给予更多陪伴与情感关怀。低社会支持领悟与抑郁、焦虑等心理问题相关，通过量表结果可提前发现高风险老人，及时进行心理干预。

（2）优化照护方案。根据老年人的感知程度随时调整照护模式，若老年人对家庭支持领悟高，可加强家属参与照护的力度；若对社区支持依赖大，可增加社区照护服务的投入。根据评估结果，制订个性化服务，为缺乏经济支持的老人链接相关资源，为社交支持少的老人组织社交活动。

（3）促进社交支持体系构建。让家庭成员了解老人对支持的感受和需求，促使他们给予更多关心和帮助，改善家庭氛围。依据评估结果，有针对性地开展社区活动，为老人提供更多社交机会，拓展社交网络。

（4）评估照护效果。在照护过程中定期使用 PSSS 评估，可直观了解照护措施是否有效提高了老人的社会支持感。还可及时发现照护工作的不足，及时调整照护策略，提升照护质量。

（5）协调社会资源分配。对于社会支持匮乏的地区，可加大养老服务设施建设投入，增加专业照护人员。还可以精准对接老年人最需要的资源，如为有康复需求的老人联系康复机构，提高资源利用效率。

四、为老年人进行社会支持系统的评估

应用量表为老年人进行社会支持系统的评估。

操作目的

1. 量化评估老年人所拥有及感知到的社会支持程度，明确其社会支持网络状况。

2. 依据评估结果，识别社会支持系统中的不足与需求，为个性化养老服务及干预措施的制订提供科学依据。

3. 动态监测老年人社会支持系统的变化，评估养老服务与支持措施的效果，持续优化服务质量，提升老年人生活质量和心理健康水平。

操作程序

1. 评估

（1）确定评估对象：与老年人沟通，选择需要评估的老年人群体。

（2）了解评估背景：收集老年人的基本信息，如年龄、性别、职业、健康状况等，以及他们的家庭、社区和社会关系情况，确定量表的使用。

2. 计划

（1）环境准备：确定评估的时间、地点、方式，选取安静、无干扰的空间，确保老人舒适放松。

（2）用物准备：评估室、社会支持评定量表（SSRS）、笔、记录本或电子设备。

（3）老年人准备：向老人耐心解释评估目的、流程和保密性原则，消除其顾虑。

（4）照护人员准备：着装整洁，洗手、戴口罩及评估人员的分工和职责。

3. 实施

具体实施内容见表 6-2-3。

表 6-2-3　用 SSRS 指数量表老年人进行评估标准流程

操作流程	操作步骤	要点说明
1. 核对解释	（1）核对老年人信息，并做好解释 （2）告知评估的目的和配合方法	评估解释，确认老年人，取得配合
2. 安置体位	（1）协助老年人取舒适体位 （2）确保老年人处于放松的状态	

续表

操作流程	操作步骤	要点说明
3. 逐项进行评估	(1)您有多少关系密切，可以得到支持和帮助的朋友：1(0个)～4分(6个及以上) (2)近一年来您：1(居住完全远离人群)～4分(与家人居住) (3)您与邻居：1(不关心)～4分(非常关心) (4)您与同事：1(从不关心)～4分(非常关心) (5)从家庭成员得到的支持和照顾：①夫妻(恋人)；②父母；③儿女；④兄弟姐妹；⑤其他成员(如嫂子)。每1项1(没有支持)～4分(全力支持) (6)过去，在您遇到急难情况时，曾经得到的经济支持和解决实际问题的帮助的来源有：0(无)～9分(9个) (7)过去，在您遇到急难情况时，曾经得到的安慰和关心的来源有：0(无)～9分(9个) (8)您遇到烦恼时的倾诉方式：1(从不倾诉)～4分(主动倾诉) (9)您遇到烦恼时的求助方式：1(独立解决)～4分(经常求援) (10)对于团体组织活动：1(从不参加)～4分(主动参加)	注意老年人的情绪和体力变化，必要时暂停评估
4. 记录与观察	详细记录每项评分及观察到的细节	
5. 安置老年人	协助老年人取舒适卧位	
6. 洗手记录	(1)按七步洗手法洗手 (2)将测量数值准确记录在记录单上	预防交叉感染

4. 评估后处理

(1)计算总分：将10项得分相加，总分范围为12～66分，分数越高，社会支持水平越高。

(2)结果分析：

①45～66分：代表社会支持水平较高。

②23～44分：代表社会支持水平一般。

③12～22分：代表社会支持水平较低。

(3)记录与反馈：将评估结果详细记录在案，并反馈给老年人及其家属或相关人员。在反馈时，应注意保护老年人的隐私和尊严，避免造成不必要的困扰或伤害。

(4)注意事项：

①在评估过程中，应尊重老年人的意愿和选择，避免强迫或诱导其回答问题。

②评估结果应仅用于研究和服务目的，不得用于其他不当用途。

③在使用社会支持评定量表（SSRS）时，应注意其适用范围和限制条件，确保评估结果的准确性和可靠性。

通过以上流程，可全面评估老年人的社会支持系统的水平，为给老年人制订个性化的照护措施提供依据。

【练习题】

扫一扫二维码查看练习题。

扫一扫

任务三　老年人生活质量评估

案例导入

张奶奶，78 岁，独居，社区居家养老服务对象。3 个月前因股骨骨折住院治疗，现拄拐行走。子女定居国外，每月视频联系 2 次。社区护士近期发现其房间卫生状况下降，情绪低落，拒绝参加社区活动。

任务描述

1. 采用相关量表筛查张奶奶的心理状态。
2. 对张奶奶进行生活质量评估，并提出干预建议。

知识殿堂

一、生活质量概述

课件

（一）生活质量的定义

老年人生活质量评估是通过系统化的工具和方法，综合衡量老年人在生理、心理、社会和环境等多维度的生活状态及其对整体福祉的影响。其核心目标是识别老年人的实际需求、潜在风险及资源适配性，从而为制订个性化的健康管理、照护服务和社会支持方案提供科学依据。生活质量评估不仅关注老年人的基本生存能力（如自理能力），还涵盖情感满足、社会参与、环境适应等更高层次的需求。智慧养老技术的引入进一步扩展了评估的维度，例如通过物联网实时监测健康数据，结合人工智能分析心理状态和社会互动需求，从而提供动态、精准的评估结果。

随着人口老龄化的加剧，老年人的生活质量问题日益受到社会关注。研究表明，良好的生活质量不仅能够延长老年人的寿命，还能显著提升其幸福感和生活满意度。反之，生活质量低下可能导致老年人身体功能加速衰退、心理问题加剧，甚至增加社会医疗和照护成本。例如，孤独感和抑郁情绪是老年人常见的心理问题，如果未能及时识别和干预，可能引发更严重的健康问题。因此，生活质量评估不仅是老年人个体健康管理的重要工具，还是社会养老服务体系建设的重要组成部分。通过科学评估，可及早发现老年人的潜在问题，提供针对性的支持，从而延缓其功能衰退，提升其生活质量。

生活质量的评估旨在通过科学的方法全面了解老年人的生活状态，识别其在生理、心理、社会和环境等方面可能面临的问题和需求，从而为制订个性化的干预措施提供依据。通过评估，可以明确老年人在日常生活中遇到的困难，例如身体功能衰退、心理孤独感、社会支持不足或居住环境不适等，进而为政府、社区和家庭提供有针对性的支持和服务。例如，通过评估发现老年人存在抑郁倾向，可及时提供心理咨询服务；发现其居住环境存在安全隐患，可以建议进行适老化改造。此外，生活质量评估还为养老服务政策的制定和优化提供了重要参考，帮助政府和社会组织更合理地分配资源，提升老年人的整体福祉。

（二）生活质量评估的重要性与政策衔接

1. 个体与社会双重价值

（1）个体层面：精准识别失能风险、心理问题及社会需求，为制订个性化照护计划提供依据。例如，大连市通过《老年人能力评估规范》国家标准（MZ/T039—2013）对特殊困难老年人进行分级评估，匹配家庭养老床位或机构照护服务，显著提升服务精准性。

（2）政策层面：评估结果为长期护理保险分级、养老服务补贴发放及社区资源配置提供数据支持。2025 年大连市将完成户籍特殊困难老年人能力评估，依据“自理能力”“社会参与”等 26 项指标确定补贴标准，推动政策与需求精准对接。

2. 学科发展的推动力

生活质量评估融合老年医学、心理学、社会学等多学科方法，促进养老服务标准化。例如，WHOQOL-BREF 量表与本土化工具（如《老年人能力评估》国家标准）的结合，既保留国际通用性，又纳入“代际支持”“社区服务可及性”等中国特色指标。

（三）核心维度

1. 身体健康与功能状态

主要评估老年人的生理健康水平和日常生活能力，包括基本生活自理能力（BADL，如进食、穿衣、如厕）和工具性日常生活能力（IADL，如购物、烹饪、财务管理）。此类评估常采用综合性量表，如《Barthel 指数评定量表》和《功能性独立评定量表（FIM）》，量化老年人的功能依赖性。

2. 心理健康与情绪状态

涵盖认知功能、抑郁症状、焦虑水平及情绪调节能力。常用工具包括《简易智能状态检查量表（MMSE）》评估认知障碍，《老年抑郁量表（GDS）》筛查抑郁倾向。智慧养老平台还可通过行为数据分析（如社交频率、睡眠质量）间接评估心理状态。

3. 社会参与与支持网络

评估老年人的社会互动频率、家庭支持强度及社区资源利用情况。例如，《家庭支持量表（FSS）》量化家庭成员的经济、情感和照料支持，《社会功能量表（SF-36 社会功能子量表）》衡量社会活动参与度。智慧养老系统还可通过服务覆盖面和用户参与度数据（如平台使用频率）评估社会支持的可持续性。

4. 环境适应与安全保障

包括居住环境的适老化程度（如无障碍设施、照明安全性）、经济保障及数据隐私保护。例如，《家庭环境量表（FES）》评估居住环境的舒适性与安全性，《跌倒风险评估表》识别环境风险。智慧养老平台的技术接入便捷性和数据安全策略也被纳入评估范围。

二、生活质量评估

科学的评估工具是破解“如何精准衡量老年人生活质量”的关键。在智慧养老时代，其不仅是数据采集的标准化接口，更是连接个体需求与社会资源的桥梁。而量表的使用是智慧养老时代的“数字听诊器”，其价值不仅在于量化评估，更在于构建可追溯、可比较、可干预的老年人生活质量管理体系。

（一）评估工具的发展与挑战

1. 工具演进与本土化创新

（1）国际工具：如 SF-36 健康调查简表聚焦生理功能与情感角色，WHOQOL-OLD 量表新增感官能力、自主性等老年专属维度。

（2）本土实践：中国民政部《老年人能力评估》标准（MZ/T039—2013）将“精神状态”“社会参与”列为一级指标，并通过动态评估（如智能设备监测步态稳定性）增强工具适用性。

2. 现存问题与改进方向

（1）文化适应性不足：部分量表对农村“养儿防老”观念或城市“数字鸿沟”问题覆盖不足。

（2）技术伦理争议：智能设备数据采集可能侵犯隐私，需遵循《个人信息保护法》并辅以人工观察验证。

（二）世界卫生组织生存质量测定简表（WHOQOL-BREF）

WHOQOL-BREF 是世界卫生组织开发的普适性生存质量评估工具，适用于普通人群及慢性病患者（如老年人）。它覆盖生理、心理、社会关系和环境四大维度，共 26 个条目，具有跨文化适应性。每个条目采用 5 级评分（1= 极差，5= 极好），各维度总得分等于所属条目均分乘以 4，总体得分为各维度得分相加，范围为 0 ~ 100，分值越高，说明老年人生活质量越高。该量表经多国验证，适合不同背景老年人，可用于评估老年人主观生活质量及健康干预效果。简明健康调查问卷内容见表 6-3-1。

表 6-3-1　世界卫生组织生存质量测定简表（WHOQOL-BREF）

项目	选项	得分
下列问题是您最近 4 周内的情况		
1. 您怎样评价您的生存质量？	1 分：很差 2 分：差 3 分：不好也不差 4 分：好 5 分：很好	

续表

项目	选项	得分
2. 您对自己的健康状况满意么？	1 分：很不满意 2 分：不满意 3 分：一般 4 分：满意 5 分：很满意	
下面的问题是关于 2 周来您经历某些事情的感觉		
3. 您身体有某种不适妨碍您做需要做的事吗？	1 分：非常有 2 分：比较有 3 分：有（一般） 4 分：很少有 5 分：根本没有	
4. 您需要依靠医疗的帮助进行日常生活吗？	1 分：极需要 2 分：比较要 3 分：需要（一般） 4 分：很少要 5 分：根本不要	
5. 您觉得生活有乐趣吗？	1 分：根本没有 2 分：很少有 3 分：有（一般） 4 分：比较有 5 分：非常有	
6. 您觉得自己的生活有意义吗？	1 分：根本没有 2 分：很少有 3 分：有（一般） 4 分：比较有 5 分：非常有	
7. 您能集中注意力吗？	1 分：根本不能 2 分：很少能 3 分：能（一般） 4 分：多数能 5 分：完全能	
8. 日常生活中您感觉安全吗？	1 分：根本不能 2 分：很少能 3 分：能（一般） 4 分：多数能 5 分：完全能	
9. 您的生活环境对健康好吗？	1 分：根本不好 2 分：很少好 3 分：好（一般） 4 分：比较好 5 分：极好	

续表

项目	选项	得分
下面的问题是关于2周来您做某些事情的能力		
10. 您有充沛的精力去应付日常生活吗?	1分：根本没有 2分：很少有 3分：有（一般） 4分：比较有 5分：非常有	
11. 您认为自己的外形过得去吗?	1分：根本过不去 2分：很少过得去 3分：过得去 4分：比较过得去 5分：完全过得去	
12. 您的钱够用吗?	1分：根本不 2分：很少够用 3分：够用（一般） 4分：多数够用 5分：完全够用	
13. 在日常生活中您需要的信息齐备吗?	1分：根本不 2分：很少齐备 3分：齐备（一般） 4分：多数齐备 5分：完全齐备	
14. 您有机会进行休闲活动吗?	1分：根本没有 2分：很少有 3分：有（一般） 4分：比较有 5分：非常有	
下面的问题是关于2周来您对自己日常生活各个方面的满意程度		
15. 您行动的能力如何?	1分：很差 2分：差 3分：不好也不差 4分：好 5分：很好	
16. 您对自己的睡眠情况满意吗?	1分：很不满意 2分：不满意 3分：一般 4分：满意 5分：很满意	

续表

项目	选项	得分
17. 您对自己做日常事情的能力满意吗?	1分：很不满意 2分：不满意 3分：一般 4分：满意 5分：很满意	
18. 您对自己的工作能力满意吗?	1分：很不满意 2分：不满意 3分：一般 4分：满意 5分：很满意	
19. 您对自己满意吗?	1分：很不满意 2分：不满意 3分：一般 4分：满意 5分：很满意	
20. 您对自己的人际关系满意吗?	1分：很不满意 2分：不满意 3分：一般 4分：满意 5分：很满意	
21. 您对自己的性生活满意吗?	1分：很不满意 2分：不满意 3分：一般 4分：满意 5分：很满意	
22. 您对自己从朋友处得到的支持满意吗?	1分：很不满意 2分：不满意 3分：一般 4分：满意 5分：很满意	
23. 您对自己居住条件满意吗?	1分：很不满意 2分：不满意 3分：一般 4分：满意 5分：很满意	
24. 您对得到的卫生保健服务程度满意吗?	1分：很不满意 2分：不满意 3分：一般 4分：满意 5分：很满意	

续表

项目	选项	得分
25. 您对自己的交通情况满意吗？	1 分：很不满意 2 分：不满意 3 分：一般 4 分：满意 5 分：很满意	
下面的问题是关于 2 周来您经历某些事情的频繁程度		
26. 您有消极感受吗？（如情绪低落、绝望、焦虑、抑郁）	1 分：总是 2 分：经常 3 分：有时 4 分：很少 5 分：从不	
总分		

注：生理领域包括条目 3、4、10、15、16、17；心理领域包含条目 5、6、7、19、26；社会关系领域包括条目 20、21、22；环境领域涵盖条目 8、9、12、13、14、23、24、25。

（三）生活满意度指数 B 量表（LSIB）

LSIB 是一种常用的老年人生活质量评估工具，全称为生活满意度指数 B。它由美国社会学家 Neugarten 等人于 1961 年开发，旨在通过量化评估老年人对生活的主观满意度，反映其心理状态和生活质量。该量表包含 20 个条目，分为情感满意度、社会关系满意度、生活目标与意义、环境适应性 4 个维度，Likert 式评分（如 0 ～ 2 分）。分数为 0（满意度最低）～ 22 分（满意度最高），分数越高，满意度越高。LSIB 侧重于主观满意度，无法替代对生理功能或认知能力的客观评估，实际应用中需结合多维度方法。生活满意度指数 B 量表（LSIB）内容见表 6-3-2。

表 6-3-2 生活满意度指数 B 量表（LSIB）

项目	评分标准	得分
1. 你这个年纪最大的好处是什么？	1 分：积极的答案 0 分：没有任何好处	
2. 今后五年你打算做什么？你估计今后的生活会有什么变化？	2 分：变好，或无变化 1 分：无法预料，各种可能性都有 0 分：变坏	
3. 你现在生活中最重要的事情是什么？	2 分：任何自身之外的事情，或令人愉快的对未来的解释 1 分：维持现状、保持健康或工作 0 分：摆脱现在的困境、或目前什么重要的事情也没有、或提起以往的经历	

续表

项目	评分标准	得分
4. 与早期的生活相比，你现在是否幸福？	2 分：现在是最幸福的时期，过去和现在同样幸福；或无法比较出合适更幸福 1 分：最近几年有些不如以前了 0 分：以前比现在好，目前是最糟糕的时期	
5. 你是否曾担心人们期望你做的事你却不能胜任——你无法满足人们对你的要求？	2 分：不曾担心 1 分：略有些担心 0 分：担心	
6. 如果你想怎样就能怎样，那么你最喜欢生活在哪里（国家名）？	1 分：目前所在地 0 分：任何其他地方	
7. 你感到孤独的时间有多少？	2 分：从未有过 1 分：有时 0 分：经常，十分频繁	
8. 你感到生活无目的的时间有多少？	2 分：从未有过 1 分：有时 0 分：经常，十分频繁	
9. 你希望将来与好朋友在一起的时间更多一些还是自己独处的时间更多一些？	2 分：现在这样很好 1 分：与好朋友在一起的时间更多一些 0 分：自己独处的时间更多一些	
10. 你在目前的生活中发现多少不幸的事情？	2 分：几乎没有 1 分：有一些 0 分：许多	
11. 当你年迈之后，事情比原先想象得好还是不好？	2 分：好 1 分：和预期差不多 0 分：不好	
12. 你对自己生活的满意程度如何？	2 分：非常满意 1 分：相当满意 0 分：不太满意	
总分		

（四）健康测定 12 条简表（SF-12）

SF-12 是 SF-36（short form-36）的简化版本，用于评估个体身体和心理健康状态的总体情况。它共包含 12 个项目，这些项目涵盖了 8 个健康维度和 2 个总体健康得分，能够全面反映个体的健康状况。具体如下。

1. 生理功能

评估个体进行日常活动的能力。

2. 生理职能

评估因身体健康问题对个体工作或其他活动的影响。

3. 躯体疼痛

评估个体的身体疼痛程度及其对日常生活的影响。

4. 一般健康感受

评估个体对自身整体健康状况的看法。

5. 活力

评估个体的精力和疲劳程度。

6. 社交功能

评估个体参与社交活动的能力。

7. 情感职能

评估因心理健康问题对个体工作或其他活动的影响。

8. 心理健康

评估个体的心理健康状况，如情绪稳定性、焦虑等。

这 8 个维度最后归纳为生理健康和心理健康两个综合指标。按照 SF-12 第二版的评分方法，所有调查对象的生理健康和心理健康都会被评分，分数范围在 0 到 100 之间，0 分表示最差状态，100 分表示最佳状态。此量表在我国已经过多数学者的广泛验证，能够全面反映个体的身体和心理健康状态，并在多个领域具有广泛的应用价值。

三、评估结果的解释与应用

生活质量评估，既能精准识别老年人健康、心理及社会需求，为个性化养老服务提供依据，又能推动社会资源优化配置，促进老年群体福祉提升与社会可持续发展。

（一）世界卫生组织生存质量测定简表（WHOQOL-BREF）评估结果与应用

1. WHOQOL-BREF 量表总分结果判定

（1）90 ~ 100 分：生存质量非常好。老人在生理健康、心理健康、社会关系和环境领域均表现优异，整体生活质量非常高。通常表现为身体状态良好、情绪积极、社交关系融洽及对生活环境非常满意。这类个体对生活的满意度极高，能够很好地应对生活中的挑战。建议继续保持当前的生活方式，并关注长期的身心健康。

（2）70 ~ 89 分：生存质量较好。老年人在大多数领域表现良好，整体生活质量较高。通常表现为身体健康、情绪稳定、社交关系和谐及对生活环境较为满意。尽管可能存在一些小的困扰，但整体上对生活的满意度较高。建议继续保持健康的生活习惯，并关注潜在的风险因素，以维持或进一步提升生活质量。

（3）50 ~ 69 分：生存质量一般。老年人在某些领域表现尚可，但整体生活质量仍有较大的提升空间。可能存在一些影响生活质量的因素，如轻微的健康问题、偶尔的情绪波动或对生活环境的部分不满。建议通过调整生活方式、加强社交支持或改善环境条件等方式，逐步提升生活质量。

（4）0 ~ 49分：生存质量较差。老年群体在生理健康、心理健康、社会关系或环境领域中可能存在较多问题，整体生存质量较低。可能表现为身体不适、情绪低落、社交孤立或生活环境不佳等。建议重点关注具体领域的得分，找出问题的根源，并采取相应的干预措施，如医疗支持、心理辅导或改善生活环境等，以提升生活质量。

2. WHOQOL-BREF 量表评估结果的应用

（1）能够全面评估老年人需求。该量表覆盖生理、心理、社会和环境4个维度，符合老年人因衰老、慢性病、孤独感等多方面的生活质量问题。例如：可识别老年人身体机能下降（如行动不便）、心理抑郁、社会参与减少等问题。

（2）早期发现健康风险。通过量表筛查，可提前识别独居、失能等高风险老年群体，为干预提供依据。同时可以结合临床数据，辅助制订个性化养老方案（如康复计划、心理支持）。

（3）政策与服务优化。为社区或政府评估养老服务质量提供医疗可及性、社区活动满意度等数据支持。推动老年人居住环境的改善、增加其社交活动。

（4）研究与干预效果评价。可用于阿尔茨海默病、慢性病管理等老年病学研究，比较不同干预措施的效果。例如：验证"家庭医生签约服务"对老年人生活质量的提升作用。

（二）生活满意度指数B量表（LSIB）评估结果与应用

1. LSIB 量表总分结果判定

（1）19 ~ 22分：代表老年人对生活的整体满意度较高，通常对过去的生活经历感到满意，对当前的生活状态感到幸福，并对未来充满期待。他们能够积极面对生活中的挑战，并从中找到意义和乐趣。

（2）13 ~ 18分：老年人对生活的满意度处于中等水平，虽然对某些方面（如健康、经济或社交）可能存在不满，但整体上仍能保持一定的积极态度。他们可能对生活有一定的期待，但也会因为现实中的困扰而感到矛盾或焦虑。

（3）0 ~ 12分：老年人对生活的整体满意度较差，可能对过去的生活经历感到遗憾或不满，对当前的生活状态感到失望，或对未来缺乏信心和期待。这种低满意度可能源于多种因素，如身体健康问题、经济压力、社交孤立或心理困扰。

2. LSIB 量表评估结果的应用

（1）了解老年人的主观幸福感。LSIB 通过评估老年人对生活的整体态度，能够反映其主观幸福感和生活满意度。用于识别老年人是否存在情绪低落、孤独感或对生活失去兴趣等问题。为心理干预提供依据，如通过心理咨询、社交活动等方式提升老年人的幸福感。

（2）识别老年人的生活困扰。该量表涵盖了对过去、现在和未来生活的态度，能够帮助识别老年人生活中的具体困扰。例如，如果老年人在"对未来的期待"条目得分较低，可能表明其对未来缺乏信心，需要加强心理支持。并且可以通过分析低分条目，制订针对性的干预措施。

（3）监测老年人生活质量的变化。该量表可以定期评估，动态监测老年人生活质量的变化。例如，用于评估干预措施（如健康管理、心理支持等）的效果。通过比较不同时间点的得分，了解老年人生活满意度的改善情况。

（4）支持老年人福利政策的制定。量表评估结果可以为政府或社会组织制定老年人福利政策提供数据支持。例如，通过大规模调查了解老年人生活满意度的整体水平，发现普遍存在的问题（如经济压力、社交孤立等）。并为政策制定者提供科学依据，设计更符合老年人需求的服务和福利。

四、为老年人进行生活质量的评估

应用量表为老年人进行生活质量的评估。

操作目的

1. 评估老年人的生活质量

了解老年人在生活各方面的满意度，包括健康、社交、心理状态等。

2. 识别潜在问题

通过评估结果，发现老年人生活中可能存在的困难或不满，为后续干预提供依据。

3. 制订个性化干预计划

根据评估结果，制订针对性的支持计划，提升老年人的生活质量。

4. 长期跟踪与改进

通过定期评估，跟踪老年人的生活质量变化，及时调整干预措施。

操作程序

1. 评估前准备

（1）环境选择：在安静、私密且舒适的场所进行（如社区卫生服务中心心理咨询室、老年人住所）。

（2）评估者培训：确保评估人员熟悉量表内容、评分标准及老年人沟通技巧（如语速放缓、使用方言）。

（3）材料准备：打印量表（含条目解释）、知情同意书、记录笔及计算器。

2. 评估方法

（1）面对面访谈：由评估者逐条询问，老年人口头回答“是”或“否”，评估者代为勾选答案。

（2）自填式问卷：针对文化程度较高、视力良好的老年人，提供纸质问卷自行填写，评估者在旁辅助解答疑问。

（3）特殊情况处理：对听力障碍者使用扩音器，对认知障碍者简化问题（如将“你对生活大体上满意吗？”改为“你开心吗？”）。

3. 实施

具体实施内容见表 6–3–3。

表 6-3-3 LSIB 指数量表对老年人进行评估标准流程

操作流程	操作步骤	要点说明
1. 准备阶段	(1)选择 LSIB 量表，确保其适用于老年人群体 (2)准备评估环境，选择安静、舒适的空间 (3)向老年人说明评估目的、流程及意义	※ 确保量表的信效度适合老年人 ※ 提供必要的辅助工具(如老花镜、放大镜等) ※ 强调评估结果的保密性，消除老年人的顾虑
2. 实施评估	(1)逐条读出 LSIB 量表的问题，确保老年人理解每个问题的含义 (2)记录老年人的回答，观察其情绪和反应 (3)确保老年人完成所有问题，避免遗漏	※ 对于有阅读或理解困难的老年人，评估者需耐心解释问题。避免引导性语言，确保回答客观 ※ 注意老年人的非语言反应(如犹豫、困惑等)。记录特殊情况，便于后续分析 ※ 对于不愿回答的问题，尊重老年人的选择，但需记录原因。协助老年人取舒适体位
3. 计算总分	(1)根据 LSIB 量表的评分标准，计算老年人的总分 (2)分析各维度得分，识别高分项和低分项 (3)重点关注低分项，分析可能的原因(如健康问题、孤独感等)	※ 确保评分准确，避免计算错误
4. 结果分析	(1)结合老年人的实际情况，分析评估结果的意义 (2)确定需要优先改善的领域(如健康、社交、心理等)	※ 将评估结果与老年人的健康状况、家庭环境等结合分析。识别潜在问题，为制订干预计划提供依据。 ※ 根据低分项和老年人的需求，确定干预重点
5. 记录与反馈	(1)将评估结果详细记录在老年人的健康档案中 (2)向老年人及其家属反馈评估结果，解释其意义	※ 确保记录完整、准确，便于后续跟踪 ※ 使用通俗易懂的语言解释评估结果。提供改进建议，鼓励老年人积极参与干预计划
6. 定期复查	(1)定期(如每 3 ~ 6 个月)使用 LSIB 量表对老年人进行复查 (2)将复查结果与之前的结果进行比较，分析干预效果	※ 根据复查结果，调整干预计划 ※ 评估干预措施的有效性，识别仍需改进的领域

4. 评估后处理

(1)计算总分：按条目计分规则累加得分，总分范围 0 ~ 22 分，分数越高，老年人生活满意度越高。

(2)结果分析：

① 19 ~ 22 分：生活满意度较高。

②13 ~ 18 分：生活满意度中等。

③0 ~ 12 分：生活满意度较低。

（3）记录与反馈：将评估结果详细记录在老年人的健康档案中。向老年人及其家属反馈评估结果解释其意义，并提出改进建议。

（4）注意事项：

①保护隐私：确保评估结果的保密性，仅向相关人员提供必要信息。

②尊重老年人意愿：在评估和干预过程中，尊重老年人的选择和意愿，避免强迫。

③定期复查：建议定期进行生活满意度评估，跟踪老年人的生活质量变化。

通过以上评估，可以全面了解老年人的生活质量，识别潜在问题，并制订针对性的干预措施。评估后处理环节是确保评估结果有效应用的关键，需注重结果分析、反馈和隐私保护。通过系统的评估和干预，能够有效提升老年人的生活满意度和幸福感。

【练习题】

扫一扫二维码查看练习题。

扫一扫

拓展阅读

WHO《老年整合照护（ICOPE）指南》聚焦于生理、心理、社会适应与环境四大维度，通过多学科协作的综合评估体系，结合标准化工具（如 WHOQOL-BREF、LSIB 量表）全面监测老年人健康状态。指南强调躯体功能、慢性病控制、营养状况等生理指标，同时关注认知能力、情绪状态及主观幸福感等心理健康要素，并评估社会参与度、经济安全性及居住环境适老化水平。中国实践在此基础上补充了健康素养、中医养生及数字化适应能力等本土化指标，形成涵盖生活自理、疾病控制、文化参与等九项核心标准的评估框架，旨在推动健康老龄化目标的实现。

点燃思考

张奶奶，78 岁，现居住在自家住宅，与儿子、儿媳及孙子共同生活。身高 160 cm，体重 55 kg，高中学历，企业退休，老伴去世 5 年，月退休金 3000 元，子女经济稳定且十分孝顺，在经济和生活上给予全方位支持。张奶奶爱好编织、养花，喜欢吃面食、肉类，对海鲜过敏，不爱运动，日常活动范围主要在小区内。性格开朗，但随着年龄增长，逐渐出现记忆力减退情况。既往病史：冠心病史 8 年，高脂血症 5 年，轻微关节炎 3 年。

目前状况：居住在家中 2 年，因关节炎导致行走缓慢，上下楼梯困难，日常在室内活动无须辅助工具，但在小区内散步需借助拐杖。能自行完成洗漱、穿衣等基本日常活动，但速度较慢。可以自行进食，不过因牙齿不好，食物需处理得软烂。能自行前往卫生间，但起夜时需家人协助开灯。睡眠质量较差，夜间易惊醒。与家人沟通顺畅，乐于参与家庭活动，但与小区内其他老人交流减少。对新鲜事物接受度较低，不使用电子设备。

照护任务：请根据老人情况完成社会系统评估、家庭功能评估及生活质量评估，并据此撰写一份全面的照护计划。

实际照护任务

1. 运用社会支持评定量表对张奶奶的社会系统进行评估，分析其社会支持网络的优势与不足。

2. 使用家庭功能评定量表对张奶奶的家庭功能进行评估，判断家庭功能是否良好并指出需要改进的方面。

3. 通过世界卫生组织生存质量测定简表评估张奶奶的生活质量，明确影响其生活质量的关键因素。

项目七
常见老年综合征和老年问题评估

学习目标

素质目标

1. 具有以老人为中心，“以人为本”的职业素养及公平公正诚信的职业道德。
2. 具备善于与老年人进行有效沟通的素质及在服务中时刻保护老人安全的安全意识。

知识目标

1. 了解掌握老年人能力评估的基本概念和重要性。
2. 熟悉老年人躯体功能评估的流程。
3. 掌握老年人躯体功能评估的内容、方法和注意事项。

能力目标

1. 能够有效地和老年人沟通，准确地进行相关评估。
2. 能运用适当的评估工具对老年人进行躯体功能评估。

知识导读

- 常见老年综合征和老年问题评估
  - 跌倒的评估
    - 跌倒的概述
    - 跌倒的评估方法与工具
    - 评估结果的解释与应用
    - 为老年人进行跌倒的评估
  - 老年人营养与饮食问题评估
    - 营养与饮食问题概述
    - 营养与饮食问题评估方法与工具
    - 为老年人进行营养与饮食问题的评估
  - 老年人睡眠问题评估
    - 睡眠问题的概述
    - 睡眠问题评估方法与工具
    - 为老年人进行睡眠问题评估
  - 老年人尿失禁的评估
    - 尿失禁的概述
    - 尿失禁评估方法与工具
    - 为老年人进行尿失禁的评估
  - 老年人疼痛的评估
    - 疼痛的概述
    - 疼痛评估方法与工具
    - 为老年人进行疼痛的评估
  - 老年人压力性损伤的评估
    - 压力性损伤概述
    - 压力性损伤评估方法与工具
    - 为老年人进行压力性损伤的评估
  - 老年人深静脉血栓的评估
    - 深静脉血栓概述
    - 深静脉血栓评估方法与工具
    - 评估结果的解释与应用
    - 为老年人进行深静脉血栓的评估
  - 老年人骨质疏松症的评估
    - 骨质疏松症概述
    - 骨质疏松症评估方法与工具
    - 评估结果的解释与应用
    - 为老年人进行骨质疏松症的评估

赛证对接

本项目知识、能力、素质在比赛中通过实际照护任务的形式考查相关评估项目，通常考察选手在真实情境下的应对能力，参赛选手需要根据老年人的具体情况，对常见老年综合征和老年问题进行评估，主要包括跌倒、营养与饮食问题评估、睡眠问题、尿失禁、疼痛、压力性损伤、深静脉血栓、骨质疏松症等的评估。还需要根据评估结果，书写相关的照护计划、健康教育海报和反思报告等环节。

任务一 跌倒的评估

案例导入

王奶奶，72 岁。独居，经济状况良好。高血压病 20 余年。半年前突发脑梗死，导致右侧肢体活动不良，行走需使用助行器。居家条件较差，室内狭窄，灯光不明亮。1 周前如厕，不慎跌倒，右前臂骨裂，石膏固定。

任务描述

1. 王奶奶现阶段的跌倒风险级别为几级？请对老人跌倒进行风险评估。
2. 请根据王奶奶目前的情况进行预防跌倒的健康教育。

知识殿堂

一、跌倒的概述

课件

老年人跌倒是一个严重的公共卫生问题，尤其在人口老龄化加剧的背景下，其现状令人关注。据中国老龄科学研究中心 2023 年发布的《老年人体质与跌倒风险测试报告》显示，老年人跌倒风险随着年龄增长而显著增加。此外，世界卫生组织（WHO）的数据显示，全球每年约有 68.4 万例致命跌伤，跌倒已成为仅次于道路交通伤害的第二大非故意伤害死亡原因。目前 65 岁以上患者跌倒发生率达 30%，80 岁以上老年人跌倒的年发生率高达 50%，不但给老人带来痛苦，还给老人和家庭带来沉重的经济负担，因此筛查与评估是预防跌倒非常关键的一步。尽管近年来我国在公共卫生和医疗条件上有所改善，但老年人跌倒死亡率仍在上升，尤其是高龄群体。

（一）跌倒的定义

跌倒（fall）是指一种不能自我控制的意外事件，指个体突发的、不自主的、非故意的体位改变，而脚底以外的部位停留在地上或者更低的平面上。

（二）跌倒的分类

按照国际疾病分类（ICO-10）中的定义，跌倒包括两类，即从一个平面至另一个（更低）平面的跌落和同一平面的跌倒（图 7-1-1）。

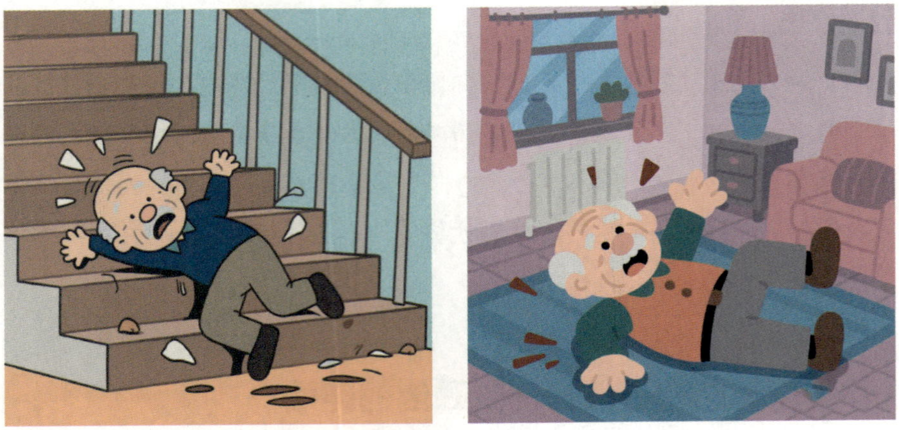

图 7-1-1　跌倒分类

二、跌倒的评估方法与工具

老年人跌倒的评估方法主要是应用现有的各种评估量表对老年人实际情况进行评估，同时也可采用其他方法进行评估。

（一）跌倒的评估方法

1. 观察法

观察法在跌倒风险评估中具有关键意义，通过直接观察老年人的实际行为与身体状态（如步态稳定性、辅助工具使用、静脉管路限制等），能够客观识别其难以自我感知或隐瞒的风险因素，例如步态摇晃、起身困难或环境障碍物干扰，弥补自我报告的主观偏差。观察法尤其适用于认知障碍或语言表达受限者，可实时捕捉动态风险（如转身失衡、试图自行下床），同时验证其他评估方法（如提问法）的准确性，例如患者自称无须辅助工具但实际行走时频繁扶墙，需以观察结果为准。此外，观察法还能发现潜在环境危险（如地面湿滑、照明不足），为制订针对性干预措施（如调整家具布局、加装扶手）提供直观依据，从而提升评估的全面性与可靠性，确保风险判断更贴近真实场景。

2. 量表法

量表评估在跌倒风险评估中具有核心意义，其通过标准化条目将复杂的风险因素（如步态、病史、环境）转化为量化评分，实现风险分级（低、中、高危）与干预优先级划分，为照护人员提供客观、可复现的判断依据；量表工具以科学验证的信效度为基础，系统性覆盖跌倒关键诱因（跌倒史、认知障碍、辅助工具使用等），避免主观经验偏差，尤其适用于医院、养老院等场景快速筛查高危人群（如评分≥ 45 分需 24 小时监护）；同时，量表的量化特征便于动态追踪风险变化（如康复后评分降低）及跨团队协作（医护、康复师统一标准），尽管存在对动态活动（如上下楼梯）或环境因素（地面湿滑）评估不足的局限，仍需结合观察法与病史分析。但其高效性、结构化和风险导向性仍使其成为跌倒预防体系的基石，显著提升风险评估的规范性、干预精准性及资源分配效率。

3. 提问法

提问法通过高效沟通整合多方信息，弥补单纯依赖观察或量表的局限，是跌倒风险评估中连接主观感知与客观风险的重要桥梁。提问法可快速获取关键主观信息，通过直接询问老年人跌倒史（如“过去3个月是否跌倒过？”）及用药情况（如是否使用镇静剂或降压药），快速识别高风险个体。并可主观反馈能补充观察法难以捕捉的潜在风险，如头晕、意识模糊等症状。揭示认知与健康状态：提问定向力（如“今天是星期几？”）和疾病史（如关节炎、视力障碍），可评估认知缺陷与慢性病对行动能力的影响，为制订个性化干预提供依据。当观察结果与患者自述矛盾时（如自称无须辅助工具但步态不稳），提问结合家属佐证可提高准确性，尤其适用于认知障碍或隐瞒病史者。

（二）跌倒风险评估工具

跌倒风险评估工具用于评定老年人有无跌倒风险，通过评估老年人的跌倒风险找出老年人跌倒高危人群，并识别跌倒危险因素进行干预，从而减少跌倒的发生，避免因跌倒给老人带来的危害。

Morse跌倒风险评估量表由中国学者周君桂于2010年翻译为中文，是评估跌倒风险最常用的量表，主要通过观察老人多种功能活动来评价评定老人重心主动转移的能力，对评定对象动、静态、平衡功能进行全面检查，是一个标准化的评定方法。评估工具一般由经过专门训练的人员完成，该量表临床应用广泛，具有较好的信度、效度和敏感度。

1. Morse跌倒评估量表评定内容

Morse跌倒评估量表包括有无跌倒史、医学诊断个数、是否使用助行器具、静脉输液/置管/使用药物治疗、步态/移动、精神状态等6个方面。

2. Morse跌倒评估量表的评定方法及评定标准

Morse跌倒评估量表包括6个动作项目，将每一个评定项目分为不同的分值给予记分（表7-1-1），最高分为30分，最低分为0分，总分为125分。

表7-1-1　Morse跌倒评估量表

评估内容	评分标准	评估日期
近3个月有无跌倒史	没有=0 有=25	
有无超过1个医学诊断	没有=0 有=15	
有无使用助行器具	没有需要=0 卧床且不能主动转移=0 由护士或其他人扶行=0 使用拐杖/手杖=15 使用四角叉=15 依扶家具=30	

续表

评估内容	评分标准	评估日期
有无静脉输液 / 置管 / 使用药物治疗	没有 =0 有 =20	
步态	正常 =0 卧床且不能主动转移 =0 轮椅代步 =0 虚弱无力 =10 功能受损 =20	
精神状态	正确了解自己的能力 =0 忘记自己限制 / 意识障碍 / 躁动不安 / 沟通障碍 / 睡眠障碍 =15	
总分：125 分	得分	
备注：		
老年人能力评估师签名：		
护士长签名：		

3. Morse 跌倒风险评估量表评分细则

Morse 跌倒风险评估量表评分细则见表 7-1-2。

表 7-1-2　Morse 跌倒风险评估量表评分细则

危险因素	评分	
曾有跌倒 / 坠床（3 个月内）/ 视觉障碍	无 =0	有 =25 （1）跌倒史：指近 3 个月内因自身原因引发跌倒（不包括车祸、天气等意外跌倒） （2）视觉障碍：任何疾病及其他原因导致的 2 米内视物不清，影像正常生活者。包括：单 / 双盲、弱视、复视、白内障、青光眼、眼底病、糖尿病性视网膜病变、老年性视力退化等
多于一个疾病诊断	无 =0	有 =15 存在两个及以上不同系统的医疗诊断

续表

危险因素	评分		
使用助行器具	没有需要 / 完全卧床 / 护士扶持 =0 （1）完全卧床：老人因昏迷、大手术后、极度虚弱等无法自行活动；或老人有活动能力但因疾病治疗需卧床休息，且依从性好，完全能做到不下床活动 （2）护理人员扶持：老人每次下床活动都有家属、陪护、护士等人扶持，且扶持的人具有扶持的力量，且方法正确，能保证老人活动时的安全	拐杖 / 手杖 / 助行器 =15 （1）行走时需要拐杖、手杖或助行器的帮助 （2）老人在家长使用辅助用具，入院时未带入医院或机构 （3）经护士观察，老人有活动及平衡能力缺失，需要使用辅助用具，并提供	扶家具 / 墙体等固定 =30 老人行走及开活动困难，需要扶靠墙面、衣柜、桌子、凳子等行走
静脉输液 / 置管 / 使用药物治疗	无 =0	有 =20 （1）静脉输液：以病人入院 24 小时内有无长期大剂量输液计划 （2）置管：是指在使用的静脉输液 / 置管，如 PICC 带管留置未使用者计 0 分 （3）使用药物治疗：使用麻醉止痛剂、抗组胺药、降压药、降糖药、散瞳剂、镇静安眠剂、镇挛抗癫剂、轻泻剂、扩血管药、抗心律失常药、抗抑郁、抗焦虑、抗精神病药等	
步态 / 移动	正常 / 卧床 / 轮椅代步 =0 正常肌力、双下肢肌力 3 级以上、轮椅代步 =0	70 岁 / 乏力 / 体位性低血压 =10 （1）双下肢肌力 3 级及以下（稍差，行走时，拖着脚步，步距变短，仍可抬起头，步行而不失平衡）=10 分 （2）体位性低血压：站立后收缩压较平卧位时下降 20 mmHg 或舒张压下降 10 mmHg	失调及不平衡 / 头晕 =20 失调及不平衡：双下肢肌力在 3 级及以下但两侧不相同（非常差，行走时，拖着脚步，步距变短，不能抬起头步行，需要找附近物件作扶手或需要协助）
精神障碍	有自知力 =0 神志清楚，能控制自己的行为能力，也包括痴呆老人安静状态下；及完全无自理能力；药物镇静状态	无自控力 / 意识障碍 =15 精神异常、躁动不安、意识障碍、沟通障碍、睡眠障碍或是老人非常自信，对护士的评估提醒漠视均为 15 分	

三、评估结果的解释与应用

1. Morse跌倒风险评估量表总分结果判定

量表总分为125分，得分越高表示跌倒风险越大。

（1）小于25分为低危跌倒风险。

（2）25 ~ 45分为中危跌倒风险。

（3）大于45分为高危跌倒风险，高危跌倒风险的老年人每月评估1次。

病情变化或使用易导致跌倒的药物时需要重新评估，老人若专科后需重新评估。

2. Morse跌倒风险评估量表评估结果的应用

根据跌倒风险评估分值选择相应的防范措施。

（1）一般防范措施（小于25分）：老人入院时介绍院区环境，嘱老人需穿防滑鞋；院区病房、走廊无障碍，照明适度；卫生间设置扶手、紧急呼叫铃等辅助设施；提供助行器、轮椅等辅助工具；常用的物品放在保证老人可触及处；病床、轮椅、平常安全使用。

（2）标准防范措施（25 ~ 45分）：床头放置防跌倒警示牌；嘱专人陪护，呼叫铃放在老人可触及处；提供辅助设施老人能正确使用；保证老人鞋袜合适，穿防滑鞋；观察老人用药后的不良反应；加强对老人及家属的宣教，提高预防跌倒的意识。

（3）高危防护措施（大于45分）：告知家属应有专人陪护老人；通知医生，进行针对性治疗；加强监护和帮助；老人独处时或意识不清、无自控能力者，需将床栏拉起；必要时限制老人活动，适当约束老人；列入交接班内容。

综上所述，跌倒的评估结果在养老服务中具有重要价值，能够准确识别老人的跌倒风险，并能提出有效的防范措施尤为重要。

四、为老年人进行跌倒的评估

应用量表为老年人进行跌倒的评估。

操作目的

1. 掌握跌倒评估工具的内容及使用方法。

2. 具有根据量表评估结果确定其风险程度，指导照护分级的能力。

3. 具有制订预防跌倒或干预计划的能力。

操作程序

1. 评估

辨识老年人，与老年人沟通。

评估老年人性别、年龄、意识状态、合作程度、对疾病的态度和认知程度，确定采用何种量表进行评估。

2. 计划

环境准备：环境安静整洁，温湿度适宜，光线充足。

老年人准备：向老年人及家属解释评估的目的、方法、注意事项及配合要点，且愿意配合，确保老年人处于舒适、放松的状态。

照护人员准备：着装整洁，洗手，戴口罩。

用物准备：评估室、Morse 跌倒风险评估量表、笔、记录本或电子设备。

3. 实施

具体实施内容见表 7–1–3。

表 7-1-3　Morse 跌倒风险评估量表老年人进行评估标准流程

操作流程	操作步骤	要点说明
1. 核对解释	（1）核对老年人信息，并做好解释 （2）告知评估的目的和配合方法	评估解释，确认老年人，取得配合
2. 安置体位	（1）协助老年人取舒适体位 （2）确保老年人处于放松的状态	
3. 逐项进行评估	（1）有无跌倒史：0 分、25 分 （2）医学诊断个数：0 分、10 分 （3）是否使用助行器具：0 分、15 分、30 分 （4）静脉输液 / 置管 / 使用药物治疗：0 分、20 分 （5）步态 / 移动：0 分、10 分、20 分 （6）精神状态：0 分、15 分	注意老年人的情绪和体力变化，必要时暂停评估
4. 记录与观察	详细记录每项评分及观察到的细节	
5. 安置老年人	协助老年人取舒适卧位	
6. 洗手记录	（1）按七步洗手法洗手 （2）将测量数值准确记录在记录单上	预防交叉感染

4. 评估后处理

（1）计算总分：将 6 项得分相加，总分范围为 0 ～ 125 分，分数越高，跌倒风险越高。

（2）结果分析：小于 25 分为低危跌倒风险；25 ～ 45 分为中危跌倒风险；大于 45 分为高危跌倒风险。

（3）记录与反馈：将评估结果记录在健康档案中。定期复评，跟踪老年人跌倒风险的变化。

（4）注意事项：

①环境安全：确保评估环境安全、无障碍物，地面平整、干燥，避免滑倒风险。评估过程中，确保有足够的空间供老年人活动，避免因空间狭小导致意外。

②尊重隐私和尊严：在进行身体检查或评估时，注意保护老年人的隐私，避免不必要的暴露。用温和、尊重的语言与老年人沟通，避免让其感到不适或被冒犯。

③观察细节：在评估过程中，仔细观察老年人的行为、步态、表情和反应，注意是否有异常表现。对于老年人的主诉，要认真倾听并记录，避免因忽视细节而遗漏重要信息。

④安全防护：在进行平衡或步态测试时，确保有专人陪同或提供必要的支持，防止老年人在测试过程中跌倒。如果老年人表现出明显的不稳定性或疲劳，应立即停止测试，并采取适当措施保护其安全。

⑤动态评估：定期复评，及时调整护理计划。

通过以上流程，可全面评估老年人的跌倒风险，为给老年人制订个性化的照护措施提供依据。

【练习题】

扫一扫二维码查看练习题。

扫一扫

拓展阅读

现代信息化技术在老年人跌倒评估中的应用，通过融合物联网、人工智能（AI）、可穿戴设备及大数据分析等技术，显著提升了评估的精准性、实时性和干预效率。如基于传感器的动态监测与风险评估，利用可穿戴设备与多模态传感器，通过集成加速度计、陀螺仪、磁力计等传感器，实时监测老人的运动轨迹、步态稳定性及体位变化。例如，9轴传感器可综合检测加速度、角速度和方位，结合边缘计算技术区分跌倒与日常活动（如弯腰、坐下），降低误报率。可长期连续监测，捕捉突发性跌倒和慢性步态异常。环境感知设备利用Wi-Fi信号分析、智能摄像头等非侵入式技术可通过人体姿态识别和运动模式分析，评估跌倒风险。例如，AI视觉算法（如卷积神经网络）结合背景减除技术，精准识别跌倒动作并触发报警。信息化技术通过实时监测、数据驱动决策和智能预警，将跌倒评估从静态量表扩展至动态、多维的全程管理，显著提升了预防效果和老年人生活质量。未来需进一步推动技术标准化与跨平台整合，构建覆盖医疗、社区、家庭的智慧化防跌倒网络。

任务二　老年人营养与饮食问题评估

案例导入

李兰，女，66岁，入住夕阳红医养结合养护院301房间6床，月退休金5000元。糖尿病史8年。口服降糖药物控制效果不佳。1个月前多饮、多尿、乏力等症状加重。日常饮食常是咸菜配馒头，很少摄入肉类、蔬果。去医院检查，发现多项营养指标异常。

任务描述

1. 李奶奶的这种饮食结构对她的糖尿病病情控制和整体营养状况产生了怎样具体的不良影响？

2. 在饮食安排和生活照料方面，有哪些切实可行且适合其情况的措施？

知识殿堂

一、营养与饮食问题概述

（一）营养与饮食问题定义

课件

营养是指人体摄取、消化、吸收和利用食物中营养物质以满足机体生理需要的生物学过程，这些营养物质涵盖蛋白质、碳水化合物、脂肪、维生素、矿物质和水，它们对维持生命活动、促进生长发育等至关重要。

而饮食则是人们日常所摄入的食物种类、数量及进食的方式和习惯。对于老年人而言，合理的饮食结构与科学的进食习惯，对满足其特殊营养需求、维持身体健康极为关键。

随着年龄增长，由于老年人因牙齿不好等身体机能衰退，部分老年人主食结构不合理、蔬果摄入不足等原因，减少了富含维生素、矿物质和膳食纤维的蔬菜与水果的食用，增加了患病风险。此外，进食量不足、吃饭过快过烫等不良饮食习惯，也影响着老年人的营养摄取和身体健康。

（二）营养与饮食问题分类

老年人营养与饮食问题包括营养不良、营养过剩、饮食结构不合理、饮食行为问题。

1. 营养不良

（1）蛋白质缺乏：老年人对蛋白质的吸收利用率降低，但身体修复和免疫功能又需要足够的蛋白质。若日常饮食中肉类、鱼类、蛋类、豆类等富含优质蛋白的食物摄入不足，就会导致蛋白质缺乏，表现为身体虚弱、易疲劳、免疫力下降、伤口愈合缓慢等。

（2）维生素缺乏：

①维生素 D 缺乏：老年人皮肤合成维生素 D 的能力减弱，而阳光照射不足和食物中维生素 D 摄入不够，容易引发维生素 D 缺乏。这会影响钙的吸收和利用，增加骨质疏松、骨折的风险。

②维生素 B_{12} 缺乏：老年人胃黏膜萎缩，胃酸分泌减少，影响维生素 B_{12} 的吸收。缺乏维生素 B_{12} 会导致神经系统功能障碍，出现记忆力减退、抑郁、贫血等症状。

（3）矿物质缺乏：

①钙缺乏：随着年龄增长，骨量流失加速，钙的需求量增加。若饮食中牛奶、豆制品、绿叶蔬菜等钙来源食物摄入不足，容易导致钙缺乏，引发骨质疏松症。

②铁缺乏：老年人对铁的吸收能力下降，且部分老年人因牙齿问题，肉类摄入减少，而肉类是铁的良好来源。铁缺乏可导致缺铁性贫血，表现为面色苍白、头晕、乏力等。

2. 营养过剩

（1）脂肪摄入过多：一些老年人偏好油炸食品、动物内脏等高脂肪食物，过多的脂肪摄入会导致体重增加，肥胖率上升，进而增加患心血管疾病、糖尿病等慢性疾病的风险。

（2）糖分摄入过多：喜欢吃甜食的老年人，过多的糖分摄入会在体内转化为脂肪堆积，除了导致体重上升外，还会加重血糖波动，增加糖尿病的发病概率，同时也可能引发龋齿等口腔问题。

3. 饮食结构不合理

（1）主食结构不合理：部分老年人主食过于单一，偏好精细米面，而忽视了粗粮的摄入。精细米面经过加工，膳食纤维、B 族维生素等营养成分大量流失，长期食用不利于身体健康。应增加粗粮在主食中的比例，如糙米、全麦面包、燕麦等。

（2）蔬果摄入不足：蔬菜和水果富含维生素、矿物质、膳食纤维等营养物质。但有些老年人因牙齿不好，觉得蔬果咀嚼困难，或者认为蔬果价格贵，导致蔬果摄入不足。这会影响身体的抗氧化能力，增加便秘、心血管疾病等的发病风险。

（3）食物种类单一：一些老年人长期食用有限的几种食物，缺乏食物多样性。人体需要多种营养素来维持正常生理功能，食物种类单一容易导致某些营养素缺乏，应鼓励老年人增加食物种类，每天尽量摄入多种不同的食物。

4. 饮食行为问题

（1）进食量不足：因味觉和嗅觉减退、孤独感、心理因素等，部分老年人食欲下降，进食量减少。长期进食量不足会导致营养摄入不足，身体逐渐消瘦，免疫力降低。

（2）不良饮食习惯：如吃饭过快、过烫，边吃饭边看电视等。吃饭过快容易导致消化不良，食物咀嚼不充分也影响营养吸收；吃饭过烫会损伤食管黏膜，增加食管癌的发病风险；边吃饭边看电视会分散注意力，影响进食量和消化。

二、营养与饮食问题评估方法与工具

老年人营养与饮食评估的方法主要是应用现有的各种评估量表对老年人实际情况的进行评估，同时也可采用其他方法进行评估。

（一）营养与饮食问题评估方法

1. 观察法

（1）身体外观观察：通过直接观察老年人的身体外观，能获取许多营养与饮食相关信息。首先关注体重，明显的消瘦或肥胖都可能暗示营养问题。例如，体重在短时间内下降超过5%，可能意味着营养摄入不足；而体重超标，尤其是腹型肥胖，可能与高热量、高脂肪饮食有关。观察皮肤状况，干燥、粗糙、脱屑可能是维生素A、必需脂肪酸缺乏的表现；皮肤出现瘀斑、出血点，可能与维生素C、K缺乏相关。头发稀疏、干枯、易折断，提示可能存在蛋白质、锌等营养素缺乏。指甲脆弱、有凹陷或条纹，也可能反映营养状况不佳。

（2）饮食行为观察：观察老年人进食过程，包括进食速度、咀嚼情况、吞咽是否顺畅等。吃饭过快可能导致消化不良，且难以充分咀嚼食物，影响营养吸收；咀嚼困难可能因牙齿问题，导致肉类、蔬菜等富含营养的食物摄入受限；吞咽困难则可能使老年人回避某些食物，进而造成营养不均衡。同时，留意老年人对食物的选择偏好，若长期只选择少数几种食物，食物种类单一，容易出现营养缺乏。观察用餐环境，如是否干净整洁、是否有家人陪伴等，用餐环境不佳或缺乏陪伴，可能影响老年人食欲，导致进食量不足。

2. 量表法

评估人员通过面对面访谈的方式，向老年人逐题提问，确保老年人理解问题含义后，根据其回答准确记录分值。在访谈过程中，若老年人听力不好或理解困难，评估人员需耐心重复或解释问题。例如在社区老年活动中心，工作人员可定期使用MNA量表等评估工具对老年人进行营养评估，以便及时发现营养问题并提供相应指导。

3. 提问法

（1）饮食摄入相关问题：询问老年人日常饮食情况，“您每天早餐通常吃什么？午餐和晚餐呢？”“一周内您吃几次肉类、鱼类、蛋类、蔬菜、水果？”“您喝牛奶或其他奶制品吗？每天喝多少？”通过这些问题，了解其食物种类和数量摄入，判断是否满足营养需求。例如，若一周内肉类摄入不足 3 次，蔬果摄入不足 5 次，提示饮食结构不合理。

（2）健康状况与饮食关系问题：“您是否患有糖尿病、高血压、高血脂等慢性疾病？这些疾病对您的饮食有什么影响？”“您最近是否感觉身体乏力、容易疲劳、伤口愈合慢？您觉得和您的饮食有关系吗？”对于患有慢性疾病的老年人，了解其饮食控制情况及疾病对饮食的影响，可评估饮食是否有助于疾病管理。从身体症状与饮食关系的反馈中，能发现潜在的营养问题。

（3）饮食行为与习惯问题：“您吃饭一般用多长时间？速度快吗？”“您吃饭时喜欢吃很热的食物吗？”“您平时会因为牙齿不好而避免吃某些食物吗？”这些问题可了解老年人饮食行为和习惯，判断是否存在不良习惯影响营养摄取。

（二）营养与饮食问题评估工具

1. 微型营养评定量表（MNA）

（1）量表构成：该量表包括营养筛查和营养评估两部分，分别由人体测量、整体评定、膳食问卷和主观评定等 18 项问题构成，共 30 分。营养筛查部分设有 6 项问题，共 14 分。当问卷筛查分数≤ 11 分时，需继续完成营养评估部分。营养评估部分共 12 项问题，共 16 分。当评估部分分数加上筛查部分分数后，总分 <17 分为营养不良，17 ～ 23.5 分为存在营养不良风险。

（2）判定方法：见表 7-2-1。

表 7-2-1 微型营养评定量表（MNA）

序号	筛查项目	评分方法	得分
1	在过去的 3 个月由于食欲下降、消化系统问题，咀嚼或吞咽困难，使食物摄入减少吗	0= 严重的食物摄入减少 1= 中度的食物摄入减少 2= 食物摄入无改变	
2	在最近的 3 个月中有体重减轻	0= 体重减轻 >3 kg 1= 不知道 2= 体重减轻在 1 ～ 3 kg 3= 无体重减轻	
3	移动	0= 只能在床或椅子上活动 1= 能离开床或椅子，但不能外出 2= 可以外出	
4	在过去的 3 个月中，遭受心理压力或急性疾病	0= 是 2= 否	
5	神经心理问题	0= 严重的精神紊乱或抑郁 1= 中等程度的精神紊乱 2= 无神经心理问题	

续表

序号	筛查项目	评分方法	得分
6	体重指数［BMI/（kg·m^{-2}）］ 筛查分数（各分项总分14分）： ≥12分，正常－无危险，不需要完成评估 ≤11分，可能有营养不良，继续进行评估	0=BMI<19 1=19≤BMI<21 2=21≤BMI<23 3=BMI≥23	
7	生活独立（不住在护理院或医院）	0=否 1=是	
8	每日服用3种以上的处方药	0=是 1=否	
9	压伤或皮肤溃疡	0=有 1=否	
10	老年人每日进几餐（指一日三餐）	0=1餐 1=2餐 2=3餐	
11	选择摄入蛋白质的消耗量 每日至少进食（牛奶、酸奶）中的一种（是，否） 每周进食两种以上的豆类或蛋类（是，否） 每日进食肉、鱼或禽类（是，否）	0=选择0或1个是 0.5=选择2个是 1.0=选择3个是	
12	每日食用2种以上的水果或蔬菜	0=否 1=是	
13	每日进食液体情况（水、果汁、咖啡、茶、奶等）	0=至少3杯 0.5=3～5杯 1.0=超过5杯	
14	进食方式	0=必须在帮助下进食 1=独自进食但有些困难 2=独自进食无任何问题	
15	对自己营养状况的认识	0=认为自己有营养不良 1=对自己的营养状况不确定 2=认为自己没有营养问题	
16	老年人认为与其他同龄人相比自己的健康状况如何	0=不好 0.5=不知道 1.0=一样好 2.0=更好	
17	上臂围（MAC）/cm	0=MAC<21 0.5=21≤MAC<22 1.0=MAC≥22	
18	小腿围（CC）/cm	0=CC<31 1=CC=31	

2. 营养风险筛查量表（NRS）

（1）量表构成：营养风险筛查量表是 2002 年欧洲肠外肠内营养学会提出并推荐使用的营养筛查工具，包括疾病状态、营养状况和年龄 3 个方面的内容，总评分为 0 ～ 7 分，评分≥ 3 分，提示有营养不良的风险，需要营养支持。

（2）判定方法：见表 7–2–2。

表 7-2-2　营养风险筛查量表（NRS）

序号	项目	评估内容	评分	得分
1	疾病状态	骨盆骨折或慢性病老年人合并有以下疾病：肝硬化、慢性阻塞性肺疾病、长期血液透析、糖尿病、肿瘤	1	
		腹部重大手术、脑卒中、重症肺炎、血液系统肿瘤	2	
		颅脑损伤、骨髓移植、加护病患（APACHE>10 分）	3	
2	营养状况	正常营养状态	0	
		3 个月内体重减轻 >5% 或最近 1 个星期进食量（与需要量相比）减少 20% ～ 50%	1	
		2 个月内体重减轻 >5% 或 BMI 为 18.5 ～ 20.5 kg/m² 或最近 1 个星期进食量（与需要量相比）减少 50% ～ 75%	2	
		1 个月内体重减轻 >5%（或 3 个月内减轻 >15%）或 BMI ＜ 18.5 kg/m²（或人血白蛋白 <35 g/L）或最近 1 个星期进食量（与需要量相比）减少 70% ～ 100%	3	
3	年龄	≥ 70 岁	1	

3. 体重指数（body mass index，BMI）

（1）量表构成：体重指数（BMI）被公认为是反映蛋白质、营养不良及肥胖症的可靠指标，低 BMI 的危险阈值设定在 18.5 kg/m²。体重指数的计算公式：BMI= 体重（kg）/［身高 ²（m²）］。

（2）判定方法：见表 7–2–3。

表 7-2-3　体重指数的评定标准（BMI）/（kg · m⁻²）

WHO 标准		中国标准	
等级	BMI	等级	BMI
蛋白质－热量营养不良Ⅲ级	＜ 16.0	体重过低	＜ 18.4
蛋白质－热量营养不良Ⅱ级	16.0 ～ 16.9		
蛋白质－热量营养不良Ⅰ级	17.0 ～ 18.4		
正常值	18.5 ～ 24.9	正常值	18.5 ～ 23.9
一级肥胖（超重）	25 ～ 29.9	超重	24 ～ 27.9
二级肥胖	30 ～ 40		
三级肥胖	＞ 40.0	肥胖	≥ 28

4. 主观全面评定量表（SGA）

（1）量表构成：主观全面评定是一种主观评估方法，主要调查老年人的病史和体征。病史包括体重变化、饮食变化、胃肠道症状、活动能力改变及所患疾病及营养需求的变化。从皮下脂肪组织丢失、肌肉消耗程度和体液平衡情况等方面进行评价。这 8 项评价指标结果分为 A、B、C 三 3 个等级，若老年人具备 5 个及以上 B 级或 C 级，则分别被评定为中度营养不良或重度营养不良。

（2）判定方法：见表 7–2–4。

表 7-2-4　主观全面评定量表（SGA）

指标	A 级	B 级	C 级
1. 近 2 周体重改变	无 / 升高	减少＜ 5%	减少＞ 5%
2. 饮食改变	无	减少	不禁食 / 低能量流食
3. 胃肠道症状（持续 2 周）	无 / 食欲减退	轻微恶心、呕吐	严重恶心、呕吐
4. 活动能力改变	无 / 减退	能下床活动	卧床
5. 应激反应	无 / 低度	中度	高度
6. 肌肉消耗	无	轻度	重度
7. 肱三头肌皮褶厚度	正常	轻度减少	重度减少
8. 踝部水肿	无	轻度	重度

5. 皮褶厚度

（1）测量位置：

①肱三头肌皮褶厚度：位于上臂背侧中点，肩峰与鹰嘴连线中点处。此位置能较好反映全身脂肪储备情况。让老年人自然站立，上肢自然下垂，测量者找到上述中点位置，用拇指和示指将皮肤及皮下脂肪捏起，两指间距约 3 厘米。

②肩胛下角皮褶厚度：在肩胛骨下角下方约 1 厘米处。该位置与身体脂肪分布相关性强。测量时，老年人取站立位，测量者用左手拇指和示指在肩胛骨下角下方 1 厘米处捏起皮肤和皮下脂肪，方向与脊柱成 45° 角。

（2）测量工具：常用皮褶厚度计进行测量。选择精度高、刻度清晰的皮褶厚度计，在使用前需校准，确保测量准确性。

（3）测量操作：

①将皮褶厚度计的两接触点置于捏起的皮褶两侧，轻轻松开皮褶厚度计的把柄，使其夹住皮褶。

②读取皮褶厚度计上显示的数值，测量时皮褶厚度计应与皮褶垂直，读取数值精确到 0.5 毫米。

③每个位置需重复测量 3 次，取平均值作为测量结果，以提高测量的可靠性。

（4）结果解读。正常范围：不同性别老年人的皮褶厚度正常范围略有差异。一般来说，男性肱三头肌皮褶厚度正常范围为 10 ～ 15 毫米，肩胛下角皮褶厚度为 10 ～ 14 毫米；女性肱三头肌皮褶厚度正常范围为 15 ～ 20 毫米，肩胛下角皮褶厚度为 14 ～ 18 毫米。

（5）营养状况判断：若测量值低于正常范围下限，可能提示老年人存在营养不良风险，身体脂肪储备不足；若高于正常范围上限，可能存在营养过剩、肥胖等问题，增加心血管疾病等慢性疾病的发病风险。

三、为老年人进行营养与饮食问题的评估

应用量表为老年人进行营养与饮食问题的评估。

操作目的

1. 识别营养风险

通过评估，及时发现老年人是否存在营养不良或有营养不良的风险，以便采取针对性措施，预防和改善营养问题，提高生活质量。

2. 优化饮食方案

了解老年人的饮食摄入习惯、偏好及实际摄入情况，为其制订个性化、科学合理的饮食计划。

3. 促进健康管理

综合评估老年人的营养状况与身体状况，为整体健康管理提供依据。

操作程序

1. 评估

辨识老年人，与老年人沟通。

评估老年人性别、年龄、意识状态、合作程度、对疾病的态度和认知程度，确定采用何种量表进行评估。

2. 计划

环境准备：环境安静整洁，温湿度适宜，光线充足。

老年人准备：向老年人及家属解释评估的目的、方法、注意事项及配合要点，且愿意配合，确保老年人处于舒适、放松的状态。

照护人员准备：着装整洁，洗手，戴口罩。

用物准备：评估室、微型营养评定量表（MNA）、营养风险筛查量表（NRS）、体重指数的评定标准（BMI）量表、主观全面评定量表（SGA）、皮褶厚度计、笔、记录本或电子设备。

3. 实施

具体实施内容见表 7-2-5。

表 7-2-5　应用营养与饮食问题评估量表老年人进行评估标准流程

操作流程	操作步骤	要点说明
1. 核对解释	（1）核对老年人信息，并做好解释 （2）告知评估的目的和配合方法	评估解释，确认老年人，取得配合
2. 安置体位	（1）协助老年人取舒适体位 （2）确保老年人处于放松的状态	

续表

操作流程	操作步骤	要点说明
3. 进行评估（选取一个量表）	（1）微型营养评定量表（MNA）：1 ~ 30 分 （2）营养风险筛查量表（NRS）：0 ~ 7 分 （3）体重指数的评定标准（BMI）量表 （4）主观全面评定量表（SGA）：A、B、C 3 个等级	注意老年人的情绪和体力变化，必要时暂停评估
4. 记录与观察	详细记录每项评分及观察到的细节	
5. 安置老年人	协助老年人取舒适卧位	
6. 洗手记录	（1）按七步洗手法洗手 （2）将测量数值准确记录在记录单上	预防交叉感染

4. 评估后处理

（1）计算总分：

①微型营养评定量表（MNA）：共 30 分。

②营养风险筛查量表（NRS）：共 7 分。

③体重指数的评定标准（BMI）量表：低 BMI 的危险阈值设定在 18.5 kg/m^2。

④主观全面评定量表（SGA）：包括 8 项评价指标，结果分为 A、B、C 3 个等级。

（2）结果分析：

①微型营养评定量表（MNA）：

>24 分：提示营养状况良好。

17 ~ 23.5 分：提示存在潜在营养不良，需持续评估。

<17 分：提示存在营养不良，需要进行营养干预。

②营养风险筛查量表（NRS）：

总分≥ 3 分：存在营养风险，需要进一步营养评估体重指数的评定标准（BMI）量表。

③主观全面评定量表（SGA）：

5 项属于 C 级：为重度营养不良。

5 项属于 B 级：被定为中度营养不良均需要进行营养干预。

（3）记录与反馈：

①详细记录身体指标数据：对于体重测量，每次测量后不仅记录具体数值，还应注明测量日期、时间及测量时老年人的身体状态（如是否刚进行过少量活动等）。

②准确记录评估量表得分：使用微型营养评定法（MNA）等量表时，记录每个问题的老年人回答内容及对应分值，最后明确记录总得分。同时，对于老年人回答模糊或存在疑问的地方，在备注栏详细说明。

③及时反馈评估结果：无论在社区、医院还是养老机构进行评估，一旦完成评估流程，应尽快将结果反馈给老年人及其家属。反馈方式可采用面对面沟通、书面报告或电话告知等。

（4）注意事项：

①尊重老年人隐私：在评估过程中，涉及老年人个人生活细节、身体状况等隐私信息，评

估人员要严格保密。例如在访谈饮食摄入情况时，若老年人提及特殊饮食偏好与个人经历相关，不可随意传播。使用评估量表时，纸质记录应妥善保管，电子记录要设置访问权限，防止信息泄露。

②考虑老年人个体差异：不同老年人身体状况、文化背景、饮食习惯不同，评估时要充分考虑。对于文化程度低的老年人，语言要通俗易懂，避免专业术语；对于有特殊宗教信仰或饮食禁忌的老年人，在评估饮食摄入和制订建议时，要尊重其禁忌。

③营造舒适评估环境：无论是测量身体指标还是进行访谈评估，要确保环境安静、舒适、温度适宜。例如在测量体重、身高时，检查测量工具周围是否有杂物，避免老年人磕碰；访谈时，选择光线柔和、无噪音干扰的场所，让老年人放松心情，更好地配合评估。

通过以上流程，可全面评估老年人的营养与饮食问题，为给老年人制订个性化的照护措施提供依据。

【练习题】

扫一扫二维码查看练习题。

扫一扫

拓展阅读

2024 年 7 月 13 日—14 日，全国老年营养健康大会在江苏无锡宜兴市举办。为积极应对人口老龄化，会上，中国营养学会老年营养分会发布了 2024 中国老年人平衡膳食宝塔。这是继 2010 版、2016 版之后发布的第三版中国老年人平衡膳食宝塔。

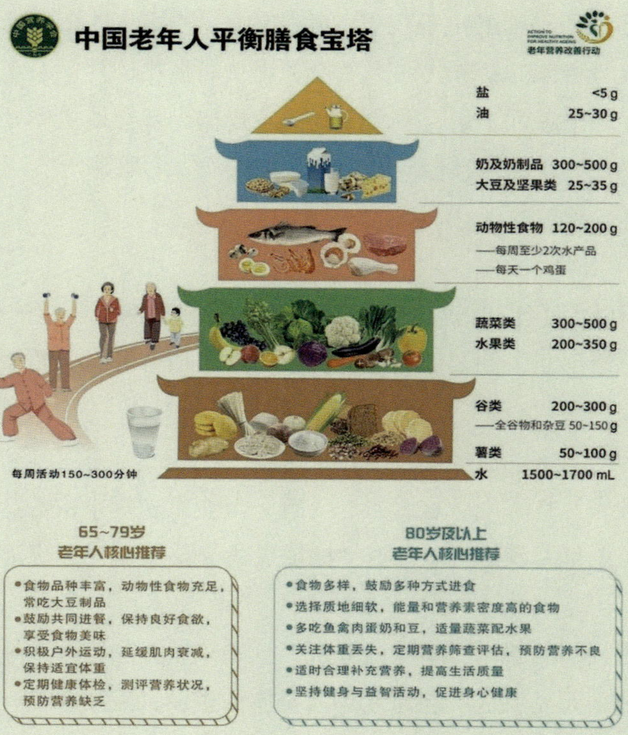

任务三　老年人睡眠问题评估

案例导入

马爷爷，75岁，大约在1年以前被诊断为帕金森病，开始服用左旋多巴，每日3次。这一年来老人病情逐渐恶化，在日常生活中更加需要家人的帮助。主要的症状表现为手的抖动，行动迟缓和僵硬。近日睡眠欠佳，精神状态大不如前，白天时常打瞌睡，做事也提不起劲。马爷爷自己也抱怨晚上睡眠不好，入睡困难，常常在床上翻来覆去一两个小时才能睡着，而且夜里容易醒，醒后很难再次入睡。有时好不容易睡着了，却又会做一些奇怪的梦，导致睡眠质量很差。

任务描述

1. 根据马爷爷的描述，他的睡眠问题主要体现在哪些方面？

2. 请根据马爷爷的情况为他制订相应的照护计划。

知识殿堂

课件

一、睡眠问题的概述

睡眠是人类生命活动所必需的生理现象，睡眠约占人生1/3。充足且高质量的睡眠能让机体得到充分休息与恢复，对身体的新陈代谢、免疫系统功能强化、神经系统调节及激素分泌平衡等方面均起着关键作用。如果睡眠不足、质量不高或不规律，就会使机体处于疲劳状态、人体免疫功能下降、神经内分泌系统紊乱并且会导致肥胖、糖尿病、心脏病等疾病的危险。

（一）常见睡眠问题类型

1. 入睡困难

许多老年人躺在床上后，需要较长时间（通常超过30分钟）才能进入睡眠状态。这可能是由于大脑难以放松，思绪不断，例如担心自身健康、家庭琐事等，导致精神持续紧张，难以进入睡眠准备状态。

2. 睡眠维持障碍

老年人夜间容易醒来，且醒来后难以再次入睡。可能每晚醒来次数达到2次及以上，每次清醒时间较长。这可能与老年人身体机能衰退，如褪黑素分泌减少，影响了正常的睡眠节律有关。

3. 早醒

早醒是指老年人比预期的起床时间提前醒来，且醒来后无法再次入睡。比如凌晨三四点就醒来，且在床上辗转反侧到天亮。这可能与老年人身体的生物钟发生改变，以及一些慢性疾病（如心血管疾病、糖尿病等）的影响有关。

4. 睡眠呼吸暂停

部分老年人在睡眠过程中会出现呼吸暂停现象，即呼吸短暂停止，持续时间通常超过 10 秒。这可能导致睡眠过程中大脑和身体得不到充足氧气供应，引起睡眠中断，进而影响睡眠质量。睡眠呼吸暂停综合征在肥胖、有鼻部疾病或下颌后缩的老年人中更为常见。

（二）睡眠问题影响因素

1. 生理因素

随着年龄增长，老年人的睡眠结构发生改变，浅睡眠时间延长，深睡眠时间缩短。大脑中的神经递质（如血清素、多巴胺等）分泌减少，影响了睡眠调节。此外，身体的各种慢性疾病，如关节炎导致的疼痛、前列腺增生引起的夜尿增多等，都可能干扰睡眠。

2. 心理因素

老年人可能面临退休后的生活调整、失去伴侣或朋友、经济压力等问题，容易产生焦虑、抑郁等情绪。这些负面情绪会导致大脑持续处于应激状态，影响睡眠质量。例如，焦虑的老年人可能会反复思考生活中的困难，难以放松入睡。

3. 环境因素

睡眠环境不佳也会影响老年人睡眠。如卧室噪音过大、光线过强、温度不适（过热或过冷）等。老年人对环境变化更为敏感，不舒适的环境会使他们难以进入深度睡眠。

4. 生活习惯

不良的生活习惯同样会干扰睡眠。例如，睡前饮用咖啡、浓茶等含有咖啡因的饮品，会刺激神经系统，导致兴奋难以入睡。白天睡眠时间过长，也会影响夜间睡眠的正常节律。

（三）睡眠问题对健康的影响

1. 精神状态方面

长期睡眠问题会导致老年人精神萎靡、注意力不集中、记忆力下降。这会影响他们的日常生活，如容易忘记事情、在进行简单活动（如过马路）时反应迟缓，增加发生意外的风险。

2. 身体健康方面

睡眠不足会削弱免疫系统功能，使老年人更容易患上感冒、肺炎等疾病。长期睡眠问题还与高血压、心脏病、糖尿病等慢性疾病的发生和发展密切相关。例如，睡眠不足可能导致血压波动，增加心脏负担，对心血管健康造成损害。

二、睡眠问题评估方法与工具

老年人睡眠问题评估的方法主要是应用现有的各种评估量表对老年人实际情况的进行评估，同时也可采用其他方法进行评估。

（一）睡眠问题评估方法

1. 观察法

（1）睡眠环境观察：留意老年人卧室的环境状况。查看卧室的光线是否过强，过强的光线可能干扰褪黑素分泌，影响睡眠。例如，若卧室窗帘透光性强，清晨阳光过早射入，可能导致老年人早醒。观察卧室温度是否适宜，过热或过冷都会让老年人难以入睡或睡眠中醒来。比如夏季室内温度过高，老年人可能会辗转反侧，影响睡眠质量。同时，关注卧室的噪音情况，噪音过大易使老年人睡眠浅、易惊醒。像靠近马路的卧室，车辆行驶噪音可能频繁打断老年人睡眠。

（2）睡眠行为观察：在老年人睡眠过程中，观察其睡眠姿势。某些特殊的睡眠姿势可能暗示身体不适，影响睡眠。例如，若老年人习惯趴着睡，可能是因为腹部不适或呼吸不畅。观察睡眠时的肢体动作，如是否有频繁翻身、踢腿等动作。频繁翻身可能表示睡眠不安稳，而腿部不自主运动，可能是不安腿综合征的表现。此外，注意观察老年人睡眠时的面部表情，若表情痛苦、皱眉，可能睡眠中存在不适。

（3）日间状态观察：观察老年人白天的精神状态。若白天频繁打瞌睡、精神萎靡，可能夜间睡眠不足或质量差。例如，在白天活动中，老年人坐着就容易睡着，且注意力不集中，可能存在睡眠问题。注意观察老年人的日常活动能力，睡眠问题可能导致身体疲劳，影响日常活动。如老年人平时能轻松完成的家务，现在却感到力不从心，可能与睡眠不佳有关。

2. 量表法

为老年人进行睡眠问题的评估量表法，是借助一系列标准化的问卷工具，对老年人睡眠状况相关的主观感受、行为表现等方面进行量化评估的手段。这些量表围绕睡眠的多个关键维度设计问题，如入睡时间、睡眠时长、睡眠质量、睡眠过程中的异常现象及睡眠对日常生活和情绪的影响等。

通过让老年人回答量表中的问题，依据既定的计分规则得出相应分数，再对照量表的标准解读，从而判断老年人是否存在睡眠问题、问题的类型及严重程度。例如使用匹兹堡睡眠质量指数（PSQI），从睡眠质量、入睡时间等 7 个维度计分，总分能反映睡眠整体状况；阿森斯失眠量表（AIS）聚焦失眠相关问题，通过得分判断失眠程度。这种方法为全面了解老年人睡眠问题提供了一种相对系统、便捷且具有一定客观性的途径，有助于早期发现睡眠问题，并为后续制订针对性的干预措施提供依据。

3. 提问法

（1）睡眠基本情况提问：询问老年人“您晚上一般几点上床睡觉？”，了解其睡眠规律。接着问“上床后大概多久能睡着？”，判断是否存在入睡困难。再问“您每晚能睡几个小时？”，掌握睡眠时间是否充足。

（2）睡眠体验及感受提问：询问“您在睡眠过程中，有没有感觉睡得很沉，还是容易醒来？”，了解睡眠深度。问“您醒来后，感觉身体和精神状态如何，是否感觉得到了充分休息？”，评估睡眠质量。若老年人表示睡眠中频繁醒来，醒来后仍感觉疲惫，说明睡眠质量不佳。

（3）相关症状及影响因素提问：询问“您睡觉的时候会打鼾吗？打鼾声音大不大，有没有出现过呼吸暂停的情况？”，排查睡眠呼吸暂停综合征。问“您在夜间休息时，腿部有没有过难以形容的不舒服，需要活动腿部才能缓解的情况？”，判断是否有不安腿综合征。同时，询问“您近期有没有服用什么药物，服药后睡眠有没有变化？”，了解药物对睡眠的影响。

（二）睡眠问题评估工具

1. 睡眠状态调查问卷

对于老年人睡眠问题的评估应该重视主诉，提供了调查使用的 12 个问题，如果调查对象在调查中存在睡眠问题，可进一步询问症状（表 7–3–1）。

图 7-3-1　睡眠状态调查问卷

调查问题	回答及说明
您一般多久时间入睡	1. 15 分钟内：入睡迅速，通常表明睡眠启动机制良好，身体和心理状态适宜睡眠 2. 16 ～ 30 分钟：属于正常入睡时长范围，但可能受当日活动强度、情绪波动，如参加社交活动、观看刺激性节目等影响，导致入睡稍有延迟 3. 31 ～ 60 分钟：入睡困难初现端倪，可能源于心理压力，像对经济、健康状况的担忧，或睡眠环境不够理想，如噪音、光线干扰等 4. 60 分钟以上：入睡困难问题较为突出，需警惕睡眠障碍，如失眠症的潜在风险，应进一步排查是否存在心理疾病、药物不良反应、不良生活习惯等诱发因素
您一般睡觉睡多长时间呢	1. 大于 7 小时：满足老年人正常睡眠需求，充足的睡眠有助于身体恢复能量、修复组织，维持良好的精神状态和身体机能 2. 6 ～ 7 小时：睡眠时长基本尚可，但长期处于该区间，部分老年人可能会感到精力恢复不足，易出现疲劳、注意力不集中等情况，影响日常生活质量 3. 5 ～ 6 小时：睡眠时间相对较短，可能引发身体疲劳感加剧，长期如此，可能增加患心血管疾病、代谢性疾病的风险，影响身体健康 4. 小于 5 小时：严重睡眠不足，极大地影响身体各系统的正常运转，可能导致免疫力下降、情绪波动大、认知功能减退等一系列问题，需高度重视并及时干预
您是否经常夜间入睡困难？您睡眠过程感觉如何	1. 很好：睡眠过程安稳、舒适，无明显干扰，醒来后神清气爽，身体和大脑得到充分放松，表明睡眠质量极佳，身体处于良好的休息状态 2. 较好：睡眠基本正常，偶尔会有轻微干扰，如短暂的梦境、外界轻微噪音，但整体不影响睡眠体验和次日的精神状态与日常活动 3. 较差：睡眠中存在较多困扰，如多梦易醒，梦境情节复杂且频繁打断睡眠，醒来后仍觉疲惫，身体和精神未得到充分恢复，可能影响日常工作、学习和生活 4. 很差：睡眠过程痛苦不堪，频繁觉醒，甚至难以再次入睡，严重干扰第二天的各项活动，对生活和健康造成严重负面影响，急需专业医疗干预
您在夜间要醒来几次	1. 无：睡眠连贯性极佳，整个夜间睡眠过程中不会醒来，表明睡眠深度和稳定性良好，身体处于深度放松状态，有利于身体的自我修复和调整 2. 1 ～ 2 次：夜间觉醒 1 ～ 2 次，可能是正常的生理现象，如起夜排尿，对睡眠整体影响较小，一般不会影响睡眠质量和次日状态 3. 3 ～ 4 次：夜间觉醒次数偏多，可能会使睡眠结构受到破坏，导致睡眠浅，影响睡眠质量，长期如此可能影响身体健康和精神状态 4. 5 次及以上：夜间频繁觉醒，严重干扰睡眠，可能与多种因素有关，如身体疾病，像心血管疾病导致的心悸、呼吸系统疾病引起的呼吸困难，心理问题如焦虑、抑郁情绪，或睡眠环境不佳，如噪音过大、温度不适等，需详细排查病因
您在白天是否会睡觉或者感到很累？您白天是否会打盹一次或多次	1. 精力充沛：白天充满活力，能够高效完成各项任务，注意力集中，思维敏捷，无明显困倦感，表明夜间睡眠质量良好，能充分满足身体和大脑的休息需求，支持日间正常活动 2. 稍有困倦：白天偶尔感到困倦，但不影响正常活动和工作，通过适当休息，如短暂的小憩、喝杯茶或咖啡，可有效缓解困倦，对日常生活影响较小 3. 经常困倦：白天频繁出现困倦现象，对工作、学习和生活产生明显影响，可能需要经常小憩来恢复精力，提示夜间睡眠可能存在问题，如睡眠时长不足、睡眠质量差等 4. 极度困倦：白天几乎无法保持清醒，严重影响日常活动，如行走、驾驶等，可能是睡眠问题严重，如患有严重睡眠呼吸暂停综合征、发作性睡病等，或存在其他严重健康隐患，必须尽快就医诊断治疗

续表

调查问题	回答及说明
您周围的睡眠环境怎么样	1. 安静舒适：睡眠环境理想，噪音控制良好，温度、湿度适宜，床铺柔软度适中，为优质睡眠提供了有利条件，有助于提高睡眠质量，促进身体放松和入睡 2. 轻微干扰：环境存在一些小的干扰因素，如轻微的交通噪音、邻居的轻微活动声，或光线稍强，但这些干扰不足以阻止入睡或导致睡眠中断，对睡眠影响较小 3. 较嘈杂：环境噪音较大，如靠近工厂、主干道等，温度过高或过低，湿度不适，会对睡眠产生一定干扰，可能导致入睡困难或睡眠中易醒，影响睡眠质量 4. 恶劣：环境严重影响睡眠，如噪音持续且高分贝，温度极端不适，床铺破旧不舒适，难以获得良好睡眠，长期处于这种环境可能引发睡眠障碍，需尽快改善睡眠环境
您睡前是否服用咖啡或者茶	1. 无特殊习惯：睡前生活规律，无刺激性活动或饮食，如不进行剧烈运动、不观看紧张刺激的影视节目、不饮用含有咖啡因或酒精的饮品，有助于正常入睡，维持良好的睡眠节律 2. 偶尔喝茶／咖啡：偶尔在睡前饮用茶或咖啡，茶和咖啡中的咖啡因可能刺激神经系统，使大脑兴奋，影响入睡时间，导致入睡延迟，但由于频率较低，对睡眠的长期影响相对较小 3. 经常玩手机：经常在睡前长时间使用手机，手机屏幕发出的蓝光会抑制褪黑素分泌，干扰人体正常的睡眠节律，使入睡困难，睡眠质量下降，长期如此可能引发慢性睡眠问题 4. 剧烈运动：睡前进行剧烈运动，身体处于兴奋状态，心跳加快、血压升高，肌肉紧张，不利于快速进入睡眠，且可能影响睡眠深度，应避免在临近睡觉前进行剧烈运动
跟您同屋睡觉的人是否曾说过您睡觉时有打鼾、喘息或呼吸暂停	1. 正常，无打鼾、呼吸暂停：睡眠时呼吸平稳、规律，无异常声音和呼吸中断现象，表明呼吸系统功能正常，不会因呼吸问题干扰睡眠，有利于维持良好的睡眠状态 2. 轻度打鼾，无呼吸暂停：睡眠中存在轻度打鼾情况，但未出现呼吸暂停，鼾声可能是由于鼻腔、咽喉部结构或睡眠姿势等原因引起，一般对睡眠影响较小，但需关注是否会发展为更严重的睡眠呼吸问题 3. 重度打鼾，偶尔呼吸暂停：打鼾严重，声音响亮，且偶尔出现呼吸暂停，可能是睡眠呼吸暂停低通气综合征的表现，呼吸暂停会导致身体短暂缺氧，影响睡眠质量，长期可引发心血管疾病等并发症，需进一步检查和治疗 4. 频繁呼吸暂停，需唤醒调整呼吸：睡眠中频繁出现呼吸暂停，且需要他人唤醒或自行调整呼吸才能恢复，这是严重睡眠呼吸障碍的表现，对身体健康危害极大，应立即就医，进行详细检查和专业治疗
您是否服用任何药物或采取任何措施帮助夜间入睡	1. 从未使用：睡眠状况良好，无须借助药物辅助睡眠，表明睡眠系统功能正常，身体能够自然进入和维持睡眠状态 2. 偶尔使用，效果良好：偶尔因特殊情况，如长途旅行、精神压力大等使用睡眠药物，且药物能有效帮助入睡，提高睡眠质量，停药后睡眠恢复正常，说明睡眠问题多为临时性，药物使用较为谨慎合理 3. 经常使用，效果逐渐减弱：经常使用睡眠药物，且随着时间推移，药物效果逐渐降低，可能产生了药物耐受性，提示睡眠问题较为顽固，长期依赖药物可能产生不良反应，如头晕、乏力等，需重新评估睡眠问题并调整治疗方案 4. 依赖药物，停药后无法入睡：对睡眠药物产生依赖，一旦停药就难以入睡，严重影响生活质量，可能存在药物成瘾风险，需要专业医生介入，制订科学的戒断和治疗方案，以改善睡眠状况

2. 睡眠问题评估量表

（1）匹兹堡睡眠质量指数量表（PSQI）：

①量表构成：广泛应用于睡眠质量评估。该量表包含 7 个方面内容，分别为睡眠质量、入睡时间、睡眠时间、睡眠效率、睡眠障碍、睡眠药物和日间功能障碍。通过 PSQI 评估，可全面了解老年人睡眠整体状况（表 7–3–2）。

图 7-3-2　匹兹堡睡眠质量指数量表（PSQI）

条目	项目	评分			
		0 分	1 分	2 分	3 分
1	近 1 个月，晚上上床睡觉通常在（ ）点				
2	近 1 个月，从上床到入睡通常需要（ ）分钟				
3	近 1 个月，通常早上（ ）点起床				
4	近 1 个月，每夜通常实际睡眠（ ）小时（不等于卧床时间）				
5	近 1 个月，因下列情况影响睡眠而烦恼 a. 入睡困难（30 分钟内不能入睡） b. 夜间易醒或早醒 c. 夜间去厕所 d. 呼吸不畅 e. 咳嗽或鼾声高 f. 感觉冷 g. 感觉热 h. 做噩梦 i 疼痛不适 j. 其他影响睡眠的事情 如有，请说明：	 无 无 无 无 无 无 无 无 无 无	 <1 次 / 周 <1 次 / 周 <1 次 / 周 <1 次 / 周 <1 次 / 周 <1 次 / 周 <1 次 / 周 <1 次 / 周 <1 次 / 周 <1 次 / 周	 1 ~ 2 次 / 周 1 ~ 2 次 / 周 1 ~ 2 次 / 周 1 ~ 2 次 / 周 1 ~ 2 次 / 周 1 ~ 2 次 / 周 1 ~ 2 次 / 周 1 ~ 2 次 / 周 1 ~ 2 次 / 周 1 ~ 2 次 / 周	 =3 次 / 周 =3 次 / 周 =3 次 / 周 =3 次 / 周 =3 次 / 周 =3 次 / 周 =3 次 / 周 =3 次 / 周 =3 次 / 周 =3 次 / 周
6	近 1 个月，总的来说，您认为您的睡眠质量	很好	较好	较差	很差
7	近 1 个月，您用药物催眠的情况	无	<1 次 / 周	1 ~ 2 次 / 周	=3 次 / 周
8	近 1 个月，您常感到困倦吗	无	<1 次 / 周	1 ~ 2 次 / 周	=3 次 / 周
9	近 1 个月您做事情的精力不足吗	没有	偶尔有	有时有	经常有

注：如果回答 30 ~ 60 分钟，填入平均值 45 分钟。

②判定方法：每个方面按 0 ~ 3 分计分，总分 0 ~ 21 分，得分越高表示睡眠质量越差（表 7–3–3）。

表 7-3-3　匹兹堡睡眠质量指数量表计分方法

成分	内容	评分			
		0 分	1 分	2 分	3 分
A. 睡眠质量	条目 6 计分	很好	较好	较差	很差
B. 入睡时间	条目 2 和 5a 计分累计	0 分	1 ～ 2 分	3 ～ 4 分	5 ～ 6 分
C. 睡眠时间	条目 4 计分	= 7 小时	6 ～ 7 小时（含 6 小时）	5 ～ 6 小时（含 5 小时）	< 5 小时
D. 睡眠效率	以条目 1、3、4 的应答计算睡眠效率★	= 85%	75% ～ 84%	65% ～ 74%	< 65%
E. 睡眠障碍	条目 5a ～ 5j 计分累计	0 分	1 ～ 9 分	10 ～ 18 分	19 ～ 27 分
F. 睡眠药物	条目 7 计分	无	<1 次 / 周	1 ～ 2 次 / 周	=3 次 / 周
G. 日间功能障碍	条目 8 和 9 的计分累计	0 分	1 ～ 2 分	3 ～ 4 分	5 ～ 6 分

注：★睡眠效率计算方法：床上时间 = 条目 3（起床时间）- 条目 1（上床时间）：睡眠效率 = 条目 4（睡眠时间）/ 床上时间 ×100%；总分范围为 0 ～ 21，得分越高，表示睡眠质量越差。

（2）阿森斯睡眠量表（AIS）：

①量表构成：专门用于评估失眠情况，量表包含 8 个问题，涉及入睡时间、夜间觉醒次数、总睡眠时间等方面。每个问题按 0 ～ 3 分计分，总分 0 ～ 24 分。AIS 能精准评估老年人失眠程度，为失眠治疗提供依据（表 7-3-4）。

表 7-3-4　阿森斯睡眠量表（AIS）

序号	项目	评分			
		0	1	2	3
1	入睡时间	没问题	轻微延迟	显著延迟	延迟严重或没有睡觉
2	夜间苏醒	没问题	轻微影响	显著影响	严重影响或没有睡觉
3	比期望的时间早醒	没问题	轻微提早	显著提早	严重提早或没有睡觉
4	总睡眠时间	足够	轻微不足	显著不足	严重不足或没有睡觉
5	总睡眠质量（无论睡多久）	满意	轻微不满	显著不满	严重不满或没有睡觉
6	白天情绪	正常	轻微低落	显著低落	严重低落
7	白天身体功能（体力或精神、如记忆力、认知力和注意力等）	足够	轻微影响	显著影响	严重影响
8	白天思睡	无思睡	轻微思睡	显著思睡	严重思睡

②判定方法。0 ~ 4 分：无睡眠障碍；4 ~ 6 分：可疑失眠；6 分以上：失眠。

（3）失眠严重程度指数量表：

①量表构成：用于测评失眠的严重程度（表 7-3-5）。

表 7-3-5　失眠严重程度指数量表

1. 描述您当前（或最近一周）失眠问题的严重程度					
项目	无	轻度	中度	重度	极重度
入睡困难	0	1	2	3	4
维持睡眠困难	0	1	2	3	4
早醒	0	1	2	3	4

2. 对您当前睡眠模式的满意度				
很满意	满意	一般	不满意	很不满意
0	1	2	3	4
3. 您认为您的睡眠问题在多大程度上干扰了您的日间功能（如日间疲劳、处理工作和日常事务的能力、注意力、记忆力、情绪等）				
没有干扰	轻微	有些	较多	很多干扰
0	1	2	3	4
4. 与其他人相比，您的失眠问题对您的生活质量有多大程度的影响或损害				
没有	一点	有些	较多	很多
0	1	2	3	4
5. 您对自己当前睡眠问题有多大程度的焦虑和烦忧				
没有	一点	有些	较多	很多
0	1	2	3	4

②判定方法。0 ~ 7 分：无显著临床意义；8 ~ 14 分：亚临床失眠；15 ~ 21 分：中度失眠；22 ~ 28 分：严重失眠。

三、为老年人进行睡眠问题评估

应用量表为老年人进行睡眠问题的评估。

操作目的

1. 掌握保障身体健康

睡眠对老年人身体健康至关重要。通过评估，能及时发现睡眠问题，有助于采取针对性措施，改善睡眠，从而维护老年人身体健康，降低疾病发生概率。

2. 提升生活质量

良好睡眠是提高老年人生活质量的基础。评估睡眠问题，能帮助找到影响睡眠的因素，进而改善睡眠，让老年人白天更有精力，积极参与各类活动，提升整体生活质量。

3. 辅助疾病诊断与治疗

睡眠问题常与其他疾病相互关联。通过评估睡眠问题，医生能更全面了解老年人身体状况，辅助诊断潜在疾病，为制订合理治疗方案提供依据。

4. 提供个性化健康指导

不同老年人睡眠问题的表现和原因各异。评估睡眠问题，能详细了解每个老年人的睡眠状况，可为老年人提供个性化的睡眠改善建议。

操作程序

1. 评估

辨识老年人，与老年人沟通。

评估老年人性别、年龄、意识状态、合作程度、对疾病的态度和认知程度，确定采用何种量表进行评估。

2. 计划

环境准备：环境安静整洁，温湿度适宜，光线充足。

老年人准备：向老年人及家属解释评估的目的、方法、注意事项及配合要点，且愿意配合，确保老年人处于舒适、放松的状态。

照护人员准备：着装整洁，洗手，戴口罩。

用物准备：评估室、睡眠状态调查问卷、匹兹堡睡眠质量指数量表（PSQI）、阿森斯睡眠量表（AIS）、失眠严重程度指数量表、笔、记录本或电子设备。

3. 实施

具体实施内容见表 7–3–6。

表 7–3–6　应用睡眠问题评估量表老年人进行评估标准流程

操作流程	操作步骤	要点说明
1. 核对解释	（1）核对老年人信息，并做好解释 （2）告知评估的目的和配合方法	评估解释，确认老年人，取得配合
2. 安置体位	（1）协助老年人取舒适体位 （2）确保老年人处于放松的状态	
3. 进行评估（选取一个量表）	（1）睡眠状态调查问卷 （2）匹兹堡睡眠质量指数量表（PSQI）：0 ～ 21 分 （3）阿森斯睡眠量表（AIS）：0 ～ 24 分 （4）失眠严重程度指数量表	注意老年人的情绪和体力变化，必要时暂停评估
4. 记录与观察	详细记录每项评分及观察到的细节	

续表

操作流程	操作步骤	要点说明
5. 安置老年人	协助老年人取舒适卧位	
6. 洗手记录	（1）按七步洗手法洗手 （2）将测量数值准确记录在记录单上	预防交叉感染

4. 评估后处理

（1）计算总分：

①匹兹堡睡眠质量指数量表（PSQI）：总分 0 ~ 21 分，得分越高表示睡眠质量越差。

②阿森斯睡眠量表（AIS）：总分 0 ~ 6 分。

③失眠严重程度指数量表：总分 0 ~ 28 分。

（2）结果分析：

①匹兹堡睡眠质量指数量表（PSQI）：每个方面按 0 ~ 3 分计分，总分 0 ~ 21 分，得分越高表示睡眠质量越差。

②阿森斯睡眠量表（AIS）。0 ~ 4 分：无睡眠障碍；4 ~ 6 分：可疑失眠；6 分以上：失眠。

③失眠严重程度指数量表。0 ~ 7 分：无显著临床意义；8 ~ 14 分：亚临床失眠；15 ~ 21 分：中度失眠；22 ~ 28 分：严重失眠。

（3）记录与反馈：

①详细记录问卷作答情况：在使用失眠严重程度指数量表等工具时，如实记录老年人对每个问题的回答。

②记录观察到的睡眠相关行为：在观察老年人睡眠过程中，记录入睡时间，精确到分钟。

③记录生活习惯与健康状况：询问并记录老年人的生活习惯，包括睡前是否有喝咖啡、喝茶、看电子产品等习惯，以及白天的活动量和午睡情况。

④提供个性化建议：根据评估结果，为老年人提供个性化的睡眠改善建议。

（4）注意事项：

①沟通技巧：与老年人沟通时，语速要适中，语气要温和、耐心。使用简单易懂的语言，避免专业术语。例如，不要说“您的睡眠维持存在障碍”，而是说“您晚上睡觉是不是容易醒，醒了之后很难再睡着”。

②环境营造：进行评估的环境要安静、舒适、光线适宜。避免在嘈杂的环境中进行评估，以免干扰老年人的思绪。确保房间温度适宜，不要过冷或过热。可以选择在老年人熟悉的卧室进行评估，这样能让他们感到放松，更真实地反映自己的睡眠情况。

③尊重隐私：在评估过程中，尊重老年人的隐私。对于一些涉及个人隐私的问题，如睡眠时的异常行为、夫妻关系等对睡眠的影响，要注意询问方式，确保老年人感到被尊重。

通过以上流程，可全面评估老年人的睡眠情况，为给老年人制订个性化的照护措施提供依据。

【练习题】

扫一扫二维码查看练习题。

扫一扫

拓展阅读

瑞思迈第五届全球睡眠调查发布：中国午睡成独特习惯

2025 年 2 月 27 日，健康科技公司瑞思迈（ResMed）发布其第五届年度全球睡眠调查。本次调查覆盖 13 个市场的 30026 名受访者。

瑞思迈 2025 年全球睡眠调查数据显示，中国受访者的睡眠状况在全球范围内表现良好，中国人平均每晚睡眠 7.46 小时，不仅达到世界卫生组织的推荐标准，且高于全球平均水平的 7.09 小时。其中，Z 世代的睡眠时间最长，达到 7 小时 44 分钟，而“银发族”（78 岁以上）的睡眠时间最短，仅为 6 小时 46 分钟。尽管整体睡眠时长较为理想，但睡眠质量仍然面临挑战。受访者平均每周仅有 4.13 个夜晚的睡眠质量较好（包括时长和质量），相比澳大利亚（3.68 晚）和新加坡（3.8 晚）该数据仍具优势。值得注意的是，午睡文化在中国依然盛行，数据显示中国受访者平均每周感到需要午睡 4 次，而实际午睡频率更高，达到每周 6 次。

任务四　老年人尿失禁的评估

案例导入

刘英，女，65 岁。退休技工，经济状况良好，平时喜欢听戏。老人和老伴居住在益民小区某号，女儿居住外地。老人高血压病 12 年，血压一直控制不良，1 年前因脑出血导致右侧肢体偏瘫，近半年出现咳嗽、打喷嚏或大笑时漏尿，每日需使用 3 ~ 4 片卫生巾。家属反映其近期因尿失禁情绪低落，不愿外出社交。初步体检发现会阴部皮肤轻微湿疹，盆底肌力评估显示肌力减弱。

任务描述

1. 针对刘奶奶的尿失禁评估，需重点关注哪些内容？
2. 请根据刘奶奶的情况为她制订相应的照护计划。

知识殿堂

一、尿失禁的概述

课件

尿失禁（urinary incontinence，UI）是指由于膀胱或尿道功能异常导致的非自主性尿液漏出，是老年人常见的健康问题之一。其发生与年龄增长、生理功能衰退、慢性疾病及社会心理因素密切相关，严重影响老年人的生活质量、自尊心和社会参与度。

（一）老年尿失禁的分类

老年尿失禁的分类见表 7-4-1。

表 7-4-1　老年尿失禁的分类

类型	核心特征	常见人群	干预重点
压力性尿失禁	腹压增高时漏尿，无尿急	多胎女性、肥胖者	盆底肌训练、手术（TVT 悬吊术）
急迫性尿失禁	突发尿急后漏尿，尿频 / 夜尿	神经系统疾病患者	膀胱训练、抗胆碱药物
混合性尿失禁	压力性 + 急迫性症状并存	老年女性、慢性病患者	联合治疗（药物 + 盆底康复）
充盈性尿失禁	膀胱过度充盈溢出，排尿困难	前列腺增生男性、糖尿病患者	解除梗阻（手术）、间歇导尿
功能性尿失禁	行动 / 认知障碍导致无法如厕	失能老人、痴呆患者	环境改造、定时如厕计划

（二）老年尿失禁的危险因素

1. 不可改变因素

（1）年龄增长：生理性老化导致膀胱容量减少、逼尿肌收缩力下降、尿道括约肌功能减退。

（2）性别：女性绝经后雌激素水平下降、多胎分娩史、盆底肌松弛。男性前列腺增生或前列腺术后尿道阻力改变。

（3）遗传因素：家族史可能增加盆底肌薄弱或膀胱功能异常的风险。

2. 可改变因素

（1）肥胖：腹压增高加重盆底肌负担，增加压力性尿失禁风险。

（2）生活方式：吸烟会导致慢性咳嗽增加腹压，尼古丁也会刺激膀胱增加尿失禁风险，过量咖啡因或酒精摄入、过量饮水或夜间大量饮水导致夜尿增多。

（3）慢性便秘：长期用力排便削弱盆底肌功能。

3. 疾病相关因素

（1）慢性疾病：糖尿病导致神经源性膀胱，逼尿肌无收缩或过度活动。神经系统疾病破坏膀胱 – 尿道协调性，慢性呼吸道疾病长期咳嗽增加腹压引起尿失禁。

（2）尿路感染：急性炎症刺激膀胱过度活动。

（3）盆腔手术史：子宫切除术、前列腺切除术可能损伤神经或尿道结构。

4. 药物因素

（1）利尿剂（如呋塞米）：增加尿量，加重漏尿。

（2）抗胆碱药（如奥昔布宁）：可能诱发尿潴留（充盈性尿失禁）。

（3）α 受体阻滞剂（如特拉唑嗪）：降低尿道阻力（加重压力性尿失禁）。

（4）镇静剂 / 抗抑郁药：影响认知或运动功能，导致功能性尿失禁。

（三）老年尿失禁的临床表现

1. 漏尿

非自主性尿液溢出，量少（滴沥）或大量（喷射）。

2. 尿频

日间排尿 >8 次，夜间 >2 次（急迫性或混合性尿失禁常见）。

3. 尿急

突发强烈排尿欲望，难以延迟（急迫性尿失禁典型表现）。

4. 会阴部并发症

皮肤湿疹、糜烂或感染（长期潮湿环境导致）。

二、尿失禁评估方法与工具

老年人尿失禁评估的方法主要是应用现有的各种评估量表对老年人实际情况的进行评估，同时也可采用其他方法进行评估。

（一）尿失禁评估方法

1. 观察法

（1）排尿行为观察：在老年人日常排尿过程中，留意其排尿的频率。正常情况下，老年人白天排尿 4 ~ 6 次，夜间 0 ~ 2 次，若排尿次数明显增多，可能是尿失禁的一种表现，也可能与泌尿系统感染、前列腺增生等疾病有关。观察排尿的急迫程度，若老年人经常表现出难以控制排尿，有强烈的尿意且必须立即排尿，甚至出现来不及如厕就尿失禁的情况，可能是急迫性尿失禁。注意排尿的力度和连续性，排尿无力、断断续续，可能提示存在下尿路梗阻，影响尿液正常排出，进而导致尿失禁。

（2）身体外观及生活状态观察：观察老年人的衣物和床单，若经常发现有尿渍，说明可能存在尿失禁问题，且通过尿渍的位置、面积大小等，可初步判断尿失禁的严重程度。关注老年人的会阴部皮肤状况，长期受尿液刺激，会阴部皮肤可能出现发红、瘙痒、皮疹甚至破损等情况，这不仅提示尿失禁的存在，还表明需要加强护理，预防皮肤并发症。

2. 量表法

老年人尿失禁的评估量表法是一种通过标准化问卷工具，对老年人尿失禁状况进行量化评估的手段。它围绕尿失禁的多个关键维度设计问题，涵盖尿失禁的发生频率、严重程度、对生活质量的影响及可能的诱发因素等方面。

评估时，评估者让老年人回答量表中的问题，再依据既定的计分规则得出相应分数，之后对照量表的标准解读，从而判断老年人尿失禁的类型、严重程度，及尿失禁对其日常生活、心理状态产生的影响程度。例如国际尿失禁咨询委员会尿失禁问卷表简表（ICIQ–SF），通过询问老年人在过去 4 周内尿失禁的发生天数、每次尿失禁时漏尿的量及尿失禁对生活质量的影响等问题，进行量化评分，总分 0 ~ 21 分，分数越高表示尿失禁对生活质量影响越大。这种方法为系统、全面地了解老年人尿失禁问题提供了便捷且相对客观的途径，有助于早期发现尿失禁问题，并为后续制订个性化的干预措施，如护理方案、治疗建议等提供重要依据。

3. 提问法

（1）尿失禁基本情况提问：询问老年人"您第一次发现自己有尿失禁的情况是什么时候？"，了解尿失禁的起始时间，有助于判断是急性还是慢性问题。接着问"尿失禁一般在什么情况下发生，比如咳嗽、大笑、走路时，还是没有明显诱因？"，以此判断尿失禁的类型。

（2）伴随症状及影响因素提问：询问"您在尿失禁的同时，有没有感觉到尿急、尿痛、尿频呢？"，若伴有尿急、尿痛，可能是泌尿系统感染引起的急迫性尿失禁；若伴有尿频，可能与前列腺增生、膀胱过度活动症等有关。问"您最近有没有服用什么药物，服药后尿失禁的情况有没有变化？"，某些药物如利尿剂可能会增加尿液生成，导致尿失禁加重，了解药物使用情况有助于分析尿失禁的原因。同时，询问"您是否患有糖尿病、高血压、神经系统疾病等慢性疾病，这些疾病对您的排尿有没有影响？"，因为糖尿病神经病变、脑血管疾病等都可能影响膀胱功能，引发尿失禁。

（二）尿失禁评估工具

1. 国际尿失禁咨询委员会尿失禁问卷表简表（ICIQ-SF）

（1）量表构成：将 3 ~ 5 个问题的得分相加，总分范围为 0 ~ 21 分，得分越高，表明尿失禁对生活质量的影响越大（表 7-4-2）。

表 7-4-2　国际尿失禁咨询委员会尿失禁问卷表简表（ICIQ-SF）

序号	评估项目	评估内容	评分	得分
1	您的出生日期	年　月　日		
2	性别	男　女		
3	您遗尿的次数	从来不遗尿 一星期大约遗尿 1 次或经常不到 1 次一星期遗尿 2 次或 3 次 每天大约遗尿 1 次 一天遗尿数次 一直遗尿	0 1 2 3 4 5	
4	在通常情况下您的遗尿量是多少（不管您是否使用了防护用品）	不遗尿 少量遗尿 中等量遗尿 大量遗尿	0 2 4 6	
5	总体上看，遗尿对您日常生活影响程度如何？	请在 0（表示没有影响）~ 10（表示有很大影响）之间的某个数字上画圈	0 ~ 10	
6	什么时候发生遗尿？（请在与您从未遗尿情况吻合的空格内画钩）	□从未遗尿 □在睡着的时候遗尿 □在活动或体育运动时遗尿 □在没有明显理由的情况下遗尿 □未能到达厕所就会有尿液漏出 □在咳嗽或打喷嚏时遗尿 □在排尿完和穿好衣服的时候遗尿 □在所有时间内遗尿		

（2）判定方法：把第 3 ～ 5 个问题的分数相加为总分。0 分：无症状；1 ～ 7 分：轻度尿失禁；8 ～ 14 分：中度尿失禁；15 ～ 21 分：重度尿失禁。

2. 老年人失禁评估总表

（1）量表构成：收集老人姓名、性别、年龄和评估日期，这些信息有助于定位个体，并为后续分析提供基础背景，比如年龄可能与失禁类型及程度相关（表 7–4–3）。

表 7–4–3　老年人失禁评估总表

项目	评估内容描述	级别	判定
直接因素评估：评价老年人的失禁状况，并确定相应的护理措施			
排泄控制	自主排泄、并能保持清洁	A	
	有意识、偶尔小便失禁，但可自行如厕，或者经常小便失禁但使用纸尿裤	B	
	无意识，小便完全失禁或大小便失禁，完全依赖纸尿裤或使用导尿管	C	
间接因素评估：评价失禁相关的状况，情况越差，需要的协助越多，护理员投入的工作量、时间及关注也越多			
修饰 / 灵巧性	自行完成穿脱衣服、擦拭、刷牙、剃须等动作	0	
	可自行完成以上动作、但不能整活到位，需协助下完成	10	
	完全需要帮助	20	
活动能力	独立行动，能自主如厕	0	
	使用安全保护或辅助用具协助完成，如厕时需要一定协助	10	
	不能行动或完全需要帮助，卧床	20	
液体摄入	适当的饮水量：每天总计≥ 1200 mL，或每天饮水≥ 4 次	0	
	饮水量 800 mL ≤每天总计 <1200 mL，或 2 次≤每天饮水 < 次	10	
	确诊为脱水，饮水总计 <800 mL，或每天饮水≤ 1 次	20	
与失禁有关的药物	没有服用影响尿控能力的药物	0	
	药物服用了恢复尿控能力的药物	−10	
	服用了可能影响尿控能力的药物，如利尿药、镇静剂、α 受体拮抗药	10	
皮肤	皮肤健康完好	0	
	皮肤轻度敏感 / 有压力性损伤 / 红肿 / 溃烂	10	
	皮肤严重敏感，有发炎、破损、溃烂等	20	

续表

项目	评估内容描述	级别	判定
认知能力	反应灵敏并正常交谈 有一定沟通障碍，但是可以通过工具表达自己 严重沟通障碍，基本不能表达	0 10 20	
对尿控的关注	坦然接受、愿意接受帮助并希望改善 不太关心失禁问题，认为随便处理即可 对失禁无意识或完全不关注、或有自卑心理	0 10 20	
对如厕设备的使用	非常完善，如厕电铃、马桶旁扶手、防滑走道、如厕指示牌、如厕协助等齐全 比较完善，上述内容不太齐全，但是基本需求已经满足 不太完善，上述内容不齐全，不能满足老年人们如厕的基本需求	0 10 20	
合计得分	结果判断		
直接因素级别与间接因素得分结合	A 级：密切关注身体情况，保持现状，无须失禁护理 B 级：得分≤ 30，失禁三级护理 B 级：且 30< 得分≤ 60，失禁二级护理 B 级：且得分 >60，失禁一级护理 C 级：且得分≤ 30，失禁二级护理 C 级：且得分 >30 分，失禁一级护理		
根据评估综合得分确定该老年人需要的失禁护理级别			

（2）判定方法：

①轻度尿失禁：得分 1 ～ 7 分，失禁 B 级，失禁评估在 30 分以下。

②中度尿失禁：得分 8 ～ 14 分，失禁 B 级，失禁评估 30 ～ 60 分；失禁 C 级，失禁评估≥ 30 分。

③重度尿失禁：得分 15 ～ 21 分，失禁 B 级，失禁评估 60 分以上；失禁 C 级：失禁评估在 30 分以上。

3. 排尿日记

定义：患者或照护者连续记录一定时间内（通常为 3 天）的排尿时间、尿量、漏尿事件及相关诱因的标准化表格（表 7–4–4）。

表 7-4-4　饮水及排尿日记记录表

时间	___年___月___日					
	进水量	漏尿	自排	导尿	尿失禁及伴随症状	其他

注：1. 进水量包括水、汤、果汁、粥、麦片、其他饮品，每日总量不超过 2000 mL。

2. 临睡前 3 小时不饮水。

3. 自主排尿量请在“自排”栏上填上容量。

4. “漏尿”：尿湿裤子、尿湿床单、尿湿尿片。请在“漏尿”栏上填写 +、++、+++。

5. “其他”：如尿中带血（?）、尿有臭味（※）、混浊（?）、有沉淀物（◆）插尿管有困难（⊙）、发热（×）等。请在“其他”栏上填上症状符号。

4. 尿垫试验

使用尿垫，观察 1 小时内漏尿导致尿垫重量增加的情况。老年人在试验开始 1 小时内不排尿，试验时预先放置称重的干燥尿垫。

试验初期 15 分钟内，老年人喝 500 mL 白开水，卧床休息。以后的 30 分钟，老年人行走，上下台阶。再以后 15 分钟，老年人应坐立 10 次，用力咳 10 次，跑步，拾起地面 5 个小物体，再用自来水洗手 1 分钟。在试验 60 分钟结束时，将放置的尿垫称重，要求老年人排尿并测尿量。

评估结果判断：尿垫增重 >1 g 为阳性；尿垫增重 >2 g 时注意有无称重误差、出汗和阴道分泌物；尿垫增重 < 1 g 提示基本干燥或实验误差。

三、为老年人进行尿失禁的评估

应用量表为老年人进行尿失禁的评估。

操作目的

1. 精准判断失禁状况

通过量表详细记录和量化老年人排尿频率、尿量、失禁发生场景及伴随症状等信息，能清晰分辨出急迫性尿失禁、压力性尿失禁、混合性尿失禁等不同类型。

2. 追踪病情变化

定期使用量表评估，可纵向对比不同阶段的数据，直观呈现尿失禁情况的发展趋势。

3. 辅助个性化方案制订

量表涵盖了活动能力、认知状态、生活环境等多维度信息，有助于全面了解老人个体情况。

4. 促进沟通协作

量表评估结果为医护人员、护理人员、家属之间搭建了沟通桥梁。各方基于同一套量化数据，能更高效地交流老人尿失禁情况，共同参与管理，形成合力，提升老人生活质量。

操作程序

1. 评估

辨识老年人，与老年人沟通。

评估老年人性别、年龄、意识状态、合作程度、对疾病的态度和认知程度，确定采用何种量表进行评估。

2. 计划

环境准备：环境安静整洁，温湿度适宜，光线充足。

老年人准备：向老年人及家属解释评估的目的、方法、注意事项及配合要点，且愿意配合，确保老年人处于舒适、放松的状态。

照护人员准备：着装整洁，洗手，戴口罩。

用物准备：评估室、国际尿失禁咨询委员会尿失禁问卷表简表（ICIQ–SF）、老年人失禁评估总表、饮水及排尿日记记录表、尿垫、笔、记录本或电子设备。

3. 实施

具体实施内容见表 7–4–5。

表 7–4–5　用尿失禁评估量表老年人进行评估标准流程

操作流程	操作步骤	要点说明
1. 核对解释	（1）核对老年人信息，并做好解释 （2）告知评估的目的和配合方法	评估解释，确认老年人，取得配合
2. 安置体位	（1）协助老年人取舒适体位 （2）确保老年人处于放松的状态	
3. 进行评估（选取一个量表）	（1）尿失禁问卷表简表（ICIQ–SF）：0 ~ 21 分 （2）老年人失禁评估总表：1 ~ 21 分 （3）饮水及排尿日记记录	注意老年人的情绪和体力变化，必要时暂停评估
4. 记录与观察	详细记录每项评分及观察到的细节	
5. 安置老年人	协助老年人取舒适卧位	
6. 洗手记录	（1）按七步洗手法洗手 （2）将测量数值准确记录在记录单上	预防交叉感染

4. 评估后处理

(1)计算总分：分数越高，尿失禁越严重。

(2)结果分析：

①尿失禁问卷表简表(ICIQ–SF)：

0分：无症状，不需要任何处理。

1～7分：轻度尿失禁，不需要佩戴尿垫，在医师或康复师指导下进行自控训练。

8～14分：中度尿失禁，需要佩戴尿垫，可进行物理治疗或手术治疗。

15～21分：重度尿失禁，严重影响正常生活和社交活动，到专科医院或老年病医院系统治疗。

②老年人失禁评估总表：

轻度尿失禁：得分1～7分。失禁B级，失禁评估在30分以下。照护措施：此类老年人需要密切关注身体情况，保持现状，无须失禁照护。

中度尿失禁：得分8～14分。失禁B级，失禁评估30～60分；失禁C级，失禁评估≥30分。照护措施：给予失禁级二、三级护理。此阶段会出现日常生活的某些不便，如咳嗽或腹部稍微用力就会出现尿失禁问题，可能需要垫护垫、卫生棉或尿失禁裤来保持干爽和便于参加社交活动。

③重度尿失禁：得分15～21分。失禁B级，失禁评估60分以上；失禁C级，失禁评估在30分以上。

照护措施：老年人日常生活会受到非常大的限制，心理也会受到影响。有的老年人意识丧失或严重失能，有的老年人小便完全失禁或大小便均失禁，完全依赖纸尿裤或使用导尿管。重度尿失禁大多需要手术治疗。

(3)记录与反馈：

①有效性反馈：查看量表是否准确反映了老人尿失禁的真实状况。

②使用便捷性反馈：询问评估者(医护人员等)量表填写是否简便。

③护理干预效果反馈：依据量表评估结果实施护理干预后，观察老人尿失禁症状是否改善。

④老人及家属接受度反馈：了解老人和家属对量表评估的态度。

(4)注意事项：

①评估环境适宜：选择安静、私密的空间进行评估，避免外界干扰，让老人放松心情，如实回答问题。

②评估者专业培训：评估人员需经过专业培训，熟悉量表内容、评分标准及评估流程。不专业的评估可能导致数据偏差，影响后续决策。

③多次评估取均值：尿失禁情况可能存在波动，单次评估结果未必能全面反映老人状况。建议在一段时间内(如一周)进行多次评估，取平均值作为最终结果，以提高评估准确性。

④动态评估：老人身体状况随时间变化，需定期重新评估。如每1～3个月进行一次量表评估，及时掌握病情变化，调整护理和治疗措施。

⑤尊重老人意愿：整个评估过程要充分尊重老人意愿，若老人在评估中表现出不适或拒绝，应暂停并耐心沟通，不可强行推进。

通过以上流程，可全面评估老年人的尿失禁情况，为给老年人制订个性化的照护措施提供依据。

【练习题】

扫一扫二维码查看练习题。

扫一扫

拓展阅读

老年人尿失禁的锻炼

一、凯格尔运动

找到正确的肌肉：在排尿中途尝试停止小便，可以感受到盆底肌的收缩。

收紧和放松：收紧盆底肌肉 3 ~ 5 秒，然后放松 3 ~ 5 秒。每次重复 10 次，每天进行 3 次。

进阶锻炼：逐渐增加收紧时间至 10 秒，每次重复次数增加至 20 次。

二、双腿并拢练习

坐姿或站姿：保持背部挺直，双腿并拢。

收紧盆底肌：在并拢双腿时用力收紧盆底肌肉，持续 5 秒后放松。每次重复 10 次，每天进行 3 次。

三、桥式运动

仰卧姿势：躺下，屈膝，双脚平放在地面，双臂放在身体两侧。

抬高臀部：抬起臀部至肩、臀、膝成一直线，同时收紧盆底肌。保持 5 秒后放松。每次重复 10 次，每天进行 2 次。

四、坐姿收缩

坐在椅子上：双脚平放在地面，稍微前倾，背部挺直。

收缩盆底肌：收紧盆底肌肉，持续 3 ~ 5 秒后放松。每次重复 10 次，每天进行 3 次。

五、蹲姿练习

蹲姿：保持背部挺直，双手撑地。

收紧盆底肌：在蹲姿时收紧盆底肌肉，持续 5 秒后放松。每次重复 10 次，每天进行 2 次。

坚持以上锻炼能够有效提高盆底肌的力量和耐力，从而改善尿失禁症状。注意在锻炼过程中避免过度用力，以免造成疲劳或损伤。

任务五　老年人疼痛的评估

案例导入

徐奶奶，72 岁。冠心病 22 年。5 年前在体检中确诊为“脑萎缩”。2 年前开始出现记忆力减退、反应迟钝；半年以来计算能力下降明显，行动不便。近几日，患中耳炎，右耳痛、耳鸣，影响睡眠，到社区医院就诊，给予氧氟沙星滴耳剂滴耳，1 天 2 次，1 次 3 滴。与老伴共同居住，日常生活由老伴及照护人员照顾。平时喜欢听戏，育有 1 子，在外地工作。

任务描述

1. 徐奶奶现阶疼痛的主要原因是什么？属于哪个疼痛等级？

2. 请根据徐奶奶的情况为她制订相应的照护计划。

知识殿堂

课件

一、疼痛的概述

老年人疼痛问题较为普遍，以慢性疼痛为主，且与慢性病共病现象突出。63.4% 的老年人经历过慢性病带来的疼痛，疼痛已成为继心脑血管疾病、肿瘤之后的第三大健康问题。然而，老年人对疼痛的认知不足，存在治疗延迟、预防意识薄弱等问题，长期疼痛还会导致情绪问题，如暴怒、抑郁等，因此准确评估疼痛有助于及时发现病因，制订个性化治疗方案，减轻痛苦，提高生活质量，预防因疼痛导致的并发症和心理问题，保障老年人身心健康。

（一）疼痛定义

疼痛（Pain）是老年人的主观感受，是临床上最常见的症状之一，疼痛可以是局部的，也可以是全身性疾病的反映。

2020 年国际疼痛学会（IASP）将疼痛定义为“一种与实际或潜在的组织损伤相关的不愉快的感觉和情绪体验，或与此相似的经历”。国际疼痛学会强调，疼痛是一种主观体验，同时受到生物学、心理学及社会环境等多方面因素的影响。在老年照护中，疼痛管理尤为重要，因为老年人常因慢性疾病、身体机能下降和认知障碍等因素，面临更高的疼痛风险。

老年人的疼痛评估是一个综合性的过程，需结合其生理、认知、沟通特点及疼痛类型，采用多维度方法精准识别疼痛。

（二）疼痛的分类

疼痛可以根据不同的标准进行分类，以下是常见的几种分类方式。

1. 按疼痛持续时间分类

（1）急性疼痛：通常持续时间较短，少于 3 个月，多由损伤或疾病引起，如手术后疼痛、创伤性疼痛。

（2）慢性疼痛：持续时间超过 3 个月，可能与慢性疾病相关，如慢性腰背痛、神经病理性疼痛、癌痛等。

2. 按疼痛性质分类

（1）躯体痛：由皮肤、肌肉、骨骼、关节等部位的损伤引起，通常表现为刺痛、酸痛或胀痛。

（2）内脏痛：由内脏器官的损伤或炎症引起，通常表现为钝痛、绞痛或牵涉痛。

（3）神经病理性疼痛：由神经系统损伤或功能障碍引起，表现为烧灼样痛、电击样痛或针刺样痛。

3. 按疼痛来源分类

（1）外周性疼痛：由外周神经或组织损伤引起，如带状疱疹后神经痛。

（2）中枢性疼痛：由中枢神经系统损伤或功能障碍引起，如脊髓损伤后疼痛。

（3）混合性疼痛：同时涉及外周和中枢神经系统，如糖尿病周围神经病变。

4. 按疼痛严重程度分类

（1）轻度疼痛：对日常生活影响较小，可通过非药物治疗缓解。

（2）中度疼痛：对日常生活有一定影响，可能需要药物治疗。

（3）重度疼痛：严重影响日常生活和睡眠，需积极治疗。

5. 按疼痛的临床表现分类

（1）炎性疼痛：由炎症引起，如关节炎、术后炎症。

（2）非炎性疼痛：如神经病理性疼痛、缺血性疼痛。

（3）癌痛：由癌症引起，包括肿瘤压迫、侵犯神经或组织。

6. 按疼痛的特殊类型分类

（1）牵涉痛：由内脏器官病变引起，疼痛部位在体表，如心绞痛引起的左肩疼痛。

（2）幻肢痛：截肢后感觉已切除肢体的疼痛。

（3）心理性疼痛：由心理因素引起，如焦虑、抑郁导致的疼痛。

疼痛的分类有助于医生更准确地诊断和治疗，同时为患者提供更个性化的疼痛管理方案。

二、疼痛评估方法与工具

老年人疼痛评估的方法主要是应用现有的各种评估量表对老年人实际情况进行评估，同时也可采用其他方法进行评估。

（一）疼痛评估方法

1. 观察法

老年人常因认知功能下降、沟通障碍或语言表达能力受限，难以准确描述疼痛。通过观察其表情、肢体动作、活动能力及生理反应等非言语表现，照护员可以更准确地识别和量化疼痛。观察法尤其适用于认知障碍或无法言语的老年人，能够帮助制订个性化疼痛管理方案，提高照护质量。

2. 量表法

量表法评估老年人疼痛通过标准化工具（如 VAS、NRS 等）系统化识别疼痛特征，弥补老年人因认知障碍、沟通困难或“忍痛”文化导致的表达局限，尤其对痴呆患者可通过行为观察量表（如皱眉、呻吟）量化非语言疼痛信号，避免漏诊；其结构化条目（疼痛强度、部位、功能影响）帮助医护人员区分慢性病痛与急性损伤，结合老年多病共存特点精准定位病因（如关节炎与神经痛），同时动态追踪疗效（如用药后评分变化）以优化镇痛方案，减少药物滥用风险（如过量 NSAIDs 引发消化道出血）；此外，量表评估促进多学科协作，为康复训练、心理干预提供依据，打破“疼痛－失能－抑郁”恶性循环，最终提升疼痛管理效率及老年人生活质量，体现个体化照护与人文关怀的结合。

3. 提问法

通过结构化询问（如 NRS 评分、疼痛部位描述）主动引导老年人表达疼痛感受，尤其适用于沟通能力尚存但受限于听力下降、文化观念（如“疼痛羞耻”）或对疼痛感知模糊的群体，帮助照护员突破其被动沉默，精准识别疼痛特征（如夜间加重的骨关节炎或阵发性神经痛）；通过简化提问形式（如“用 0 ~ 10 分形容疼痛”代替复杂医学术语），适配老年人认知特点，减少因理解偏差导致的误判，同时结合用药史、日常活动影响（如能否自行穿衣）等开放式问题，揭示疼痛与慢性病、心理状态的关联性（如抑郁加重痛感），弥补单纯观察法对主观体验的忽视，为制订个性化镇痛方案（如选择肝肾毒性低的药物）及非药物干预（如物理治疗）提供直接依据，从而打破“忍痛 – 功能退化”的恶性循环，提升疼痛管理的及时性与人文关怀质量。

（二）疼痛评估工具

1. 视觉模拟疼痛量表（VAS）

（1）量表构成：用于疼痛的评估，在我国应用较为广泛。VAS 通常由一条长度为 10 厘米（100 毫米）的直线组成，直线的一端标记为“0”，表示“完全无痛”，另一端标记为“10”或“100”，表示“最剧烈的疼痛”，中间部分表示不同程度的疼痛。让老年人在线上最能反映自己疼痛程度之处画交叉线，由照护员根据老年人画交叉线的位置测算其疼痛程度（图 7–5–1）。

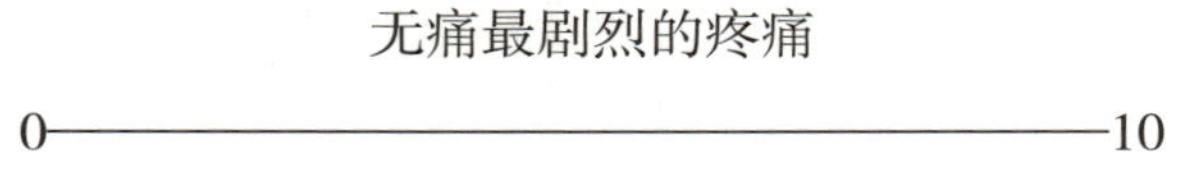

图 7–5–1　视觉模拟疼痛量表（VAS）

（2）判定方法：见表 7–5–1。

表 7–5–1　视觉模拟疼痛量表（VAS）

项目	评分标准	得分
0 cm	无痛，无任何疼痛感觉	0 分
1 ~ 3 cm	轻度疼痛，不影响工作，生活	1 ~ 3 分
4 ~ 6 cm	中度疼痛，影响工作，不影响生活	4 ~ 6 分
7–10 cm	重度疼痛，疼痛剧烈，影响工作及生活	7–10 分

2. 数字疼痛评定量表（NRS）

（1）量表构成：将疼痛程度用 0 ~ 10 个数字依次表示，0 表示无疼痛，10 表示最剧烈的疼痛。由老人自己选择一个最能代表自身疼痛程度的数字，或由评估师询问老年人感受，由评估师根据老人对疼痛的描述选择相应的数字（图 7–5–2）。

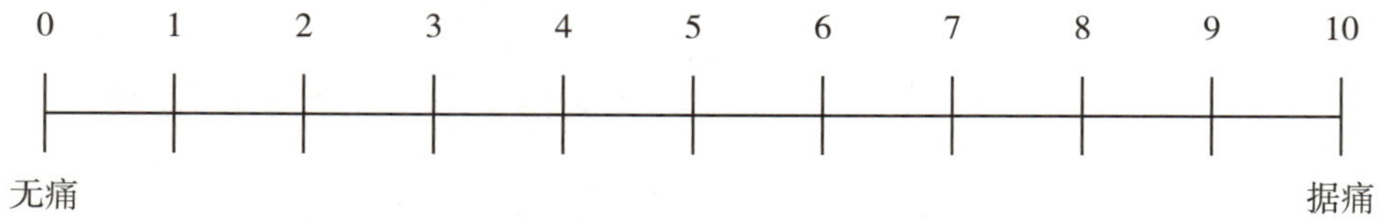

图 7–5–2　数字疼痛评定量表（NRS）

（2）判定方法：按照疼痛对应的数字将疼痛分为轻度疼痛（1 ~ 3），中度疼痛（4 ~ 6）和重度疼痛（7 ~ 10）。

3. 词语描述量表（VDS）

用“无痛、轻度痛、中度痛、重度痛、极度痛”等一系列词语来代表不同强度的疼痛，老年人在这些词语中选出最能代表其疼痛强度的词。该方法的词语易于理解，可随时口头表达，沟通方便，满足老年人的心理需求，但不适合语言表达有障碍的老年人。

4. 主诉疼痛的程度分级法（VRS）

（1）量表构成：让老人根据自身感受说出疼痛的程度，即语言描述评分法，这种方法老年人容易理解，但不够精确。

（2）判定方法：见表 7-5-2。

表 7-5-2　主诉疼痛的程度分级法

项目	评分标准
0 级	无疼痛
Ⅰ（轻度）	有疼痛但可忍受，生活正常，睡眠无干扰
Ⅱ（中度）	疼痛明显，不能忍受，要求服用阵痛药物，睡眠受干扰
Ⅲ（重度）	疼痛剧烈，不能忍受，需用镇痛药物，睡眠受严重干扰可伴自主神经功能紊乱或被动体位

5. 脸谱法（Faces）

脸谱法使用 Wong-Baker 面部表情量表进行评估（图 7-5-3）。评估时要向老年人解释每一张面部表情代表自己疼痛程度的表情。该表简单直观，该评分量表适用于 3 岁及以上的儿童、老年人及语言或文化差异或其他交流障碍的老年人。

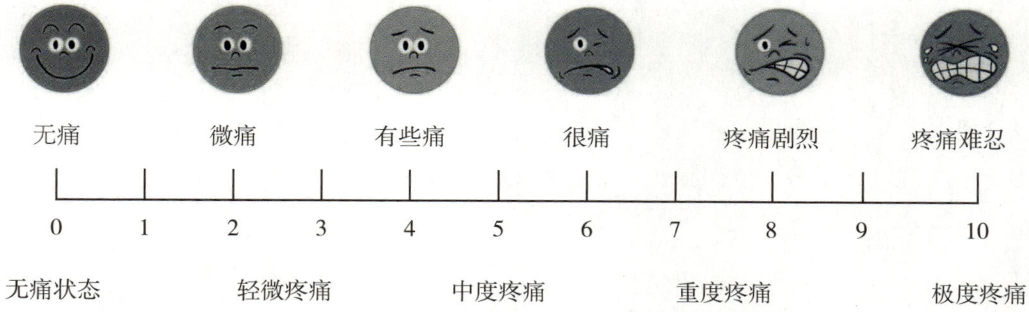

图 7-5-3　脸谱法（Faces）

6. 认知受损老年人的疼痛评估

由于老年人认知功能受损，不能主观描述疼痛。可采取以下方式了解认知功能受损老年人的疼痛状况：

（1）面部表情：皱眉、前额起皱纹、面部扭曲、快速眨眼。

（2）用词语表达或发声：呻吟、大声呼喊、呼吸粗快。

（3）身体表达：紧张、活动受限、坐立不安、辗转反侧。

（4）行为异常：攻击性行为、拒绝进食、骂人、嗜睡、常规活动突然停止。

（5）精神状态：突然流泪、意识模糊加重、痛苦表情。

7. 晚期老年痴呆症疼痛评估表（PAINAD）

该表是专为晚期老年痴呆症患者设计的疼痛评估工具，适用于认知能力严重受损且无法有效表达疼痛的患者。

（1）量表构成：量表包含以下五个评估维度，每个维度分为 0、1、2 三个评分等级。

①呼吸。0 分：正常呼吸；1 分：偶尔呼吸困难或短时间过度通气；2 分：长时间过度通气或呼吸急促。

②负性发声。0 分：无发声；1 分：偶尔呻吟或低声抱怨；2 分：大声呻吟、喊叫。

③面部表情。0 分：微笑或无表情；1 分：皱眉、悲伤或紧张；2 分：痛苦表情。

④形体语言。0 分：放松；1 分：紧张、坐立不安；2 分：握拳、攻击性动作。

⑤可安慰程度。0 分：无须安慰；1 分：可通过分散注意力或触摸安抚；2 分：无法安抚。

（2）判定方法：总分范围为 0 ~ 10 分，分数越高表示疼痛程度越严重。评估时需观察患者约 5 分钟，根据上述五个维度的表现进行评分。

三、为老年人进行疼痛的评估

应用量表为老年人进行疼痛的评估。

操作目的

1. 掌握疼痛评估工具的内容及使用方法。
2. 具有根据疼痛量表评估结果确定疼痛等级的能力。
3. 具有制订疼痛照护计划的能力。

操作程序

1. 评估

辨识老年人，与老年人沟通。

评估老年人性别、年龄、意识状态、合作程度、对疾病的态度和认知程度，确定采用何种量表进行评估。

2. 计划

环境准备：环境安静整洁，温湿度适宜，光线充足。

老年人准备：向老年人及家属解释评估的目的、方法、注意事项及配合要点，且愿意配合，确保老年人处于舒适、放松的状态。

照护人员准备：着装整洁，洗手，戴口罩。

用物准备：评估室、视觉模拟评估尺（VAS）、数字疼痛评定量表（NRS）、词语描述量表（VDS）、主诉疼痛的程度分级法（VRS）、脸谱法（Faces）量表、笔、记录本或电子设备。

3. 实施

具体实施内容见表 7–5–3。

表 7-5-3　用疼痛评估量表老年人进行评估标准流程

操作流程	操作步骤	要点说明
1. 核对解释	（1）核对老年人信息，并做好解释 （2）告知评估的目的和配合方法	评估解释，确认老年人，取得配合
2. 安置体位	（1）协助老年人取舒适体位 （2）确保老年人处于放松的状态	
3. 进行评估（选取一个量表）	（1）视觉模拟疼痛量表（VAS）：0 ~ 10 分 （2）数字疼痛评定量表（NRS）：0 ~ 10 分 （3）词语描述量表（VDS）：无痛、轻度痛、中度痛、重度痛、极度痛 （4）主诉疼痛的程度分级法（VRS）：0 级、Ⅰ（轻度）、Ⅱ（中度）、Ⅲ（重度） （5）脸谱法（Faces） （6）认知受损老年人的疼痛评估 （7）晚期老年痴呆症疼痛评估表（PAINAD）：0 ~ 10 分	注意老年人的情绪和体力变化，必要时暂停评估
4. 记录与观察	详细记录每项评分及观察到的细节	
5. 安置老年人	协助老年人取舒适卧位	
6. 洗手记录	（1）按七步洗手法洗手 （2）将测量数值准确记录在记录单上	预防交叉感染

4. 评估后处理

（1）计算总分：总分范围为 0 ~ 10 分，分数越高，疼痛越剧烈。

（2）结果分析：0 分：无痛，暂不需继续疼痛评估。1 ~ 3 分：轻度疼痛，需每月评估 1 次。4 ~ 6 分：中度疼痛，需每日评估 2 次。7 ~ 10 分：重度疼痛，需每日评估 3 次。暴发性疼痛，需立即评估；使用镇痛泵，每日至少评估 1 次。

（3）记录与反馈：将评估结果记录在健康档案中。定期复评，跟踪老年人疼痛感觉。

（4）注意事项：

①尊重老人隐私和尊严：在评估过程中，确保老人处于舒适和隐私得到保护的环境中。避免在公共场合或他人面前进行不必要的暴露或询问敏感问题，让老人感到被尊重和安全。

②耐心沟通，避免催促：老年人可能反应较慢或表达能力有限，尤其是患有认知障碍的老人。评估时要保持耐心，用简单、清晰的语言提问，避免使用复杂的医学术语。给老人足够的时间来思考和回答问题，不要催促。

③细致观察非语言信号：老年人可能无法准确表达疼痛，因此要仔细观察他们的非语言行为，如面部表情、肢体动作、呼吸频率等。例如，皱眉、呻吟、握拳或身体僵硬等可能是疼痛的信号。对于无法言语的老人，非语言信号尤为重要。

④结合老人的具体情况：考虑老人的个体差异，包括认知能力、文化背景、既往病史和疼痛经历。例如，对于有认知障碍的患者，可能需要使用专门的疼痛评估工具（如 PAINAD 量表）；对于听力或视力不佳的患者，要确保沟通方式适合他们的需求。

⑤多维度评估，避免单一指标：疼痛是多维度的体验，不能仅依赖患者自述的疼痛程度（如0 ~ 10 评分）。要结合疼痛的性质（如刺痛、酸痛）、持续时间、发作频率、加重或缓解因素等进行全面评估。同时，注意疼痛对患者日常生活（如睡眠、饮食、活动能力）的影响。

通过以上流程，可全面评估老年人的疼痛情况，为给老年人制订个性化的照护措施提供依据。

【练习题】

扫一扫二维码查看练习题。

扫一扫

拓展阅读

目前较为先进的疼痛识别和镇痛技术可以与 AI 智能联动。中国科学院团队开发的智能仿生皮肤可动态感知触觉到痛觉的阈值变化，模拟人体软组织应变特性，未来可用于机器人辅助护理中的疼痛反馈。动态监测手环可以通过心率变异性、皮肤电导等生理指标，结合 AI 算法预测疼痛强度，比较适用于居家慢性疼痛的管理。而在疼痛治疗技术方面，脑机接口（BCI）镇痛是基于实时脑信号分析，触发脊髓电刺激（SCS）或深部脑刺激（DBS），直接抑制疼痛信号传导。例如，针对幻肢痛或卒中后疼痛的闭环反馈治疗。还可采用虚拟现实（VR）与心理干预，利用 VR 场景（如冰雪世界）分散患者注意力，降低疼痛感知强度，营造沉浸式镇痛环境。“北小六”心理机器人可以通过情绪识别和认知行为疗法（CBT）缓解疼痛相关的焦虑和抑郁，是得心应手的 AI 心理助手。

点燃思考

秦爷爷，82 岁，生活不能自理，长期卧床，现入住养老机构。身高 170 cm，体重 68 kg，中专文化，事业单位退休，丧偶，月收入 4000 元，子女经济上可以给予补贴。喜欢看书、听戏曲。不喜欢吃蔬菜水果、不爱喝白开水，喜欢吃鱼虾、甜品饮料。性格倔强，不善与人沟通。既往病史：高血压病史 15 年，2 型糖尿病史 10 年，曾两次患脑卒中，抑郁症 2 年。

目前状况：入住机构 2 年，秦爷爷因多次脑卒中引起右侧肢体偏瘫，能够自行使用餐具进食，但偶尔需要提醒或协助。需要协助洗澡，尤其是擦洗背部和腿部。能够自行穿衣，但系纽扣和拉拉链时较为困难，需要帮助。能够自行前往卫生间，但偶尔需要协助擦拭和起身。从床上到椅子上转移时，需要照护员搀扶或使用助行器。在室内行走时需要助行器，室外行走则需要照护员陪伴以防摔倒。无法自行上下楼梯，需要照护员协助或使用电梯。大部分时间能够自行控制，但偶尔出现失禁情况。能够自行洗脸、刷牙，但洗头、剃须等需要照护员协助。无法自行使用交通工具，外出时需要照护员陪同或使用轮椅。吞咽功能下降，饮水时偶有呛咳。

照护任务

请根据老人情况更新健康档案和书写健康保健指导书。

实际照护任务

1. 请为秦爷爷用 Barthel 指数量表进行日常生活活动能力评估判定自理能力等级。
2. 请为秦爷爷进行肌力及关节活动度的评估。
3. 请为秦爷爷进行吞咽功能评估，判断吞咽困难的等级。

任务六　老年人压力性损伤的评估

案例导入

刘英，女，65 岁。退休技工，经济状况良好，平时喜欢听戏。老人和老伴居住在益民小区某号，女儿居住外地。老人高血压病 12 年，血压一直控制不良，1 年前因“脑出血”导致右侧肢体偏瘫，长期卧床，近半年出现大小便失禁。

任务描述

1. 刘奶奶现阶段的压力性损伤评定得分为多少？导致刘奶奶出现压力性损伤的风险因素主要是什么？
2. 请根据刘奶奶的压力性损伤为她制订相应的照护计划。

知识殿堂

一、压力性损伤概述

课件

压力性损伤是全世界常见的健康问题，常使患者处于疼痛、不适、焦虑状态，高昂的医疗费用给患者带来负面影响。2019 年 11 月，由欧洲压疮咨询委员会、美国国家压力性损伤咨询委员会及泛太平洋压力性损伤联盟联合制订的第 3 版《压力性损伤的预防和治疗：临床实践指南》（简称“2019 版指南”）正式发布，对压力性损伤进行了更新和定义。这是继 2009 年该指南发布后的第二次更新（5 年一更新，上次更新时间为 2014 年）。

（一）压力性损伤定义

2019 版指南定义压力性损伤（pressure injury，PI）是由压力或压力联合剪切力导致的皮肤和 / 或皮下组织的局部损伤，通常位于骨隆突处，但也可能与医疗器械或其他物体有关。

新指南强调了压力性损伤可能与医疗器械相关，压力性损伤的发生不仅局限于体表皮肤，也可能发生在黏膜上、黏膜内或黏膜下。黏膜（呼吸道、胃肠道和泌尿生殖道黏膜）压力性损伤主要与医疗器械有关。在照护工作中，评估员、照护员等人员不应只关注体表皮肤，也应重视医疗器械引起的黏膜压力性损伤。

（二）压力性损伤的分期

根据最新国际指南，压力性损伤的分期见表 7–6–1。

表 7-6-1　压力性损伤的分期

分期	特点
Ⅰ期	局部皮肤完整，出现压之不变白的红斑，通常发生在骨隆突处；深色皮肤可能无明显变白，但颜色与周围不同。该区域可有疼痛、坚硬或松软，皮温升高或降低
Ⅱ期	部分皮层缺失，表现为无腐肉的红色或粉红色基底的开放性浅层损伤，或完整/破溃的浆液性水疱
Ⅲ期	全皮层缺失，可见皮下脂肪组织，但未达肌肉、肌腱或骨骼；可能有腐肉，但不遮蔽组织损伤的深度。可有潜行或窦道。此期压力性损伤的深度可根据解剖学位置不同而表现各异。耳、鼻、枕骨和踝部因皮下组织缺乏表现为表浅溃疡；臀部等脂肪丰富的部位可发展为损伤较大的Ⅲ期压力性损伤
Ⅳ期	全层组织缺失，暴露骨骼、肌腱或肌肉，可以显露或探及外露的骨骼或肌腱。腐肉或焦痂可能存在于创面基底的某些区域，常伴有窦道。与Ⅲ期类似，此期压力性损伤的深度取决于解剖位置，可扩展至肌肉和/或筋膜、肌腱或关节囊，严重时可导致骨髓炎
不可分期压力性损伤	全层组织缺失，溃疡基底部被腐肉（黄色、褐色、灰色、绿色或棕色）和/或焦痂（褐色、棕色或黑色）覆盖，无法判断深度，彻底清除坏死组织和/或焦痂，暴露创面基底部后方可判断其实际深度和分期。清创前常渗液较少，甚至干燥，痂下感染时可出现溢脓、恶臭
可疑深部组织损伤	皮肤完整，但局部出现紫色或褐红色改变，或充血性水疱，是由于压力和/或剪切力所致皮下组织受损所致。可伴疼痛、坚硬、糜烂、松软、潮湿、皮温升高或降低。肤色较深者难以识别深层组织损伤

此外，器械相关压力性损伤和黏膜压力性损伤是两个特殊类别。器械相关压力性损伤的分期应使用常规分类系统，而黏膜压力性损伤目前尚无公认的分类系统。

（三）压力性损伤的好发部位

1. 压力性损伤好发部位与卧位有关

压力性损伤好发于经常受压和缺乏脂肪组织保护、无肌肉包裹或肌层较薄的骨隆突处。压力性损伤的发生与卧位有着极为密切的关系，卧位不同，受压点不同，好发部位也不同。

（1）仰卧位：好发于枕骨粗隆、肩胛部、肘部、脊椎体隆突处、骶尾部、足跟和足趾部。

（2）侧卧位：好发于耳郭、肩峰、肋骨、肘部、髋部、膝关节的内外侧和内外踝处。

（3）俯卧位：好发于面颊部、耳郭、肩部、女性乳房、男性生殖器、髂嵴、膝部及足趾部。

（4）坐位：好发于坐骨结节处。

2. 医疗器械与皮肤接触的相关部位

如骨折固定夹板、支架、尿管（尿道口周围）、连续加压装置、颈托（颈部）、氧气面罩（鼻梁、耳后）等医疗器械与皮肤接触的部位。

3. 特殊老年人

肥胖者：腹部褶皱、大腿内侧等潮湿摩擦处；消瘦或营养不良者：骨突更明显（如髂嵴、肋骨）；糖尿病老年人：足部。

二、压力性损伤评估方法与工具

老年人压力性损伤评估的方法主要是应用现有的各种评估量表对老年人实际情况进行评估，

同时也可采用其他方法进行评估。

（一）压力性损伤评估方法

1. 观察法

压力性损伤的观察法是通过直接检查皮肤和组织状态，结合老年人症状和体征进行综合判断的评估方法。观察法能快速发现皮肤早期异常，快速识别Ⅰ期压疮（如不褪色红斑），此时仅需调整照护措施（如减压、翻身）即可逆转损伤，避免进展为更严重的溃疡。通过观察皮肤颜色、温度、湿度变化，可提前识别高危部位，及时采取预防措施。观察法是压力性损伤早期识别的基础，结合视诊、触诊、动态监测，显著降低恶化风险。

2. 量表法

通过标准化的评估工具，系统、量化地识别患者发生压疮的风险，指导临床决策和资源分配，从而提高预防和管理的科学性、规范性。量表可以通过统一评价标准，减少主观判断差异，确保不同照护人员评估结果的一致性。通过总分划分低危、中危、高危人群，优先关注高危患者，优化照护资源分配。根据量表结果制订个性化照护计划，使用量表定期重复评估（如每日或每周），可以跟踪老人状态变化，及时调整照护方案。

（二）压力性损伤评估工具

1. Braden 危险因素评估量表

（1）量表构成：Braden 危险因素评估量表是用来预测发生压力性损伤可能性的较为常用的方法，对压力性损伤高危人群具有较好的预测效果，评估简便、容易操作。评估内容共六个部分：感觉、潮湿、活动、移动、营养、摩擦 / 剪切力（表 7–6–2）。

表 7-6-2　Braden 危险因素评估量表

项目	分值			
	1	2	3	4
感觉	完全受限	非常受限	轻度受限	未受限
潮湿	持续潮湿	潮湿	有时潮湿	很少潮湿
活动力	限制卧床	坐位	偶尔行走	经常行走
移动力	完全无法移动	严重受限	轻度受限	未受限
营养	非常差	可能缺乏	充足	丰富
摩擦力 / 剪切力	有问题	有潜在问题	无明显问题	/
总分				

（2）总分结果判定：总分值范围为 6 ~ 23 分，分值越低，提示发生压力性损伤的危险性越高。评分≤ 18 分，提示有发生压力性损伤的危险，建议采取预防措施。

（3）评估结果的应用：根据总分将风险分为 4 个等级。极高危：≤ 9 分，需立即采取强化照护，如每 2 小时翻身、使用气垫床等。高危：10 ~ 12 分，需密切监测并调整照护计划。中危：13 ~ 14 分，需常规预防措施，如保持皮肤干燥、定期评估等。低危：15 ~ 18 分，仍需基础照护但风险较低。

2. Norton压力性损伤风险因素评估量表

（1）量表构成：由Barbara Norton于1962年开发，主要用于预测患者发生压疮的风险。其核心是通过量化评估患者的生理和活动状态，帮助医护人员早期识别高危人群并制订针对性照护措施。Norton压力性损伤风险因素评估量表也是目前公认的最适用于老年人预测压力性损伤发生的有效评分方法，也适用于评估老年人疾病的预后。Norton量表包含5个评估维度，一般包括身体状况、精神状况、活动能力、灵活程度和失禁情况（表7-6-3）。

表7-6-3 Norton压力性损伤风险因素评估量表

项目	分值			
	4	3	2	1
身体状况	良好	一般	不好	极差
精神状况	思维敏捷	无动于衷	不合逻辑	昏迷
活动能力	可以走动	需协助	坐轮椅	卧床
灵活程度	行动自如	轻微受限	非常受限	不能活动
失禁情况	无失禁	偶有失禁	经常失禁	大小便失禁
总分				

（2）总分结果判定：每项评分1～4分，总分范围为5～20分，16分为诊断临界值，分值越低，提示发生压力性损伤的危险性越高；评分≤14分，提示有发生压力性损伤的危险。

（3）评估结果的应用：根据总分将风险分为4个等级。极高危：≤9分，需立即干预，如使用气垫床。高危：10～12分，需强化照护，如每2小时翻身。中危：13～14分，需增加预防措施。低危：15～20分，需基础照护。

综上所述，压力性损伤评估的结果在养老服务中具有重要价值，根据危险因素和风险程度的不同，采取相应的照护干预措施，能够快速有效制订个性化照护措施，预防压力性损伤的发生，促进老年人生活质量和幸福感的提升。

三、为老年人进行压力性损伤的评估

应用量表为老年人进行压力性损伤的评估。

操作目的

1. 掌握压力性损伤评估工具的内容及使用方法。
2. 根据量表评估结果确定老年人发生压力性损伤的风险程度。
3. 可根据结果制订个性化预防压力性损伤的照护计划。

操作程序

1. 评估

辨识老年人，与老年人沟通。评估老年人性别、年龄、意识状态、合作程度、对疾病的态度和认知程度，确定采用何种量表进行评估。

2. 计划

环境准备：环境安静整洁，温湿度适宜，光线充足。

老年人准备：向老年人及家属解释评估的目的、方法、注意事项及配合要点，且愿意配合，确保老年人处于舒适、放松的状态。

照护人员准备：着装整洁，洗手，戴口罩。

用物准备：评估室、Braden 危险因素评估量表（或 Norton 压力性损伤风险因素评估量表）、笔、记录本或电子设备。

3. 实施

具体实施内容见表 7-6-4。

表 7-6-4　用 Braden 危险因素评估量表（或 Norton 压力性损伤风险因素评估量表）为老年人进行评估标准流程

操作流程	操作步骤	要点说明
1. 核对解释	（1）核对老年人信息，并做好解释 （2）告知评估的目的和配合方法	评估解释，确认老年人，取得配合
2. 安置体位	（1）协助老年人取舒适体位 （2）确保老年人处于放松的状态	
3. 逐项进行评估	（1）Braden 危险因素评估量表： ①感觉：1 ~ 4 分 ②潮湿：1 ~ 4 分 ③活动力：1 ~ 4 分 ④移动力：1 ~ 4 分 ⑤营养：1 ~ 4 分 ⑥摩擦力 / 剪切力：1 ~ 4 分 （2）Norton 压力性损伤风险因素评估量表： ①身体状况：1 ~ 4 分 ②精神状况：1 ~ 4 分 ③活动能力：1 ~ 4 分 ④灵活程度：1 ~ 4 分 ⑤失禁情况：1 ~ 4 分	注意老年人的情绪和体力变化，必要时暂停评估
4. 记录与观察	详细记录每项评分及观察到的细节	
5. 安置老年人	协助老年人取舒适卧位	
6. 洗手记录	（1）按七步洗手法洗手 （2）将测量数值准确记录在记录单上	预防交叉感染

4. 评估后处理

（1）Braden 危险因素评估量表：

①计算总分：将 6 项得分相加，总分范围为 6 ~ 23 分，分值越低，提示发生压力性损伤的危险性越高。评分≤ 18 分，提示有发生压力性损伤的危险，建议采取预防措施。

②结果分析：≤ 9 分：极高危。10 ~ 12 分：高危。13 ~ 14 分：中危。15 ~ 18 分：低危。

（2）Norton 压力性损伤风险因素评估量表：

①计算总分：将 5 项得分相加，总分范围为 5 ～ 20 分，16 分为诊断临界值，分值越低，提示发生压力性损伤的危险性越高；评分≤ 14 分，提示有发生压力性损伤的危险。

②结果分析。≤ 9 分：极高危。10 ～ 12 分：高危。13 ～ 14 分：中危。15 ～ 20 分：低危。

（3）记录与反馈：将评估结果记录在健康档案中。定期复评，跟踪老年人压力性损伤情况。跟踪老年人压力性损伤情况。

（4）注意事项：

①保护隐私与尊严：检查时拉好床帘，减少身体暴露时间，检查后及时协助穿衣。

②动作轻柔：避免拖拽老年人皮肤，防止摩擦损伤。

③全面检查：勿遗漏隐蔽部位（如耳后、皮肤褶皱、足趾间）。

④动态评估：高风险老年人每日评估 1 次，病情变化时随时评估。

⑤关注特殊人群：糖尿病患者重点检查足部，警惕缺血性溃疡。肥胖老年人检查腹股沟、乳房下、大腿内侧等潮湿摩擦区。

⑥家属宣教：指导家属观察皮肤异常、协助翻身技巧、保持皮肤清洁干燥。

通过以上流程，可全面评估老年人的压力性损伤，为给老年人制订个性化的照护措施提供依据。

【练习题】

扫一扫二维码查看练习题。

扫一扫

拓展阅读

欧洲压疮咨询委员会（EPUAP）联合美国压疮咨询委员会（NPUAP）将每年 11 月的第三个星期四设立为“世界压疮预防日”（Stop PI Day），旨在提高人们对压疮的认识和重视程度，促进全球压疮预防水平的提高。目前最新的智能化与信息化技术将压力性损伤的预防和治疗从被动应对转向主动干预，通过实时监测、AI 决策支持和精准治疗，显著降低了压疮发生率并加速创面愈合。未来随着纳米技术、物联网与 AI 的深度融合，个性化照护将进一步提升老年人生活质量。可通过嵌入压力传感器阵列的床垫，实时监测老年人体压分布，识别高压力区域（如骶尾部、足跟），并通过移动终端向照护人员发送预警信号。系统可自动调整气垫床的气压分布，实现动态减压。在易受压部位佩戴柔性电子贴片，监测局部皮肤湿度、温度及微循环状态，结合 AI 算法预测压疮风险，并通过云端同步至照护系统。采用 3D 结构光扫描技术，精确测量创面面积、深度及组织坏死范围，生成三维模型并跟踪愈合进度，可为照护提供量化依据。同时智慧化机器人通过实时监测、自动化护理和精准治疗，显著降低了压力性损伤的发生率并加速创面的愈合。

点燃思考

秦爷爷，82 岁，生活不能自理，长期卧床，现入住养老机构。身高 170 cm，体重 68 kg，中专文化，事业单位退休，丧偶，月收入 4000 元，子女经济上可以给予补贴。喜欢看书、听戏曲。不喜欢吃蔬菜水果、不爱喝白开水，喜欢吃鱼虾、甜品饮料。性格倔强，不善与人沟通。既往病史：高血压病史 15 年，2 型糖尿病史 10 年，曾两次患脑卒中，抑郁症 2 年。

目前状况：入住机构 2 年，秦爷爷因多次脑卒中引起右侧肢体偏瘫，能够自行使用餐具进食，但偶尔需要提醒或协助。需要协助洗澡，尤其是擦洗背部和腿部。能够自行穿衣，但系纽扣和拉拉链时较为困难，需要帮助。能够自行前往卫生间，但偶尔需要协助擦拭和起身。从床上到椅子上转移时，需要照护员搀扶或使用助行器。在室内行走时需要助行器，室外行走则需要照护员陪伴以防摔倒。无法自行上下楼梯，需要照护员协助或使用电梯。大部分时间能够自行控制，但偶尔出现失禁情况。能够自行洗脸、刷牙，但洗头、剃须等需要照护员协助。无法自行使用交通工具，外出时需要照护员陪同或使用轮椅。吞咽功能下降，饮水时偶有呛咳。

照护任务

请根据老人情况更新健康档案和书写健康保健指导书。

实际照护任务

1. 请为秦爷爷用 Barthel 指数量表进行日常生活活动能力评估判定自理能力等级。
2. 请为秦爷爷进行肌力及关节活动度的评估。
3. 请为秦爷爷进行吞咽功能评估，判断吞咽困难的等级。

任务七 老年人深静脉血栓的评估

案例导入

陈爷爷，69 岁。因不慎跌倒，X 线显示为左侧股骨颈骨折，急诊给予股骨头置换手术，现术后 2 周，可逐渐开始下床开展康复训练，因而在昨天转入阳光医养结合机构。骨密度提示严重骨质疏松症。出院医嘱给予口服骨化三醇等药。既往患有右下肢静脉曲张 2 年，现在下肢皮肤完好。对于下床活动他仍然非常紧张，不知道怎么做。

任务描述

1. 该老年人现在可能存在哪些功能障碍？应如何评估？
2. 如何指导老年人预防这类疾病？

知识殿堂

一、深静脉血栓概述

（一）深静脉血栓定义

课件

深静脉血栓（deep venous thrombosis，DVT）是指血液在深静脉系统内异常凝结，形成固体质块，阻塞静脉管腔，导致静脉回流障碍的病理过程。这一现象通常与血流缓慢、血管内皮损伤及血液高凝状态密切相关。深静脉血栓好发于下肢深静脉，尤其是腘静脉、股静脉及髂静脉，其形成不仅会引起患肢疼痛、肿胀、皮肤温度升高及颜色改变等局部症状，还可能因血栓脱落引发肺栓塞等严重并发症，对老年人的生命健康构成严重威胁。

深静脉血栓评定是指对疑似深静脉血栓的老年人，通过综合运用临床表现、体格检查、血液学检测及影像学检查等多种手段，进行全面、系统的评估，以确定其是否存在深静脉血栓及其具体位置、大小、形态和严重程度等特征的过程。这一评定旨在为老年人提供准确的诊断依据，为临床决策提供依据，以便制订个性化的治疗方案，及时有效地控制病情，预防深静脉血栓及其并发症的发生，从而保障老年人的生命安全和身体健康。在评定过程中，应特别注意评估老年人的出血风险、抗凝治疗的适宜性及可能引发的并发症，以确保治疗的安全性和有效性。

（二）深静脉血栓分类

深静脉血栓（DVT）可以根据其发生的位置和特征进行分类，主要分为以下 3 种类型。

1. 中央型深静脉血栓

中央型深静脉血栓主要发生在胸腹部的大静脉，如股静脉、髂静脉及下腔静脉等。这种类型的血栓形成通常与严重的并发症相关联，如下腔静脉血栓栓塞和肺动脉栓塞。由于这些静脉位于身体的中心部位，因此血栓的形成可能会对全身的血液循环产生显著影响。老年人可能会出现严重的下肢肿胀、疼痛等症状，且这些症状可能会迅速恶化。治疗中央型深静脉血栓需要迅速而有效的抗凝和溶栓治疗，以防止血栓进一步扩散和并发症的发生。

2. 混合型深静脉血栓

混合型深静脉血栓由于同时涉及中央和周围静脉系统，治疗起来更为复杂。这类血栓的形成往往与多种因素有关，如长期卧床、手术或创伤后的血液高凝状态等。治疗时，需综合考虑老年人的整体状况，制订个性化的治疗方案。除了抗凝和溶栓治疗外，对于部分严重或进展迅速的病例，可能还需要进行手术干预，如血栓切除术或静脉搭桥术等。同时，物理治疗如弹力袜的使用、下肢的适度活动等也有助于促进血液回流，减轻症状。

3. 周围型深静脉血栓

周围型深静脉血栓，主要指发生于下肢腘静脉、股静脉等表浅和深部静脉的血栓形成。尽管此类血栓相对局限，但其对老年人的生活质量及预后仍具有显著影响。若未能及时诊断和治疗，血栓可能逐渐蔓延至更大的静脉，甚至引发中央型深静脉血栓或肺栓塞等严重后果。因此，对于周围型深静脉血栓的治疗，应强调早期发现、早期诊断和早期治疗。除了抗凝和溶栓治疗外，老年人还需注意改善生活方式，如戒烟、避免长时间久坐或卧床、适度运动等，以降低血栓复发的风险。同时，定期的复查和监测也是确保治疗效果、预防并发症的重要手段。在治疗过程中，还需密切关注老年人的病情变化，及时调整治疗方案，以确保最佳的治疗效果。

二、深静脉血栓评估方法与工具

深静脉血栓（DVT）评估方法是指通过一系列科学、严谨的检测和分析手段，对个体的静脉血栓形成风险及现状进行全面、细致的评估，以确定是否存在深静脉血栓极其严重程度，为制订针对性的预防和治疗策略提供坚实的科学依据。评估深静脉血栓的方法丰富多样，涵盖了体格检查、影像学检查、血液实验室检查、临床风险评估及特殊检测等多个方面。这些方法各自具备独特的优势和应用场景，能够为医生提供详尽的老年人静脉血栓状况评估。

在实际临床操作中，医生会根据老年人的具体病情、病史及个人需求，精心选择合适的评估方法或综合运用多种方法，以确保评估结果的精确性和全面性。体格检查能够直观地发现患肢的肿胀、疼痛及压痛等典型症状，为初步诊断提供线索。影像学检查，如超声、CT 血管造影和磁共振静脉血管成像，能够清晰地显示血栓的位置、形态和范围，为确诊提供确凿证据。老年人应充分信任并积极配合医生的评估工作，提供详尽的个人信息和病史资料，以便医生能够做出更为准确的判断，并制订出更加有效的预防和治疗方案。通过综合运用这些评估方法，医生能够更全面地了解老年人的静脉血栓状况，为老年人提供更为精准、个性化的医疗服务。

（一）深静脉血栓评估方法

1. 体格检查

体格检查作为 DVT 评估的基础方法，通过观察患肢的症状和体征，为医生提供了初步的判断依据。DVT 老年人通常会出现患肢的明显肿胀，这是由于血栓形成后，静脉回流受阻，导致局部血液淤积所致。同时，患肢皮肤紧绷发亮，皮温升高，并伴有持续性疼痛和压痛，特别是在腓肠肌部位。通过特定的体格检查手法，如踝关节过度背屈试验（Homans 征）和腓肠肌挤压试验（Neuhof 征），医生可以进一步判断老年人是否存在 DVT 风险。若试验结果为阳性，即老年人出现疼痛加重或拒绝继续试验的情况，则提示 DVT 的可能性较大。

2. 影像学诊断

影像学检查在 DVT 评估中扮演着重要角色，其中超声检查以其无创、便捷、经济的优点成为 DVT 诊断的首选方法。超声检查能够清晰地显示血管内血栓的位置、形态和大小，以及血流速度和方向的变化。通过观察超声图像，医生可以直观地了解血栓对血管的影响程度，为治疗方案的制订提供重要依据。虽然血管造影和 CTA 在诊断 DVT 方面也具有较高准确性，但由于其有创性和费用较高，通常不作为首选诊断方法。

（二）深静脉血栓评估工具

在深静脉血栓（DVT）的预防和治疗中，准确评估老年人的风险是至关重要的。为此，临床上采用了多种风险评估工具，其中 Caprini 评分和 Padua 评分是两种常用的评估方法。

1. Caprini 评分

Caprini 静脉血栓栓塞症风险评分（Caprini venous thromboembolism risk assessment model，简称 Caprini 评分）是一种全面而系统的深静脉血栓风险评估工具，它综合考虑了多种可能导致 DVT 的危险因素。这些因素包括但不限于老年人的年龄、手术类型、既往病史、卧床时间、恶性肿瘤等。通过为每个危险因素分配不同的分数，Caprini 评分能够量化老年人的 DVT 风险。

具体来说，Caprini 评分将老年人的风险等级划分为低危、中危和高危。低危老年人的评分通常在 0 ~ 2 分之间，这类老年人发生 DVT 的风险相对较低。中危老年人的评分在 3 ~ 4 分之间，他们发生 DVT 的风险适中。而高危老年人的评分则 ≥ 5 分，他们发生 DVT 的风险显著增加。

Caprini 评分的优势在于其全面性和系统性。它涵盖了多种可能导致 DVT 的危险因素，为医生提供了详细的评估依据（表 7-7-1）。同时，Caprini 评分还根据老年人的风险等级给出了相应的预防措施建议，有助于医生制订个性化的预防策略。您是否曾经因为轻微的碰撞或者跌倒就会伤到自己的骨骼？

表 7-7-1 Caprini 评分

外科血栓风险评估量表（Caprini 模型）			
A1 每个危险因素 1 分		B 每个危险因素 2 分	
□	年龄 40 ～ 59 岁	□	年龄 60 ～ 74 岁
□	计划小手术		大手术（<60 分钟）★
□	近期大手术	□	腹腔镜手术（60 分钟）★
□	胖（BMI>25 kg/m^2）	□	关节镜手术（60 分钟）★
□	卧床的内科老年人	□	既往恶性肿瘤
□	炎症性肠病史	□	肥胖（BMI>40 kg/m^2）
□	下肢水肿	C 每个危险因素 3 分	
□	静脉曲张	□	年龄≥ 75 岁
□	严重的肺部疾病，含肺炎（1 个月内）	□	大手术持续 2 ～ 3 小时★
□	肺功能异常（慢性阻塞性肺病症）	□	肥胖（BM>50 kg/m^2）
□	急性心肌梗死（1 个月内）	□	浅静脉、深静脉血栓或肺栓塞病史
□	充血性心力衰竭（1 个月内）	□	血栓家族史
□	败血症（1 个月内）	□	现患恶性肿瘤或化疗
□	输血（1 个月内）	□	肝素引起的血小板减少
□	下肢石膏或肢具固定	□	未列出的先天或后天血栓形成
□	中心静脉置管	□	抗心磷脂抗体阳性
□	其他危险因素	□	凝血酶原 20210A 阳性
		□	因子 V Leiden 阳性
		□	狼疮抗凝物阳性
		□	血清同型半胱氨酸酶升高
A2 仅针对女性（每项 1 分）		D 每个危险因素 5 分	
□	口服避孕药或激素替代治疗	□	脑卒中（1 个月内）
□	妊娠期或产后（1 个月）	□	急性脊髓损伤（瘫痪）（1 个月内）
□	原因不明的死胎史	□	选择性下肢关节置换

续表

外科血栓风险评估量表（Caprini 模型）		
复发性自然流产（≥ 3 次）	□	髋关节、骨盆或下肢骨折
由于毒血症或发育受限原因早产	□	多发性创伤（1 个月内）
	□	大手术（超过 3 小时）★
危险因素总分：		

注：1. 每个危险因素的权重取决于引起血栓事件的可能性。如癌症的评分是 3 分，卧床的评分是 1 分，前者比后者更易引起血栓。2.★ 只能选择 1 个手术因素。

预防方案（Caprini 评分）

危险因素总分	风险等级	DVT 发生风险	预防措施
0 ～ 1 分（ ）	低危	<10%	尽早活动，物理预防
2 分（ ）	中危 1	0 ～ 20%	抗凝同意书，药物预防或物理预防
3 ～ 4 分（ ）	高危	20% ～ 40%	抗凝同意书，药物预防或物理预防
≥ 5 分（ ）	极高危	40% ～ 80%，死亡率 1% ～ 5%	抗凝同意书，药物预防或物理预防

2. Wells 评分

Wells 评分是一种临床上用于评估深静脉血栓（DVT）及肺栓塞（PE）风险的重要评分标准。它结合了老年人的临床表现、病史和体征，通过赋予不同的危险因素以相应的分值，计算出总分来评估老年人发生 DVT 或 PE 的可能性（表 7–7–2）。评分越高，老年人发生 DVT 或 PE 的风险越大。Wells 评分可作为临床医生初步评估老年人的有用工具，帮助决定是否需要进一步的影像学检查。然而，需要注意的是，Wells 评分并非绝对准确，应结合老年人的具体情况和其他检查结果进行综合判断。在应用时，医生应考虑老年人的具体情况和背景，以提高诊断的准确性和及时性。

表 7-7-2　Wells 评分标准

项目	评分
肿瘤	1
瘫痪或近期下肢石膏固定	1
近期卧床 >3 天或近 12 周内大手术	1
沿深静脉走行的局部压痛	1
全下肢水肿	1
与健侧相比，小腿肿胀长周径 >3 cm	1
既往有下肢深静脉血栓形成病史	1
凹陷性水肿（症状侧下肢）	1

续表

项目	评分
有浅静脉的侧支循环（非静脉曲张）	1
存在与下肢深静脉血栓形成类似或相近的诊断	−2

注：表中分数相加，评分≤0分为低度临床可能性；评分1～2分为中度临床可能性；评分≥3分为高度临床可能性；若双侧下肢均有症状，以症状严重的一侧评分为准。

三、评估结果的解释与应用

Caprini评分通过综合患者的个体特征、病史、手术类型等因素，量化其发生静脉血栓栓塞症（VTE）的风险。

（一）Caprini评分结果与应用

1. Caprini评分

评估结果判定根据总分，将患者的VTE风险分为以下等级：

（1）低风险（0～1分）：VTE发生率较低，通常无须特殊预防措施。

（2）中风险（2分）：建议采取机械预防措施，如弹力袜或间歇充气加压装置。

（3）高风险（3～4分）：建议联合机械预防和药物预防（如低分子肝素）。

（4）极高风险（≥5分）：必须采取强化的药物预防和机械预防措施。

2. Caprini评分评估结果的应用

（1）制订个体化预防策略：根据评分结果，为患者制订针对性的VTE预防方案。例如，低风险患者可能仅需早期活动，而高风险患者则需联合药物和机械预防。

（2）术前风险评估：在外科手术前，通过Caprini评分评估患者的VTE风险，指导术中及术后的预防措施，降低术后VTE发生率。

（3）住院患者管理：对于内科或长期卧床的住院患者，Caprini评分可用于识别VTE高危人群，及时采取预防措施。

（4）优化资源分配：根据评分结果，合理分配医疗资源，优先为高风险患者提供必要的预防措施。

（5）提高临床意识：通过系统化的评分，增强医护人员对VTE风险的重视，促进早期干预。

（6）评估预防效果：通过定期评估患者的VTE风险变化，监测预防措施的效果，并根据需要调整治疗方案。

（7）指导患者教育：根据评分结果，向患者及其家属普及VTE风险知识，鼓励其配合预防措施（如早期活动、穿戴弹力袜等）。

（二）Wells评分结果与应用

1. Wells评分评估结果判定

Wells评分通过评估患者的临床症状、病史和风险因素，量化其发生下肢深静脉血栓（DVT）的可能性。根据总分，将患者的DVT风险分为以下三类：

（1）低风险（≤0分）：DVT发生的可能性较低，通常无须进一步影像学检查。

（2）中风险（1 ~ 2分）：DVT发生的可能性中等，建议结合D-二聚体检测或影像学检查（如超声）进一步评估。

（3）高风险（≥ 3分）：DVT发生的可能性较高，需立即进行影像学检查以明确诊断。

2. Wells评分评估结果应用

（1）初步筛查与诊断：用于急诊或门诊患者的下肢DVT初步筛查，帮助快速识别疑似病例。

（2）指导进一步检查：根据评分结果，决定是否进行D-二聚体检测或影像学检查（如超声），避免不必要的检查。

（3）制订个体化治疗方案：对于高风险患者，及时启动抗凝治疗；对于低风险患者，避免过度治疗。

（4）优化医疗资源利用：通过风险分层，合理分配医疗资源，优先为高风险患者提供必要的检查和治疗。

（5）提高临床决策效率：帮助临床医生快速评估DVT风险，缩短诊断时间，提高诊疗效率。

（6）患者教育与沟通：根据评分结果，向患者解释其DVT风险，增强其对疾病的理解和配合治疗的意愿。

（7）支持临床研究：作为标准化工具，Wells评分可用于临床研究，评估不同人群的DVT风险及预防措施的效果。

四、为老年人进行深静脉血栓的评估

应用量表为老年人进行深静脉血栓的评估。

操作目的

为老年人进行深静脉血栓评估的主要目的是识别其发生深静脉血栓（DVT）的风险等级，以便及时采取针对性的预防措施，降低DVT的发生率，保障老年人的健康与安全。

操作程序

1．评估

辨识老年人，与老年人沟通。

评估老年人性别、年龄、意识状态、合作程度、对疾病的态度和认知程度，确定采用何种量表进行评估。

2．计划

环境准备：环境安静整洁，温湿度适宜，光线充足。

老年人准备：向老年人及家属解释评估的目的、方法、注意事项及配合要点，且愿意配合，确保老年人处于舒适、放松的状态。

照护人员准备：着装整洁，洗手，戴口罩。

用物准备：评估室、Caprini评分表、笔、记录本或电子设备。

3. 实施

具体实施内容见表 7-7-3。

表 7-7-3 Caprini 评分为老年人进行评估标准流程

操作流程	操作步骤	要点说明
1. 初步筛查	（1）收集老年人基本信息：年龄、性别、体重、身高等 （2）询问病史：包括既往疾病、手术史、血栓史、家族史等 （3）了解生活习惯：如吸烟、饮酒、久坐不动等	※ 基本信息是评估的基础，需准确记录 ※ 了解是否存在 DVT 的高危因素 ※ 生活习惯可能增加 DVT 风险
2.Caprini 评分	（1）根据 Caprini 评分表逐项评估风险因素 （2）计算总分：将各项风险因素的分值相加，得到总分 （3）根据总分确定风险等级：低危（0 ~ 1 分）、中危（2 分）、高危（3 ~ 4 分）、极高危（≥ 5 分）	※Caprini 评分表包括 40 余项风险因素，每项对应不同分值 ※ 总分越高，DVT 风险越大 ※ 风险等级决定预防措施的选择
3. 风险评估结果	（1）低危（0 ~ 1 分）：无须特殊预防措施，鼓励早期活动 （2）中危（2 分）：建议使用机械预防措施（如弹力袜、间歇充气加压装置） （3）高危（3 ~ 4 分）：建议联合使用机械预防和药物预防（如低分子肝素） （4）极高危（≥ 5 分）：强烈建议联合使用机械预防和药物预防，并密切监测	※ 低危人群 DVT 风险较低，但仍需注意观察 ※ 机械预防措施可有效减少 DVT 风险 ※ 联合预防可显著降低 DVT 发生率 ※ 极高危人群 DVT 风险极高，需采取强效预防措施
4. 预防措施实施	（1）机械预防：如弹力袜、间歇充气加压装置等 （2）药物预防：如低分子肝素、华法林等 （3）健康教育：指导老年人改善生活习惯，如戒烟、限酒、适量运动等	※ 机械预防适用于中危及以上人群 ※ 药物预防适用于高危及以上人群，需注意出血风险 ※ 健康教育有助于降低 DVT 风险
5. 随访与监测	（1）定期随访：评估预防措施的效果及副作用 （2）监测 DVT 症状：如下肢肿胀、疼痛、皮温升高等 （3）调整预防措施：根据随访结果和病情变化，调整机械或药物预防方案	※ 随访可及时调整预防方案 ※ 早期发现 DVT 症状，及时干预 ※ 个性化调整可提高预防效果

4. 评估后处理

（1）结果分析：Caprini 评分评估结果判定根据总分，将患者的 VTE 风险分为以下等级：

①低风险（0 ~ 1 分）：VTE 发生率较低，通常无须特殊预防措施。

②中风险（2 分）：建议采取机械预防措施，如弹力袜或间歇充气加压装置。

③高风险（3 ~ 4 分）：建议联合机械预防和药物预防（如低分子肝素）。

④极高风险（≥ 5 分）：必须采取强化的药物预防和机械预防措施。

（2）记录与反馈：将评估结果记录在健康档案中。定期复评，跟踪老年人 ADL 变化。

（3）注意事项：

①在整个评估过程中，要确保老年人的舒适和安全，避免对其造成不必要的伤害。

②评估结果应及时与老年人及其家属沟通，解释评估结果的意义和后续治疗计划。

③根据评估结果，为老年人制订个性化的治疗方案，包括药物治疗、生活方式调整、康复锻炼等，并定期监测病情变化，及时调整治疗方案。

④通过以上详细的评估程序和流程图，可以全面、系统地评估老年人的深静脉血栓状况，为制订个性化的治疗方案提供重要参考。

【练习题】

扫一扫二维码查看练习题。

扫一扫

拓展阅读

最新研究进展

一、新型抗凝药物

如直接凝血酶抑制剂（达比加群）、Xa 因子抑制剂（利伐沙班、阿哌沙班），具有使用方便、无须监测凝血功能的优点。

二、基因检测

通过基因检测筛查遗传性凝血功能障碍，为个性化预防和治疗提供依据。

三、智能设备

可穿戴设备监测下肢静脉血流，早期发现 DVT 风险。

点燃思考

李奶奶，78 岁，身高 160 cm，体重 55 kg，高中文化，退休教师，丧偶，月退休金 3500 元，子女经济支持良好，喜欢听广播和织毛衣，不喜欢运动，饮食习惯偏爱咸菜和腌制食品，不喜欢喝牛奶，蔬菜水果摄入较少，性格内向，不善表达，偶尔情绪低落。李奶奶有骨质疏松症 5 年，曾因轻微摔倒导致腰椎压缩性骨折，另有高血压病史 10 年和慢性胃炎病史。目前入住养老机构 3 年，生活部分自理，能够自行进食和穿衣但动作缓慢，洗澡和如厕需要部分协助，行走需助行器，室外活动需照护员陪同，偶尔腰背部疼痛，活动后加重，身高较年轻时缩短约 4 cm，出现轻度驼背。因长期活动受限（行走需助行器，室外活动需陪同），存在静脉血流淤滞的风险。近期她出现左下肢轻度肿胀，活动时伴有隐痛，皮温略高于对侧，养老机构医护人员怀疑其可能患有深静脉血栓（DVT）。

照护任务

请根据老人情况更新健康档案和书写健康保健指导书。

实际照护任务

1. 请为李奶奶评估骨质疏松症风险。

2. 请为李奶奶评估深静脉血栓风险。

任务八　老年人骨质疏松症的评估

案例导入

白爷爷，67 岁，高血压病史 15 年，退休中学教师，喜欢养花，经济状况良好。2 年前因骨关节痛，诊断“骨质疏松症”，门诊治疗。1 年前因突发“脑血栓”住院治疗后出院。目前右侧偏瘫，右肘、腕、手指关节稍有屈曲畸形，但能进行轻微伸屈活动。意识清楚，但语言沟通障碍，能领会意思，多用表情、摇头等表达意愿。

任务描述

1. 该老年人现在可能存在哪些功能障碍？应如何评估？
2. 如何指导老年人预防这类疾病？

知识殿堂

课件

一、骨质疏松症概述

（一）骨质疏松症定义

2001 年，美国国立卫生研究院定义骨质疏松症（Osteoporosis）是以骨强度下降、骨折风险性增加为特征的一种骨骼疾病，是一种慢性、进行性的全身性骨骼疾病，其核心在于骨量显著减少、骨微结构破坏及骨脆性增加。这种病理状态使得骨骼在承受外力时易于发生骨折，严重影响了老年人的日常活动能力和生活质量。骨质疏松症不仅常见于老年人，也可能因遗传因素、内分泌疾病、药物使用等多种原因在其他人群中出现。因此，对于骨质疏松症的认识、预防和治疗，已成为全球公共卫生领域的重要课题。

骨质疏松症评定，是对个体骨骼健康状况进行科学、系统评估的综合性过程。该评定不仅涉及骨密度的量化检测，还包括对骨微结构的影像学分析、老年人临床表现的详细观察及血液生化指标的实验室检查。通过这些多维度的评估手段，可以全面了解老年人骨质疏松症的严重程度、发展趋势及潜在风险，从而为制订个性化的治疗方案提供科学依据。骨质疏松症评定的目的在于，通过早期发现、早期干预，有效改善老年人的骨骼状况，降低骨折风险，提升生活质量。

（二）骨质疏松症分类

骨质疏松症包括原发性骨质疏松症、继发性骨质疏松症、特发性骨质疏松症。

1. 原发性骨质疏松症

原发性骨质疏松症是最普遍的一种骨质疏松类型，主要源于人体自然衰老进程中骨代谢平衡状态的失衡。随着年龄的增长，骨骼系统的生理功能逐渐减弱，骨形成速度减缓而骨吸收活动增强，导致骨量逐渐消失。这一类型多见于绝经后的女性及老年男性，与遗传背景、内分泌变化等因素密切相关。绝经后女性因雌激素水平显著下降，骨吸收过程加速，骨量迅速减少，而老年男性则因性激素水平逐渐降低，骨形成能力逐渐减弱。原发性骨质疏松症进展较为缓慢，但如果不加以干预，将严重损害老年人的骨骼健康，影响生活质量，增加骨折等严重并发症的风险。

2. 继发性骨质疏松症

继发性骨质疏松症是指由其他疾病或药物使用所诱发的骨骼病变。其病因广泛，包括但不限于内分泌疾病（如甲状腺功能亢进、糖尿病、库欣综合征）、风湿性疾病（如类风湿性关节炎、系统性红斑狼疮）、消化系统疾病（如吸收不良综合征、慢性肝病）、血液系统疾病（如白血病、多发性骨髓瘤）及长期使用某些药物（如糖皮质激素、抗癫痫药物）。继发性骨质疏松症的临床表现与原发疾病紧密相关，可能伴随原发疾病的多种症状。在治疗时，需综合考虑原发疾病的控制与骨骼健康的维护，采取针对性的治疗措施，以减轻症状、改善骨骼状况。

3. 特发性骨质疏松症

特发性骨质疏松症是指发生于青少年或成年人的原因不明的骨质疏松症。此类老年人既无明确的家族遗传史，也无其他已知的继发性病因。特发性骨质疏松症的临床表现多样，可能伴随骨骼疼痛、身高缩短、脊柱后凸畸形等症状。由于病因不明，治疗时多采用对症治疗和骨骼健康促进措施，如补充钙剂、维生素 D，进行适度的体育锻炼，以及避免不良生活习惯等，以期延缓病情进展，改善骨骼健康状态。对于特发性骨质疏松症的老年人，长期的监测和管理至关重要，以便及时发现病情变化并调整治疗方案。

二、骨质疏松症评估方法与工具

骨质疏松症评估方法是指通过一系列科学、系统的检测和分析手段，对个体的骨骼健康状况进行全面、准确的评估，以确定是否存在骨质疏松症极其严重程度，为制订个性化的治疗方案提供科学依据。评估骨质疏松症的方法多种多样，包括骨密度检测、影像学诊断、实验室检查、临床风险评估及体格检查等。这些方法各自具有独特的优势和适用范围，能够为医生提供全面的老年人骨骼健康状况评估。在实际应用中，医生会根据老年人的具体情况和需求，选择合适的评估方法或综合应用多种方法，以确保评估结果的准确性和全面性。同时，老年人也应积极配合医生的评估工作，提供准确的个人信息和病史资料，以便医生做出更准确的判断并制订有效的治疗方案。

（一）骨质疏松症评估方法

1. 骨密度检测

骨密度检测是评估骨质疏松症最直接且关键的方法之一。它通过量化骨骼中的矿物质密度来反映骨骼的强度和健康状况。其中，双能 X 线吸收测定法（DXA）因其高精度、低辐射量的特点，被视为评估骨密度的“金标准”。DXA 能够测量腰椎、髋部等关键部位的骨密度，并与正常同龄人的骨密度进行比较，从而明确老年人是否存在骨质疏松极其严重程度。此外，定量超声骨密度检测以其无创、便捷、费用较低的优势，适用于骨质疏松的初步筛查，尽管其准确性略逊于 DXA。

2. 影像学诊断

影像学诊断在骨质疏松症的评估中同样发挥着重要作用。X 线摄片能够直观观察骨骼的形态和结构，发现椎体压缩变形、骨折等明显病变。虽然X线片对早期骨质疏松的诊断敏感性较低，无法准确测量骨密度，但在判断是否存在骨折及骨折部位、类型等方面具有重要价值。CT扫描能够生成高分辨率的骨头图像，清晰显示骨头的结构和细节，对部分特殊部位的骨质疏松，如椎体压缩性骨折具有较高的诊断价值。然而，由于CT扫描的辐射剂量较大，一般不作为骨质疏松的常规检查手段。磁共振成像（MRI）则对骨髓病变、软组织分辨能力强，能发现早期细微的骨髓水肿、骨折等情况，有助于鉴别诊断骨质疏松性骨折与其他原因导致的骨折。但MRI检查费用高、检查时间长，且体内有金属植入物者不能进行此项检查。

3. 实验室检查

实验室检查通过检测血液或尿液中的生化指标，间接反映骨骼代谢状态，为骨质疏松症的评估提供生化依据。这些生化指标包括血钙、血磷、碱性磷酸酶、甲状旁腺激素等，它们能够反映骨代谢的状况，辅助诊断骨质疏松。此外，检测25-羟维生素D水平可以了解体内维生素D的储备情况，因为维生素D对钙的吸收和骨骼健康至关重要。测定尿钙/肌酐比值则有助于了解骨吸收的情况，若尿钙排量过多，则可能提示骨吸收率增加，与骨质疏松有关。骨转换标志物检查也是实验室检查的重要组成部分，包括骨形成标志物和骨吸收标志物，它们能够反映骨形成和骨吸收的情况，用于鉴别骨质疏松属于原发还是继发，以及预测骨丢失速度、了解病情进展和检测药物疗效等。

4. 临床风险评估

临床风险评估是通过分析老年人的临床特征和危险因素来判断其是否患有骨质疏松的一种方法。这些危险因素包括但不限于年龄、性别、家族史、体重指数、长期使用的药物、吸烟、酗酒等。医生会结合这些因素，使用特定的风险评估工具来计算老年人的骨质疏松风险。临床风险评估具有操作简便、易于普及的优点，能够为老年人提供个性化的风险评估和预防建议。然而，需要注意的是，风险评估结果仅供参考，对于疑似骨质疏松的老年人，还需要结合其他检查方法进行综合评估。

5. 体格检查

体格检查在骨质疏松症的评估中同样具有重要意义。医生会观察老年人的步态、姿势等，以发现潜在的骨骼问题。例如，身高减少、驼背等症状可能与骨质疏松症有关，这些症状可以通过体格检查来初步判断。此外，医生还会评估老年人的肌肉力量、关节灵活性等，以全面了解老年人的骨骼和肌肉健康状况。体格检查虽然简单直观，但对于发现骨骼问题的早期迹象具有重要作用。

（二）骨质疏松症评估工具

1. 国际骨质疏松基金会（IOF）骨质疏松症风险一分钟测试题

国际骨质疏松基金会（IOF）推荐的骨质疏松症风险一分钟测试题是一种简单有效的筛查工具，用于评估个体是否存在骨质疏松的风险。该测试题包含了11个与骨质疏松相关的危险因素，通过询问老年人是否有过轻微碰撞或跌倒后的骨骼损伤、家族病史、生活习惯等来初步判断其是否存在骨质疏松的风险（表7-8-1）。该测试题具有简单易懂、操作方便的特点，适合在社区、医院等场所进行大规模的骨质疏松筛查。

表 7-8-1 骨质疏松症风险一分钟测试题

问题	回答	是 / 否
1	父母曾被诊断有骨质疏松或曾在轻摔后骨折？	是□否□
2	父母中一人有驼背？	是□否□
3	实际年龄超过 40 岁？	是□否□
4	是否成年后因为轻摔后发生骨折？	是□否□
5	是否经常摔倒（去年超过 1 次），或因为身体较虚弱而担心摔倒？	是□否□
6	40 岁后的身高是否减少超过 3 cm 以上？	是□否□
7	是否体质量过轻？（体质量指数值少于 19 kg/m²）	是□否□
8	是否曾服用类固醇激素（如可的松、泼尼松）连续超过 3 个月？（可的松通常用于治疗哮喘、类风湿关节炎和某些炎性疾病）	是□否□
9	是否患有类风湿关节炎？	是□否□
10	是否被诊断出有甲状腺功能亢进或是甲状旁腺功能亢进、1 型糖尿病、克罗恩病或乳糜泻等胃肠疾病或营养不良？	是口否□
11	女士回答：是否在 45 岁或以前就停经？	是□否□
12	女士回答：除了怀孕、绝经或子宫切除外，是否曾停经超过 12 个月？	是□否□
13	女士回答：是否在 50 岁前切除卵巢又没有服用雌 / 孕激素补充剂？	是□否□
14	男性回答：是否出现过阳痿、性欲减退或其他雄激素过低的相关症状？	是□否□
15	是否经常大量饮酒（每天饮用超过两单位的乙醇，相当于啤酒 570 mL、葡萄酒 240 mL 或烈性酒 60 mL）？	是□否□
16	目前习惯吸烟，或曾经吸烟？	是□否□
17	每天运动量少于 30 分钟？（包括做家务、走路和跑步等）	是□否□
18	是否不能食用乳制品，又没有服用钙片？	是□否□
19	每天从事户外活动时间是否少于 10 分钟，又没有服用维生素 D？	是□否□
上述问题，只要其中有一题回答结果为“是”，即为阳性，提示存在骨质疏松症的风险，并建议进行骨密度检查		

2. 亚洲人骨质疏松自我筛查工具（OSTA）

这个筛查工具仅适用于绝经后妇女，主要根据年龄和体质量筛查骨质疏松的风险。因为OSTA 所选用的指标过少，其特异性不高，需要结合其他危险因素进行判断。

计算方法如下：OSTA 指数 =[体重（kg）– 年龄（岁）] × 0.2，评定结果见表 7–8–2。

表 7-8-2　OSTA 指数评价骨质疏松风险级别

风险级别	OSTA 指数
低	>-1
中	-1 ~ -4
高	<-4

3. Morse 跌倒危险因素评估量表

Morse 跌倒危险因素评估量表是一种用于评估老年住院老年人跌倒风险的工具。该量表由 6 个项目组成，包括跌倒史、疾病诊断数目、步态是否需要帮助、是否接受药物治疗、步态 / 移动及精神状态。通过对这些项目的评分，可以预测老年人跌倒的风险程度，并采取相应的预防措施（表 7-8-3）。该量表具有简单易行、可靠性高的特点，是老年住院老年人跌倒风险评估的重要工具之一。

表 7-8-3　Morse 跌倒危险因素评估量表

项目	评价标准	得分
1. 跌倒史	近三个月内无跌倒史 近三个月内有跌倒史	0 25
2. 超过 1 个医学诊断	没有 有	0 15
3. 行走辅助	不需要 / 完全卧床 / 有专人扶持 拐杖 / 手杖 / 助行器 依扶家居行走	0 15 30
4. 静脉输液 / 置管 / 使用特殊药物	没有	0
	有	20
5. 步态	正常 / 卧床休息 / 轮椅代步 虚弱乏力 平衡失调 / 不平衡	0 10 20
6. 认知状态	了解自己的能力，量力而行 高估自己的能力 / 忘记自己受限制 / 意识障碍 / 躁动不安 / 沟通障碍 / 睡眠障碍	0 15
评分标准： 跌倒低危人群：<25 分；跌倒中危人群：25 ~ 45 分；跌倒高危人群：45 分		

4. 数字疼痛强度量表（NRS）

数字疼痛强度量表（numerical rating scale，NRS）是一种用于评估疼痛程度的工具。该量表采用 0 ~ 10 的数字来表示疼痛的不同程度，其中 0 表示无痛，10 表示剧痛。老年人可以根据自己的疼痛感受选择一个数字来表示其疼痛程度（表 7-8-4）。NRS 具有简单易行、易于理解的特点，是临床上常用的疼痛评估工具之一。

表 7-8-4 数字疼痛强度量表（NRS）

0 ~ 10 数字疼痛强度量表（NRS）		
□0 □1 □2 □3 □4 □5 □6 □7 □8 □9 □10		
无痛	中度痛	最痛

5. 日常生活活动能力量表（Barthel 指数评定表）

日常生活活动能力量表（Barthel 指数评定表）是一种用于评估自理能力的工具。该量表包含了进食、洗澡、梳妆洗漱、穿衣、如厕、控制大小便、床椅转移、行走、上下楼梯等 10 个项目，每个项目都有相应的评分标准。通过对这些项目的评分，可以全面了解老年人的自理能力水平，为制订康复计划和护理方案提供依据（表 7-8-5）。Barthel 指数评定表具有简单易行、可靠性高的特点，是临床上常用的自理能力评估工具之一。

表 7-8-5 Barthel 指数量表

项目	评分标准	得分
1. 进食	10 分：能在合适的时间内独立进食各种正常食物，可使用必要的辅助器具，不包括取饭、做饭	
	5 分：需要部分帮助（如夹菜、切割、搅拌食物等）或需要较长时间	
	0 分：较多或完全地依赖他人	
2. 洗澡	5 分：无须指导，能独立完成洗澡全过程（可为池浴、盆浴或淋浴）	
	0 分：不能独立完成，需要依赖他人	
3. 修饰	5 分：独立完成刷牙（包括固定义齿）、洗脸、梳头、剃须（使用电动剃须刀者应会插插头）等	
	0 分：不能独立完成，需要依赖他人	
4. 穿衣	10 分：能独立完成穿脱全部衣服，包括系扣、拉拉链、穿脱鞋、系鞋带、穿脱支具	
	5 分：需要部分帮助，但在正常时间内至少能独立完成一半	
	0 分：较多或完全地依赖他人	
5. 控制大便	10 分：能控制，没有失禁，如需要能使用栓剂或灌肠剂	
	5 分：偶尔失禁（每周少于 1 次），或需要在帮助下使用栓剂或灌肠剂	
	0 分：失禁或昏迷	
6. 控制小便	10 分：能控制，没有失禁，如需要使用器具，能无须帮助自行处理	
	5 分：偶尔失禁（每 24 小时少于 1 次）	
	0 分：失禁或昏迷	

续表

项目	评分标准	得分
7. 如厕	10 分：能独立进出厕所或使用便盆，无助手时能解、穿衣裤和进行便后擦拭、冲洗或清洁便盆	
	5 分：在保持平衡，了解、穿衣裤或处理卫生等方面需要帮助	
	0 分：依赖他人	
8. 床椅转移	15 分：能独立完成床到轮椅、轮椅到床的转移全过程，包括从床上坐起，锁住车闸，移开脚踏板	
	10 分：需要较少帮助（1 人帮助）或语言的指导、监督	
	5 分：可以从床上坐起，但在进行转移时需要较多帮助（2 人帮助）	
	0 分：不能坐起，完全依赖他人完成转移过程	
9. 平地行走（45 m）	15 分：能独立平地行走 45 m，可以使用矫形器、假肢、拐杖、助行器，但不包括带轮的助行器	
	10 分：在 1 人帮助（体力帮助或语言指导）下能平地行走 45 m	
	5 分：如果不能走，能独立使用轮椅行进 45 m	
	0 分：不能完成	
10. 上下楼梯	10 分：能独立完成，可以使用辅助器械	
	5 分：活动中需要帮助或监护	
	0 分：不能完成	
总分		

三、评估结果的解释与应用

针对老年人的骨质疏松症评估是识别和管理其骨骼健康风险、预防骨折等严重后果的重要医疗程序，对于保障老年人生活质量至关重要。

（一）骨质疏松症风险一分钟测试题评估结果与应用

1. 骨质疏松症风险一分钟测试题结果判定

如果回答中有 1 项或多项为“是”，则表明可能存在骨质疏松的风险，建议进一步进行骨密度检测或咨询专业医生。

2. 骨质疏松症风险一分钟测试题评估结果的应用

（1）识别高风险个体：快速筛查，识别骨质疏松高风险老年人，为精准照护提供依据。

（2）调整照护计划：根据测试结果，调整饮食、运动等照护计划，强化骨骼健康管理。

（3）预防跌倒：针对高风险老年人，加强防跌倒措施，确保居住环境安全。

（4）及时医疗介入：测试结果异常时，及时安排骨密度检查或就医，预防并发症。

（5）提升生活质量：通过综合照护，减少骨折风险，提升老年人生活质量和幸福感。

（二）Morse 跌倒危险因素评估量表评估结果与应用

1. Morse 跌倒危险因素评估量表结果判定

总分计算：将各项目得分相加，得出总分。

评估结果：总分 ≥ 45 分表示老年人处于高度跌倒危险中，应采取相应的防护措施；总分 <45 分表示老年人跌倒风险较低，但仍需关注其跌倒风险，必要时采取预防措施。

2. Morse 跌倒危险因素评估量表评估结果的应用

（1）Morse 量表全面精准评估，有效识别老年跌倒高风险群体。

（2）依据评估结果制订预防措施，保障老年人生活安全无忧。

（3）优化照护流程提升质量，同时节约医疗资源成本开支。

（4）增强老年人及家属信任度，提升整体医疗服务满意度。

（三）数字疼痛强度量表（NRS）评估量表评估结果与应用

1. 数字疼痛强度量表（NRS）评估量表评估结果

老年人所选数字即代表其当前疼痛程度，医护人员可根据评估结果制订相应的疼痛管理方案。

2. 数字疼痛强度量表（NRS）评估量表评估结果的应用

（1）简单易用，适合老年人：数字疼痛强度量表（NRS）是一种常用的疼痛评估工具，要求老年人用 0 到 10 的数字表示疼痛强度，0 为无痛，10 为最痛。由于其操作简单、易于理解，特别适合老年人使用。老年人可能因认知功能下降或文化水平限制，难以理解复杂的评估工具，而 NRS 的直观性使其成为评估老年疼痛的理想选择。

（2）快速评估，提高效率：NRS 能够在短时间内完成评估，适合在临床或家庭环境中快速了解老年人的疼痛情况。对于行动不便或身体虚弱的老年人，NRS 的简洁性减少了评估的负担，同时也能帮助医护人员及时调整治疗方案。

（3）动态监测疼痛变化：NRS 可以用于长期监测老年人的疼痛变化，帮助评估治疗效果。通过定期记录疼痛评分，医护人员可以直观地了解疼痛的缓解或加重情况，从而优化治疗计划。这对于患有慢性疼痛或术后康复的老年人尤为重要。

（4）局限性及注意事项：尽管 NRS 简单易用，但在老年人中的应用仍需注意其局限性。部分老年人可能因认知障碍或语言表达能力下降，难以准确描述疼痛强度。因此，在使用 NRS 时，医护人员应结合其他评估方法（如面部表情疼痛量表）或家属的观察，确保评估结果的准确性。

（四）Barthel 指数评估结果与应用

1. Barthel 指数量表总分结果判定

（1）100 分：表明老年人在各项基础日常生活活动（ADL）中具备良好的自理能力，无须他人协助。

（2）75 ~ 95 分：评定为良，提示老年人存在轻度功能缺陷，但日常生活基本能够独立完成。

（3）50 ~ 70 分：表明老年人存在中度功能缺陷，日常生活需部分依赖他人协助。

（4）25 ~ 45 分：提示老年人存在严重功能缺陷，日常生活显著依赖他人。

（5）0 ~ 20 分：表明老年人处于完全残疾状态，日常生活完全依赖他人（极严重功能缺陷）。

（6）>40 分：此分数段的老年人在康复治疗中可能获得最大效益。

2. Barthel 指数评估结果的应用

（1）制订个性化照护方案：根据老年人的 ADL 能力等级，制订针对性的照护方案。对于部分依赖的老年人，可提供辅助工具或技能训练；对于严重依赖的老年人，则需提供全面的照护支持。

（2）预后预测：ADL 能力评估结果可作为预测预后的重要指标。自理能力的下降可能提示疾病进展或功能衰退，有助于照护者判断老年人的康复潜力和未来生活质量。

（3）制订干预策略：根据 ADL 评估结果，制订相应的干预措施，如康复训练、作业治疗等，旨在提升老年人的自理能力，降低对他人的依赖程度。

（4）治疗效果评估：ADL 评估可用于监测治疗效果，评估老年人功能状态的变化。若治疗有效，老年人的 ADL 能力等级应有所提升。

（5）资源优化配置：ADL 评估结果有助于医疗机构和社会工作者合理分配资源，优先满足自理能力低下、需求较高的老年人群体。

（6）老年人照护规划：在老年人照护中，ADL 评估是制订个性化照护规划的重要依据。根据评估结果，可选择适宜的照护机构和服务，以满足老年人的日常生活需求。

综上所述，骨质疏松症评估的结果在养老服务中具有重要价值，能够协助照护员为老年人制订个性化的照护措施，更好地为老年人提供精准、高效的服务，促进老年人生活质量和幸福感的提升。

四、为老年人进行骨质疏松症的评估

应用量表为老年人进行骨质疏松症的评估。

操作目的

1. 早期筛查骨质疏松风险。
2. 指导个性化预防与干预措施。
3. 评估治疗效果与疾病进展。

操作程序

1. 评估

辨识老年人，与老年人沟通。评估老年人性别、年龄、意识状态、合作程度、对疾病的态度和认知程度，确定采用何种量表进行评估。

2. 计划

环境准备：环境安静整洁，温湿度适宜，光线充足。

老年人准备：向老年人及家属解释评估的目的、方法、注意事项及配合要点，且愿意配合，确保老年人处于舒适、放松的状态。

照护人员准备：着装整洁，洗手，戴口罩。

用物准备：评估室、骨质疏松症风险一分钟测试题、笔、记录本或电子设备。

3. 实施

具体实施内容见表 7-8-6。

表 7-8-6　应用骨质疏松症风险一分钟测试题为老年人进行评估标准流程

操作流程	操作步骤	要点说明
1. 初步筛查	（1）使用“骨质疏松症风险一分钟测试题”进行初步筛查 （2）记录测试结果，判断是否需要进一步评估	※ 测试题包括年龄、性别、体重、骨折史、家族史等简单问题，快速识别高风险人群 ※ 若测试结果显示高风险，则进入下一步详细评估；低风险者可定期随访
2. 病史收集	（1）记录基本信息：年龄、性别、身高、体重等。 （2）询问既往病史：如甲状旁腺功能亢进、糖尿病等 （3）询问用药史：如糖皮质激素、抗癫痫药等 （4）了解生活习惯：饮食、运动、吸烟、饮酒、跌倒史等 （5）询问家族史：家族中是否有骨质疏松症患者	※ 基本信息是评估的基础，需准确记录 ※ 了解是否存在影响骨代谢的疾病 ※ 生活习惯与骨质疏松风险密切相关 ※ 家族史是评估遗传风险的重要依据
3. 体格检查	（1）观察脊柱形态：检查是否存在侧弯、后凸畸形等 （2）检查压痛与叩痛：在脊柱、骨盆等部位进行压痛、叩痛检查 （3）评估肌肉力量与平衡能力：测试四肢肌肉力量及站立、行走时的平衡能力	※ 脊柱形态异常可能是骨质疏松的表现 ※ 压痛与叩痛可能提示骨质疏松导致的疼痛 ※ 评估跌倒风险，预防骨折
4. 骨密度检测	（1）选择测量方法：如双能 X 线吸收测定法（DXA）、定量超声骨密度检测等 （2）选择测量部位：通常为腰椎（第 1 ～ 4 椎体）和髋部（股骨颈和全髋） （3）解读测量结果：判断骨密度水平及是否存在骨质疏松	※DXA 是评估骨密度的“金标准”，定量超声适用于初步筛查 ※ 若主要部位受限，可选择前臂桡骨远端 1/3 作为补充 ※ 根据 T 值或 Z 值评估骨质疏松程度
5. 影像学诊断	（1）X 线摄片：观察骨骼形态和结构，发现椎体压缩变形、骨折等病变 （2）CT 扫描：生成高分辨率骨头图像，清晰显示骨头结构和细节 （3）MRI 检查：发现骨髓水肿、细微骨折等，鉴别骨质疏松性骨折与其他骨折	※ 对骨折的诊断具有重要价值，但对早期骨质疏松敏感性较低 ※ 适用于特殊部位骨质疏松的诊断，但辐射剂量较大，不作为常规检查 ※ 对软组织分辨能力强，但费用高、检查时间长，体内有金属植入物者不能进行

续表

操作流程	操作步骤	要点说明
6. 实验室检查	(1)血钙、血磷、碱性磷酸酶、甲状旁腺激素等检测：反映骨代谢状况 (2)25- 羟维生素 D 水平检测：了解体内维生素 D 储备情况 (3)尿钙 / 肌酐比值检测：了解骨吸收情况。 (4)骨转换标志物检测：如 BAP、PINP、S-CTX 等，反映骨形成和骨吸收状态	※ 辅助诊断骨质疏松，了解骨代谢的基本情况 ※ 维生素 D 对钙的吸收和骨骼健康至关重要 ※ 尿钙排量过多可能提示骨吸收率增加 ※ 用于鉴别原发或继发性骨质疏松，预测骨丢失速度及监测药物疗效
7. 临床风险评估	(1)收集风险因素：年龄、性别、家族史、体重指数、药物使用、吸烟、酗酒等 (2)利用风险评估工具：如 FRAX 骨折风险评估工具	※ 综合评估骨质疏松风险 ※ 预测未来 10 年骨折风险，指导治疗决策
8. 结果沟通与治疗	(1)及时与老年人及其家属沟通评估结果及后续治疗计划 (2)制订个性化治疗方案：药物治疗、生活方式调整、康复锻炼等 (3)确保老年人舒适和安全，避免不必要的伤害	※ 解释评估结果的意义，增强依从性 ※ 根据评估结果制订针对性治疗计划，并定期监测病情变化 ※ 评估过程中需关注老年人的身体和心理状态

4. 评估后处理

(1)结果分析：如果回答中有 1 项或多项为“是”，则表明可能存在骨质疏松的风险，建议进一步进行骨密度检测或咨询专业医生。

(2)记录与反馈：将评估结果记录在健康档案中。定期复评，跟踪老年人 ADL 变化。

(3)注意事项：

①在整个评估过程中，要确保老年人的舒适和安全，避免对其造成不必要的伤害。

②评估结果应及时与老年人及其家属沟通，解释评估结果的意义和后续治疗计划。

③根据评估结果，为老年人制订个性化的治疗方案，包括药物治疗、生活方式调整、康复锻炼等，并定期监测病情变化，及时调整治疗方案。

④通过以上详细的评估程序和流程图，可以全面、系统地评估老年人的骨质疏松症状况，为制订个性化的治疗方案提供重要参考。

【练习题】

扫一扫二维码查看练习题。

扫一扫

拓展阅读

骨质疏松症的预防

一、均衡饮食

1. 增加钙摄入：推荐每日摄入 1000 ~ 1200 mg 钙，可通过牛奶、豆制品、绿叶蔬菜等补充。

2. 补充维生素 D：每日 600 ~ 800 IU，可通过日晒、鱼类、蛋黄等获取，必要时服用补充剂。

二、适量运动

1. 负重运动（如步行、慢跑、跳舞）和抗阻运动（如举重、弹力带训练）有助于增强骨密度。

2. 平衡训练（如太极拳、瑜伽）可降低跌倒风险。

三、避免危险因素

1. 戒烟、限酒，减少咖啡因摄入。

2. 避免长期使用影响骨代谢的药物。

四、定期筛查

1.65 岁以上女性及 70 岁以上男性应定期进行骨密度检测（DXA）。

2. 高风险人群（如骨折史、家族史）应提前筛查。

点燃思考

周爷爷，67 岁，因多年吸烟导致肺病，不能劳累。

进食、修饰、洗澡、穿脱上衣、穿脱裤子和鞋袜：均可独立。

小便：可以自主排尿。

大便：便秘，自己可以使用开塞露。

如厕：可独立完成。

床上体位转移、床椅转移：均可以独立完成。

平地行走、上下楼梯：身体可以完成，但因为肺病原因，走几步路就会喘，所以患病后不再爬楼梯，走路也多是家里的走动，出门多以代步车为主。

时间定向：知道年份和今天阳历和阴历的日子，但是不知道周几。

空间定向：村子里认识路，可以自己回来，村子之外会迷路。

人物定向：能分辨清楚。

记忆：词语全部记住，问之前事情和近期事情都能记起来。

理解力：可以正常理解。

表达力：可以正常表达。

攻击行为、抑郁症状：无。

视力：良好。

听力：佩戴助听器可以听清。

执行日常事务：家里大小事情都不管，可以自己按时按量吃药。

使用交通工具：村子内可以使用代步车到达，远的地方由儿子开车带领。

社会交往能力：跟本村熟人可以聊天，不愿意和陌生人交流。

项目八

《老年人能力评估规范》国家标准解读

学习目标

素质目标

1. 树立“精准服务”理念，强化以老年人需求为中心的照护伦理观。

2. 具有以老人为中心，“以人为本”的职业素养及公平公正诚信的职业道德。

知识目标

1. 理解国家标准《老年人能力评估规范》（GB/T 42195—2022）的制定背景、核心内容及实施意义。

2. 掌握评估指标的 4 个一级指标（自理能力、基础运动能力、精神状态、感知觉与社会参与）及 26 个二级指标的具体内涵。

能力目标

1. 能运用评估工具对老年人能力等级进行科学划分，并结合实际案例制订个性化照护计划。

2. 能具备动态评估意识，理解评估周期及特殊情况下的即时评估要求。

知识导读

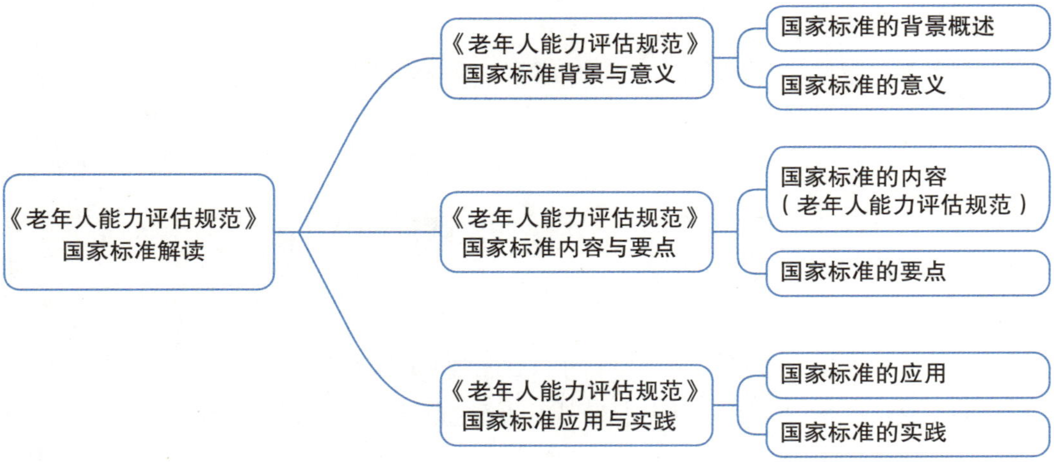

赛证对接

本项目在职业技能大赛及老年人能力评估师（国家职业技能标准）考核中均需考查《老年人能力评估规范》的评估流程、案例分析与照护计划制订及工具应用的掌握情况，需要熟知相关理论并具备良好的实践操作能力。

任务一 《老年人能力评估规范》国家标准背景与意义

案例导入

某市养老院在2013年行业标准下评估一位脑梗后偏瘫老人时，因缺乏“医养结合”指标，未充分评估其康复潜力，导致长期按“完全失能”提供基础护理。新国家标准实施后，通过动态评估发现其经康复训练后，基础运动能力（如借助助行器行走）显著改善，重新划定为“中度失能”，并调整照护方案，节省了30%的护理资源。

任务描述

1. 结合案例描述，对比2013年行业标准与2022年国家标准《老年人能力评估规范》在评估维度上的差异，说明为何原标准未识别该老人的康复潜力。要求：列出至少2项新国家标准新增或强化的评估指标（如“动态评估机制”“医养结合维度”），并解释其作用。

2. 基于“中度失能”判定结果，为该老人设计调整后的照护方案，需包含以下内容：针对“基础运动能力改善”设计每日训练内容（如平衡训练、辅助行走时长）、提出节省30%护理资源的具体措施（如减少全程陪护、增加自主训练时段）。

知识殿堂

一、国家标准的背景概述

（一）人口老龄化与社会需求

课件

随着我国人口老龄化程度日益加深，中国已进入中度老龄化社会，老年人群体的数量不断增加，老年人的多层次照护需求激增，养老服务需求呈现多样化、精细化趋势的特点。之前由民政部于2013年颁布的《老年人能力评估》行业标准已使用多年，在推动养老服务发展方面发挥了积极作用，但也存在一些不适应新养老环境和形势之处。例如，原行业标准制定以机构养老为主要模式，没有“医养结合”的概念，在政府职能整合、财政支持、人才培训和保障等方面存在不足。2021年11月，为了满足老年人养老服务的需求，中华人民共和国民政部提出在2013年民政行业标准MZ/T039—2013《老年人能力评估》实施的基础上，结合国内外老年人能力评估工作的新进展，并通过广泛调研，结合区域发展水平差异，梳理不同类型养老服务在老年人能力评估方面的经验做法，编制国家标准《老年人能力评估规范》（GB/T 42195—2022）。此标准由全国社会福利服务标准化技术委员会归口，按照 GB/T 1.1—2020《标准化工作导则第 1 部分：标准化文件的结构和起草规则》的规定起草，于 2022 年 12 月 30 日，由中华人民共和国国家市场监督管理总局、中华人民共和国国家标准化管理委员会发布并实施。

因此，为了适应当前养老服务的多样化和精细化需求，提高老年人照护服务的质量和效率，制定更加科学、统一且适应新环境的《老年人能力评估规范》国家标准显得尤为重要。这一新标准的出台，将有助于更好地满足老年人多层次、多样化的照护需求，推动养老服务行业的健康发展。

（二）行业标准升级的必要性

尽管 2013 年民政部发布的《老年人能力评估》行业标准为评估工作奠定了基础，但随着“医养结合”模式的推进和社区居家养老需求的不断上升，该标准在评估维度和流程规范等方面显示出一定的局限性。随着国家标准的推出，这一空白得到了填补，评估工具和方法得到了统一，从而推动了养老服务从“经验驱动”向“标准驱动”的转变。

此外，原先的标准在适应不同地区、不同文化背景的老年人能力评估方面存在差异，这限制了评估结果的可比性和普遍适用性。新制定的国家标准充分考虑了这些差异，增强了评估的普遍适用性和科学性，为跨区域、跨文化的养老服务提供了坚实的支持。同时，国家标准的实施也将促进养老服务行业的人才培养和专业化发展，进一步提升行业整体服务水平和市场竞争力。

更重要的是，随着社会对养老服务品质要求的不断提高，原有的行业标准在细节处理和评估深度上已难以满足日益增长的个性化需求。国家标准的出台，不仅细化了评估指标，还引入了更加先进和人性化的评估理念，使得评估结果更加贴近老年人的实际需求，为制订个性化的照护方案提供了有力依据。这不仅提升了老年人的生活质量，也为养老服务行业树立了新的标杆，推动了整个行业的持续进步和创新发展。

（三）政策与战略支撑

《中共中央国务院关于加强新时代老龄工作的意见》明确提出“完善老年人能力综合评估制度”，要求评估结果全国互认、跨部门共享。国家标准为落实这一要求提供了技术支撑，助力实现养老服务资源的科学配置和政策精准落地。此外，国家标准的制定还响应了《中国老龄事业发展“十四五”规划》中关于“推进养老服务标准化建设”的号召，通过统一评估标准，有效解决了各地评估结果不一致、难以比较的问题，为跨区域养老服务的衔接和协同提供了重要保障。这不仅促进了养老服务的规范化发展，还增强了社会对养老服务行业的信任度和满意度，为构建老年友好型社会奠定了坚实基础。

此外，中国“十四五”老龄事业规划也强调“精准养老”，要求建立统一评估体系，而国家标准《老年人能力评估规范》的发布，也致力于推动养老服务体系更加标准化、专业化，不仅满足了社会对高品质养老服务的需求，还促进了养老服务行业内部的良性竞争和优胜劣汰。通过标准化、专业化的评估流程，能够更准确地识别老年人的实际需求，从而为每位老年人提供更加贴心、个性化的照护服务。这不仅有助于提升老年人的幸福感，也进一步推动了我国养老服务行业的健康发展。

综上所述，该标准是在总结 2013 年版民政行业标准前期实践经验，广泛借鉴相关领域做法的基础上，适应养老服务行业发展需要编制而成的，为老年人能力评估提供统一、规范、可操作的工具，为科学划分老年人能力等级，推进基本养老服务体系建设，优化养老服务供给，规范养老服务机构运营，加强养老服务综合监管等提供依据。

二、国家标准的意义

（一）构建科学统一的评估体系

随着国家标准《老年人能力评估规范》的实施，老年人能力评估领域的标准层级从行业标准提升至国家标准。这一举措为全国的养老服务及相关行业提供了更为科学、统一且权威的评估工具。它能够从更客观、准确的视角对老年人的能力进行评估，有效降低评估过程中的主观性和随意性。

同时，这一科学统一的评估体系还促进了不同地区间的评估结果互认，为老年人在不同地域间享受连续、一致的养老服务提供了有力保障。此外，该体系还强调了评估的全面性和细致性，涵盖了老年人的日常生活活动能力、认知能力、情感状态等多个维度，确保评估结果能够全面反映老年人的真实需求和能力状况。这对于提升养老服务的精准度和有效性具有重要意义。

（二）服务老年人需求

对于老年人及其家庭而言，能力评估不仅有助于老年人了解自身健康状况，还能使他们更加明智地规划晚年生活。依据评估结果，老年人能够有针对性地挑选适合的专业服务或申请相应的保障政策，以有效维护自己的合法权益。与此同时，家庭成员亦可依据评估结果，适时采取预防措施，提升老人的身体机能，并提供更为恰当的照料。

此外，科学的老年人能力评估规范能够为养老服务提供者提供关键的参考依据。服务提供者能够依据评估结果，为老年人定制个性化的服务方案，确保所提供的服务既满足老年人的实际需求，又能有效提升他们的生活质量。例如，针对自理能力较弱的老年人，可以提供更多的生活照料服务；而对于认知能力有所下降的老年人，则可以加强认知训练和心理疏导等方面的服务。

（三）推动养老服务发展

对养老服务机构而言，可根据评估结果准确了解每个老年人的服务需求，在征得老年人同意的前提下制订个性化的照护服务方案，提高养老服务的适配性和效率，有效防范服务风险。在养老机构管理规定下，评估也是老年人入住养老机构的重要前置环节。

此外，老年人能力评估结果可作为养老服务机构内部管理和服务质量控制的重要依据。通过对老年人能力的全面评估，机构能够及时发现服务中的不足之处，不断优化服务流程，提升整体服务质量。同时，评估结果还有助于机构合理调配资源，确保各项服务能够高效、有序地进行，为老年人创造一个更加安全、舒适的生活环境。

（四）助力政府精准施策

对于政府相关部门而言，实施老年人能力评估有助于促进养老服务供需的精准对接，提升政策措施的精确性。通过分析不同能力水平老年人的数量、比例、需求及趋势变化，可以科学地规划养老服务的发展布局，确保有限的资源得到最有效地利用。此外，评估工作犹如政策的“守门人”，确保只有符合条件的个体能够享受到相关政策（例如针对失能老年人的护理补贴等），同时，它也有助于加强对养老服务行业的监管。

政府还能基于评估结果，适时调整和优化相关政策，以满足老年人日益多样化和个性化的服务需求。这不仅提升了政策的有效性和针对性，还增强了老年人的获得感和幸福感。同时，老年人能力评估也为政府制定长远规划提供了数据支持，助力构建更加完善的养老服务体系，确保老年人能够安享晚年。

综上所述，国家标准《老年人能力评估规范》的实施有利于提升评估的科学性、统一性和权威性。评估体系可促进不同地区间评估结果的互认，确保老年人在全国范围内享受连续一致的养老服务。能力评估可帮助老年人和家庭更好地规划晚年生活，选择适合的服务和保障政策，同时为养老服务提供者提供个性化服务方案的依据。养老服务机构依据评估结果制订个性化照护方案，提高服务适配性和效率，优化服务流程，合理调配资源。政府也可以通过评估结果精准对接养老服务供需，优化政策，加强行业监管，并为长远规划提供数据支持，提升老年人的获得感和幸福感。

【练习题】

扫一扫二维码查看练习题。

扫一扫

拓展阅读

国家标准的拓展内容

评估范畴与指标扩展——新增“失智”评估维度。

将“失智”纳入评估体系，按认知功能减退程度细分为7个等级（从“无认知下降”到“非常严重的认知下降”），例如：出现妄想性行为（如误认配偶为骗子）对应“严重认知功能减退”（中度失能）；无法独立行走或言语功能丧失对应“极严重认知功能减退”（重度失能）。

补充风险评价要素：新增“老年综合征罹患”“风险事件”（如跌倒、走失）等评价要素，强化对老年人潜在健康风险的预判。

任务二　《老年人能力评估规范》国家标准内容与要点

案例导入

李奶奶，78岁，患有帕金森病5年。2年前因跌倒导致髋部骨折，术后长期卧床，出现肌肉萎缩、平衡能力下降，需依赖轮椅活动。初始评估显示：完全依赖他人完成进食、穿衣、如厕，大小便频繁失禁，情绪低落，拒绝社交。经半年康复训练后，现可借助助行器短距离行走（<50米），能自主完成简单进食（需防抖餐具），穿衣需部分协助，大小便失禁频率减少至每周1～2次，但仍存在明显的步态冻结现象，上下床需他人监护。

任务描述

1. 根据《老年人能力评估规范》中的“自理能力”指标，计算李奶奶当前日常生活活动能力（ADL）得分，并判断其属于哪一等级。

2. 请根据李奶奶的自理能力为她制订相应的照护计划。

知识殿堂

一、国家标准的内容（老年人能力评估规范）

课件

1. 范围

本文件规定了老年人能力评估的指标与评分、组织实施及评估结果。

本文件适用于开展老年人能力的评估。

2. 规范性引用文件

本文件没有规范性引用文件。

3. 术语和定义

下列术语和定义适用于本文件。

能力（ability）：个体顺利完成某一活动所必需的自身条件。

4. 评估指标与评分

（1）按照表 8-2-1 的指标要求，一级指标共 4 个，包括自理能力、基础运动能力、精神状态、感知觉与社会参与；二级指标共 26 个，包括自理能力 8 个二级指标、基础运动能力 4 个二级指标、精神状态 9 个二级指标、感知觉与社会参与 5 个二级指标。

表 8-2-1　老年人能力评估指标

一级指标	二级指标
自理能力	进食、修饰、洗澡、穿 / 脱上衣、穿 / 脱裤子和鞋袜、小便控制、大便控制、如厕
基础运动能力	床上体位转移、床椅转移、平地行走、上下楼梯
精神状态	时间定向、空间定向、人物定向、记忆、理解能力、表达能力、攻击行为、抑郁症状、意识水平
感知觉与社会参与	视力、听力、执行日常事务、使用交通工具外出、社会交往能力

（2）各项指标和评分按照表表 8-2-2 ～ 5 的规定。

表 8-2-2 自理能力指标和评分

序号	自理能力指标	指标说明	评分及说明
1	进食	使用适当的器具将食物送入口中并咽下	4分：独立使用器具将食物送进口中并咽下，没有呛咳 3分：在他人指导或提示下完成，或独立使用辅具，没有呛咳 2分：进食中需要少量接触式协助，偶尔（每月一次及以上）呛咳 1分：在进食中需要大量接触式协助，经常（每周一次及以上）呛咳 0分：完全依赖他人协助进食，或吞咽困难，或留置营养管
2	修饰	洗脸、刷牙、梳头、刮脸、剪指（趾）甲等	4分：独立完成，不需要协助 3分：在他人指导或提示下完成 2分：需要他人协助，但以自身完成为主 1分：主要依靠他人协助，自身能给予配合 0分：完全依赖他人协助，且不能给予配合
3	洗澡	清洗和擦干身体	4分：独立完成，不需要协助 3分：在他人指导或提示下完成 2分：需要他人协助，但以自身完成为主 1分：主要依靠他人协助，自身能给予配合 0分：完全依赖他人协助，且不能给予配合
4	穿/脱上衣	穿/脱上身衣服、系扣、拉拉链等	4分：独立完成，不需要他人协助 3分：在他人指导或提示下完成 2分：需要他人协助，但以自身完成为主 1分：主要依靠他人协助，自身能给予配合 0分：完全依赖他人协助，且不能给予配合
5	穿/脱裤子和鞋袜	穿/脱裤子、鞋袜等	4分：独立完成，不需要他人协助 3分：在他人指导或提示下完成 2分：需要他人协助，但以自身完成为主 1分：主要依靠他人协助，自身能给予配合 0分：完全依赖他人协助，且不能给予配合

续表

序号	自理能力指标	指标说明	评分及说明
6	小便控制	控制和排出尿液的能力	4 分：可自行控制排尿，排尿次数、排尿控制均正常
			3 分：白天可自行控制排尿次数，夜间出现排尿次数增多、排尿控制较差，或自行使用尿布、尿垫等辅助用物
			2 分：白天大部分时间可自行控制排尿，偶出现（每天 <1 次，但每周 >1 次）尿失禁，夜间控制排尿较差，或他人少量协助使用尿布、尿垫等辅助用物
			1 分：白天大部分时间不能控制排尿（每天≥ 1 次，但尚非完全失控），夜间出现尿失禁，或他人大量协助使用尿布、尿垫等辅助用物
			0 分：小便失禁，完全不能控制排尿，或留置导尿管
7	大便控制	控制和排出粪便的能力	4 分：可正常自行控制大便排出
			3 分：有时出现（每周 <1 次）便秘或大便失禁，或自行使用开塞露、尿垫等辅助用物
			2 分：经常出现（每天 <1 次，但每周 >1 次）便秘或大便失禁，或他人少量协助使用开塞露、尿垫等辅助用物
			1 分：大部分时间均出现（每天≥ 1 次）便秘或大便失禁，但尚非完全失控，或他人大量协助使用开塞露、尿垫等辅助用物
			0 分：严重便秘或者完全大便失禁，需要依赖他人协助排便或清洁皮肤
8	如厕	如厕排泄大小便，并清洁身体[a]	4 分：独立完成，不需要他人协助
			3 分：在他人指导或提示下完成
			2 分：需要他人协助，但以自身完成为主
			1 分：主要依靠他人协助，自身能给予配合
			0 分：完全依赖他人协助，且不能给予配合

注：a. 评估中强调排泄前解开裤子、完成排泄后清洁身体、穿上裤子。

表 8-2-3　基础运动能力指标和评分

序号	基础运动能力指标	指标说明	评分及说明
9	床上体位转移	卧床翻身及坐起躺下	4 分：独立完成，不需要他人协助
			3 分：在他人指导或提示下完成
			2 分：需要他人协助，但以自身完成为主
			1 分：主要依靠他人协助，自身能给予配合
			0 分：完全依赖他人协助，且不能给予配合

续表

序号	基础运动能力指标	指标说明	评分及说明
10	床椅转移	从坐位到站位，再从站位到坐位的转换过程	4 分：独立完成，不需要他人协助 3 分：在他人指导或提示下完成 2 分：需要他人协助，但以自身完成为主 1 分：主要依靠他人协助，自身能给予配合 0 分：完全依赖他人协助，且不能给予配合
11	平地行走	双脚交互的方式在地面行动，总是一只脚在前[a]	4 分：独立平地步行 50 m 左右，不需要协助，无摔倒风险 3 分：能平地步行 50 m 左右，存在摔倒风险，需要他人监护或指导，或使用拐杖、助行器等辅助工具 2 分：在步行时需要他人少量扶持协助 1 分：在步行时需要他人大量扶持协助 0 分：完全不能步行
12	上下楼梯	双脚交替完成楼梯台阶连续地上下移动	3 分：可独立上下楼梯（连续上下 10 ~ 15 个台阶），不需要协助 2 分：在他人指导或提示下完成 1 分：需要他人协助，但以自身完成为主 0 分：主要依靠他人协助，自身能给予配合；或者完全依赖他人协助，且不能给予配合

注：a. 包括他人辅助和使用辅助具步行。

表 8-2-4　精神状态指标和评分

序号	精神状态指标	指标说明	评分及说明
13	时间定向	知道并确认时间的能力	4 分：时间观念（年、月）清楚，日期（或星期几）可相差一天 3 分：时间观念有些下降，年、月、日（或星期几）不能全部分清（相差两天或以上） 2 分：时间观念较差，年、月、日不清楚，可知上半年或下半年或季节 1 分：时间观念很差，年、月、日不清楚，可知上午、下午或白天、夜间 0 分：无时间观念

续表

序号	精神状态指标	指标说明	评分及说明
14	空间定向	知道并确认空间的能力	4 分：能在日常生活范围内单独外出，如在日常居住小区内独自外出购物等
			3 分：不能单独外出，但能准确知道自己日常生活所在地的地址信息
			2 分：不能单独外出，但知道较多有关自己日常生活的地址信息
			1 分：不能单独外出，但知道较少自己居住或生活所在地的地址信息
			0 分：不能单独外出，无空间观念
15	人物定向	知道并确认人物的能力	4 分：认识长期共同一起生活的人，能称呼并知道关系
			3 分：能认识大部分共同生活居住的人，能称呼或知道关系
			2 分：能认识部分日常同住的亲人或照护者等，能称呼或知道关系等
			1 分：只认识自己或极少数日常同住的亲人或照护者等
			0 分：不认识任何人（包括自己）
16	记忆	短时、近期和远期记忆能力	4 分：总是能保持与社会、年龄所适应的记忆能力，能完整地回忆
			3 分：出现轻度的记忆紊乱或回忆不能（不能回忆即时信息，3 个词语经过 5 分钟后仅能回忆 0 ～ 1 个）
			2 分：出现中度的记忆紊乱或回忆不能（不能回忆近期记忆，不记得上一顿饭吃了什么）
			1 分：出现重度的记忆紊乱或回忆不能（不能回忆远期记忆，不记得自己的老朋友）
			0 分：记忆完全紊乱或者完全不能对既往事物进行正确的回忆
17	理解能力	理解语言信息和非语言信息的能力（可借助平时使用助听设备等），即理解别人的话	4 分：能正常理解他人的话
			3 分：能理解他人的话，但需要增加时间
			2 分：理解有困难，需频繁重复或简化口头表达
			1 分：理解有严重困难，需要大量他人帮助
			0 分：完全不能理解他人的话

续表

序号	精神状态指标	指标说明	评分及说明
18	表达能力	表达信息能力，包括口头的和非口头的，即表达自己的想法	4分：能正常表达自己的想法 3分：能表达自己的需要，但需要增加时间 2分：表达需要有困难，需频繁重复或简化口头表达 1分：表达有严重困难，需要大量他人帮助 0分：完全不能表达需要
19	攻击行为	身体攻击行为（如打/踢/推/咬/抓/摔东西）和语言攻击行为（如骂人、语言威胁、尖叫）[a]	1分：未出现 0分：近一个月内出现过攻击行为
20	抑郁症状	存在情绪低落、兴趣减退、活力减退等症状，甚至出现妄想、幻觉、自杀念头或自杀行为[b]	1分：未出现 0分：近一个月内出现过负性情绪
21	意识水平	机体对自身和周围环境的刺激做出应答反应的能力程度，包括清醒和持续的觉醒状态[c]	2分：神志清醒，对周围环境能做出正确反应 1分：嗜睡，表现为睡眠状态过度延长。当呼唤或推动老年人的肢体时可唤醒，并能进行正确的交谈或执行指令，停止刺激后又继续入睡；意识模糊，注意力涣散，对外界刺激不能清晰地认识，空间和时间定向力障碍，理解力迟钝，记忆力模糊和不连贯 0分：昏睡，一般的外界刺激不能使其觉醒，给予较强烈的刺激时可有短时的意识清醒，醒后可简短回答提问，当刺激减弱后又很快进入睡眠状态；或者昏迷：意识丧失，随意运动丧失，对一般刺激全无反应

注：a. 长期的行为状态。b. 长期的负性情绪。c. 处于昏迷状态者，直接评定为重度失能。

表 8-2-5　感知觉与社会参与指标和评分

序号	感知觉与社会参与指标	指标说明	评分及说明
22	视力	感受存在的光线并感受物体的大小、形状的能力。在个体的最好矫正视力下进行评估	2分：视力正常 1分：能看清楚大字体，但看不清书报上的标准字体；视力有限，看不清报纸大标题，但能辨认物体 0分：只能看到光、颜色和形状；完全失明

续表

序号	感知觉与社会参与指标	指标说明	评分及说明
23	听力	能辨别声音的方位、音调、音量和音质的有关能力（可借助平时使用助听设备等）	2分：听力正常
			1分：在轻声说话或说话距离超过2米时听不清；正常交流有些困难，需在安静的环境或大声说话才能听到
			0分：讲话者大声说话或说话很慢，才能部分听见；完全失聪
24	执行日常事务	计划、安排并完成日常事务，包括但不限于洗衣服、小金额购物、服药管理	4分：能完全独立计划、安排和完成日常事务，无须协助
			3分：在计划、安排和完成日常事务时需要他人监护或指导
			2分：在计划、安排和完成日常事务时需要少量协助
			1分：在计划、安排和完成日常事务时需要大量协助
			0分：完全依赖他人进行日常事务
25	使用交通工具外出		3分：能自己骑车或搭乘公共交通工具外出
			2分：能自己搭乘出租车，但不会搭乘其他公共交通工具外出
			1分：当有人协助或陪伴，可搭乘公共交通工具外出
			0分：只能在他人协助下搭乘出租车或私家车外出；完全不能出门，或者外出完全需要协助
26	社会交往能力		4分：参与社会，在社会环境中有一定的适应能力，待人接物恰当
			3分：能适应单纯环境，主动接触他人，初见面时难让人发现智力问题，不能理解隐喻语
			2分：脱离社会，可被动接触，不会主动待他人，谈话中很多不适词句，容易上当受骗
			1分：勉强可与他人接触，谈吐内容不清楚，表情不恰当
			0分：不能与人交往

5. 组织实施

（1）评估环境：

①评估环境应清洁、安静、光线充足、空气清新、温度适宜。

②社区老年人集中评估时，应设立等候评估的空间，评估工作在相对独立的评估室内逐一进行。开展评估工作的机构宜设立单独的评估室。

③评估室内物品满足评估需要，不应放置与评估无关的物品。评估室内或室外有连续的台阶和带有扶手的通道，可供评估使用。楼梯、台阶各级踏步应均匀一致、平整、防滑。

（2）评估主体：

①开展评估工作的机构应为依法登记的企事业单位或社会组织。

②开展评估工作的机构应至少配置 5 名专 / 兼职评估人员。

③评估人员应具有全日制高中或中专以上学历，有 5 年以上从事医疗护理、健康管理、养老服务、老年社会工作等实务经历并具有相关专业背景，理解评估指标内容，掌握评估要求。

④应保护被评估人员和评估人员的尊严、安全和个人隐私。

（3）评估流程：

①首次评估应由老年人本人或其代理人申请，受理申请后，由评估机构采取集中或入户等形式实施评估。

②每次评估应有 2 名评估人员同时在场，至少一人具有医护专业背景。评估时，老年人身体发生不适，或者精神出现问题，应终止评估。

③评估人员应通过询问老年人本人及照顾者，或者查询相关信息，填写附录 A 中表 A.1 ～ A.5 的内容，并签字。

④评估人员按照表 8-2-2 ～ 5 进行逐项评估，填写附录 B 中表 B.1 ～表 B.5 每个项目得分，确定一级指标得分和老年人能力评估总得分。

⑤评估人员根据 4 个一级指标的得分，依据表 8-2-6 确定老年人能力等级，并填写附录 C 的老年人能力评估报告，经 2 名评估人员确认并签字，同时请信息提供者签字。

表 8-2-6　老年人能力等级划分

能力等级	等级名称	等级划分
0	能力完好	总分 90
1	能力轻度受损（轻度失能）	总分 66 ～ 89
2	能力中度受损（中度失能）	总分 46 ～ 65
3	能力重度受损（重度失能）	总分 30 ～ 45
4	能力完全丧失（完全失能）	总分 0 ～ 29

说明 1：处于昏迷状态者，直接评定为能力完全丧失（完全失能）。若意识状态改变，应重新进行评估。

说明 2：有以下情况之一者，在原有能力级别上应提高一个级别：①确诊为痴呆（F00 ～ F03）；②精神科专科医生诊断的其他精神和行为障碍疾病（F04 ～ F99）；③近 30 天内发生过 2 次及以上照护风险事件（如跌倒、噎食、自杀、自伤、走失等）。

注：说明 2 中 F00 ～ F99 是 ICD-10（国际疾病分类第 10 次修订本）精神和行为障碍诊断编码号。

⑥形成老年人能力评估报告后，评估结果应告知申请人。老年人能力评估应为动态评估，在首次评估后，若无特殊变化，至少每 12 个月评估一次，程序与首次评估相同；出现特殊情况导致能力发生变化时，宜申请即时评估。

6. 评估结果

（1）指标得分：

①自理能力包括 8 个二级指标的评定，将其得分相加得到分量表总分，应填写附录 B 中表 B.1。

②基础运动能力包括 4 个二级指标的评定，将其得分相加得到分量表总分，应填写附录 B 中表 B.2。

③精神状态包括 9 个二级指标的评定，将其得分相加得到分量表总分，应填写附录 B 中表 B.3。

④感知觉与社会参与包括 5 个二级指标的评定，将其得分相加得到分量表总分，应填写附录 B 中表 B.4。

⑤将上述 4 个分量表得分相加得到老年人能力评估的总得分，应填写附录 B 中表 B.5。

（2）老年人能力等级划分：综合自理能力、基础运动能力、精神状态、感知觉与社会参与 4 个一级指标的总分，进行能力分级。能力分级应符合表 8-2-6 的要求。

（3）评估结果报告：评估人员应根据评估情况填写附录 C，并签字，形成老年人能力评估报告。

二、国家标准的要点

标准主要内容共分 6 个部分，包括“评估指标与评分”“组织实施”“评估结果”，及《老年人能力评估基本信息表》《老年人能力评估表》和《老年人能力评估报告》等 3 个规范性附录。标准中主要评估指标包括一级指标和二级指标。一级指标包括自理能力、基础运动能力、精神状态、感知觉与社会参与等 4 个方面；二级指标包括进食、穿脱衣物、平地行走、上下楼梯、记忆、理解能力、视力、听力、社会交往能力等 26 个方面。条目加和计分，得分越高，说明能力水平越好。标准将老年人能力分为能力完好、能力轻度受损（轻度失能）、能力中度受损（中度失能）、能力重度受损（重度失能）、能力完全丧失（完全失能）5 个等级，较 2013 年版行业标准增加了“完全失能”。

（一）评估内容与指标体系

评估围绕四个核心维度展开，涵盖 26 项二级指标，形成综合能力等级判定。

1. 自理能力

包括进食、洗澡、修饰、穿 / 脱上衣、穿 / 脱裤子和鞋袜、小便控制、大便控制和如厕共 8 项基础生活技能，评估老年人自理能力。

2. 基础运动能力

包括床上体位转移、床椅转移、平地行走、上下楼梯 4 项指标，评估老年人基础运动能力。

3. 精神状态

包括时间定向、空间定向、人物定向、记忆、理解能力、表达能力、攻击行为、抑郁症状和意识水平共 9 项指标以评估老年人精神状态。

4. 感知觉与社会参与能力

包括视力、听力、执行日常事务、使用交通工具外出和社会交往能力5项指标，关注老年人感知觉和社会参与能力。

（二）评估等级与结果应用

1. 能力分级

评估结果分为五个等级：能力完好、轻度失能、中度失能、重度失能、完全失能。

2. 应用场景

养老服务体系：根据等级制订照护计划，如居家适老化改造、家庭养老床位建设或机构照护方案。

3. 政策补贴依据

用于确定长护险、政府补助等福利资格。

4. 司法参考

在继承纠纷、医疗损害等案件中，评估结论可侧面反映老年人行为能力，但需与司法鉴定结合使用。

（三）评估实施流程与原则

1. 实施主体与资质

评估由具备资质的医院、养老机构或第三方机构执行，评估师须具备医学、护理学背景或社工资格，并接受专业培训。

2. 操作流程

申请：由老年人或其代理人向户籍所在地街道提出申请，经审核后由民政部门委托机构评估。

方法：综合采用观察法、量表评估、体格检查、辅助检查及多学科协作模式。

3. 基本原则

科学性：严格依据标准参数评估，避免主观偏差。

公正性：评估人员需与评估对象无利益关联。

保密性：保护老年人隐私，未经许可不得披露信息。

（四）挑战与改进方向

1. 标准衔接问题

当前评估结果与司法体系（如民事行为能力认定、伤残等级评定）尚未完全对接，需推动民政与司法部门协同，统一评价标准。

2. 评估内容细化

建议增加“失智”与“失能”的细分描述，强化评估结果的司法适用性。

3. 技术升级

探索智能化评估工具（如AI辅助系统），提升效率与准确性。

（五）社会意义

1. 促进公平

通过标准化评估减少资源分配不均，保障特殊困难老年人权益。

2. 优化资源配置

精准匹配养老服务需求，降低社会养老成本。

3. 提升生活质量

科学照护方案可延缓功能衰退，增强老年人社会参与感。

总之，国家标准《老年人能力评估规范》的推行标志着中国养老服务向专业化、标准化迈出关键一步。未来需进一步整合政策、技术及社会资源，推动评估结果的多领域互认，构建覆盖医疗、司法、社保的协同保障网络，为老龄化社会提供系统性支持。

【练习题】

扫一扫二维码查看练习题。

扫一扫

拓展阅读

等级划分与应用场景延伸

五级能力划分体系：在原 4 级基础上新增“完全失能”等级，覆盖全生命周期失能状态，精准匹配不同护理需求。

多场景应用衔接：评估结果可直接应用于居家养老照护服务配置（如适老化改造、辅具适配）；长期护理保险待遇核定；跨区域养老服务资源协调（如京津冀评估结果互认）。

任务三 《老年人能力评估规范》国家标准应用与实践

案例导入

在某养老机构，75 岁的李爷爷入住已有两年。李爷爷退休前是一名工程师，入住养老院前与子女同住。随着年龄增长，李爷爷的身体状况和生活能力逐渐发生变化，子女出于对他的照顾需求考虑，将他送到了这家养老机构。养老机构在接收李爷爷时，依据国家标准《老年人能力评估规范》对他进行了全面评估。

评估人员首先与李爷爷及其子女进行了详细沟通，了解他的日常生活习惯、既往病史、近期身体状况等信息。在评估过程中，发现李爷爷在自理能力方面，穿衣、洗漱等基本可以独立完成，但在洗澡时需要一定协助；基础运动能力上，平地行走较为缓慢，上下楼梯较为吃力；精神状态方面，李爷爷记忆力有所下降，对近期发生的事情容易遗忘，但理解和表达能力尚可；感知觉与社会参与上，听力轻度下降，日常事务处理能力也有所减弱，社会交往活动较之前减少。

任务描述

1. 结合案例描述，综合判定李爷爷的能力受损等级。
2. 为其制订渐进式运动训练计划（如平衡练习、肌力训练）。

知识殿堂

课件

一、国家标准的应用

在组织实施方面，《老年人能力评估规范》国家标准有着明确且关键的要求。开展评估工作的机构必须是依法登记的企事业单位或社会组织，并且要配备符合要求的专业评估人员，这从源头上保障了评估工作的规范性与专业性。同时，对评估流程进行了全面优化，涵盖老年人能力评估申请、信息填报、评估指标确认及评估结果告知等环节，使得整个评估流程更加科学、严谨，可操作性更强。例如，在信息填报环节，要求准确翔实记录老年人各方面情况，为后续评估提供可靠依据；评估指标确认时，严格按照标准中规定的一级指标（自理能力、基础运动能力、精神状态、感知觉与社会参与）和二级指标（如进食、穿脱衣物、记忆等 26 个方面）进行客观判断。国家标准还明确指出老年人能力评估应为动态评估，评估周期设定为 12 个月，但在特殊情况时，老人或家属可申请即时评估，以更好地适应老年人身体状况可能出现的快速变化，确保评估结果能及时反映老年人实际能力情况。

（一）应用场景

养老机构：在老年人入住前，通过依据国家标准进行能力评估，能为其合理安排居住区域、护理等级。比如评估出身体状况较好、生活基本能自理的老人可安排在普通居住区域，而失能程度较高的老人则安排在专业护理区。

社区养老服务：社区可根据评估结果，为老年人提供个性化服务。如为轻度失智老人组织专门的认知训练活动，为失能老人提供上门护理服务等。

居家养老支持：通过评估，家庭可以了解老人的真实需求，从而申请合适的政府补贴，或聘请专业的居家护理人员，为老人提供合适的照护。

（二）实践操作流程

评估准备：评估人员需经过专业培训，熟悉国家标准评估内容和流程。准备好评估所需的工具，如评估量表、辅助评估设备（如血压计、秒表等）。同时，选择安静、舒适、光线充足的评估环境。

信息收集：与老年人及其家属沟通，了解老人的基本信息、疾病史、生活习惯等。这有助于在评估过程中更全面地了解老人的能力状况。

现场评估：严格按照国家标准中的评估项目，如日常生活活动、精神状态、感知觉与沟通、社会参与等方面进行评估。评估过程中要注意与老人的沟通方式，确保老人理解评估内容并积极配合。

结果判定：根据评估得分，对照国家标准中的能力等级划分标准，确定老人的能力等级。评估结果需由至少两名评估人员签字确认，确保结果的准确性和公正性。

制订照护计划：依据评估结果，为老年人制订个性化的照护计划。照护计划应包括护理目标、护理措施、服务内容、服务频率等。

从结果运用来看，该国家标准意义重大。老年人能力等级是实现养老服务精准供给的基石，也是发放各类补贴、福利的基本依据。在落实各级基本养老服务清单时，老年人能力评估是一项必不可少的基础性工作。各地民政、老龄等相关部门依据国家标准的评估结论，能够为辖区内老年人办理失能护理补贴、安排居家养老照护服务、轮候入住公办养老机构、配置康复辅助器具、提供康复护理服务、发放养老服务机构运营补贴、实施政府购买服务项目等。通过精准识别服务对象，提供精细化服务，满足不同能力等级老年人的多样化需求。以发放失能护理补贴为例，依据国家标准评估出的老年人失能程度，确定补贴的具体金额和发放方式，使补贴真正发放到有需要且失能程度与之匹配的老年人手中。在养老机构中，依据《养老机构管理办法》，养老机构需建立入院评估制度，并根据评估结果确定照料护理等级。而且在养老机构等级评定中，开展老年人能力评估的硬件条件、制度机制、执行率等都是影响评定的重要因素。通过实施老年人能力评估，科学划分老年人能力等级，能精准对接老年人需求，实现养老机构有序科学管理，提升老年人在养老机构中的获得感、幸福感和安全感。

二、国家标准的实践

（一）实践案例分享

应用实践部分通常会包含多个实际案例，展示在不同场景下评估标准的应用情况。例如，通过能力评估，养老服务机构可以更准确地了解每位老年人的服务需求，制订个性化的照护方案，提高服务的适配性和效率；在社区养老服务中，能力评估有助于社区管理者合理调配资源，为老年人提供更加精准的服务支持；对于家庭养老的老年人，能力评估可以帮助家庭成员了解老年人的能力状况，及时采取预防措施，改善身体机能，提供更加贴心的照顾。

1. 北京市朝阳区智慧评估试点社区居家养老场景

背景：老龄化率超 28%，依托国家标准建立“15 分钟评估服务圈”。

实施亮点：AI 辅助初筛，社区机器人通过对话完成 ADL（日常生活能力）和认知预评估，准确率 92%。动态追踪系统，智能手环实时监测老人运动能力数据，自动触发复评预警。资源联动，评估结果直通“家庭养老床位”补贴申领系统。

成效：评估效率提升 40%，家庭照护纠纷减少 65%。精准匹配助餐 / 康复服务，财政补贴浪费率下降 18%。

2. 医养结合机构案例：杭州市邵逸夫医院老年科创新模式

跨学科团队应用国家标准开展“医疗—照护—康复”三位一体评估。

关键技术：①吞咽功能 AI 评估，结合洼田饮水试验与影像识别技术，误判率降至 3% 以下。②抑郁情绪大数据模型，通过语音语义分析捕捉心理风险信号。

成果：住院老人跌倒发生率下降 57%。平均出院后居家照护周期延长 11 个月。

（二）实践效果评估与反馈

应用实践部分还会对评估标准的实施效果进行评估，包括老年人的满意度、服务质量的提升情况及社会资源的有效利用等。同时，也会收集各方面的反馈意见，为标准的进一步完善提供参考。

综上所述，国家标准《老年人能力评估规范》中的应用实践部分，旨在通过具体案例和操作方法，展示评估标准在养老服务中的实际应用情况，为养老服务机构、社区及家庭提供可借鉴的经验和做法。

【练习题】

扫一扫二维码查看练习题。

扫一扫

拓展阅读

动态调整与数据支撑

周期性复评机制：要求每12个月开展动态复评，并允许因健康状况突变即时申请调整等级，确保服务方案实时匹配需求。

数据化决策支持：通过《老年人能力评估基本信息表》《评估报告》等附录规范数据采集，为政府分析老龄化趋势、优化养老服务供给提供结构化数据支持。

点燃思考

张爷爷，83岁，空巢10年，患有高血压20余年，5年前右髋部骨折，术后借助拐杖行走。进食、修饰等方面有一定困难，床上体位转移较缓慢，床椅转移、平地行走需借助拐杖，上下楼梯需他人搀扶，时间定向、理解能力等方面有轻度问题，视力较差，听力在嘈杂环境中有下降，执行日常事务需他人提醒。

照护任务

请根据老人情况更新健康档案和书写健康保健指导书。

实际照护任务

1. 请为张爷爷用Barthel指数量表进行日常生活活动能力评估判定自理能力等级。
2. 请为张爷爷提供居家安全、健康管理的建议。

附录 A

（规范性）

老年人能力评估基本信息表

A.1 评估基本信息表

A.1.1 评估编号	□□□□□□□□□
A.1.2 评估基准日期	□□□□年□□月□□日
A.1.3 评估原因	□首次评估□常规评估□即时评估□因对评估结果有疑问进行的复评□其他

A.2 被评估者的基本信息表

A.2.1 姓名		
A.2.2 性别	口男口女	
A.2.3 出生日期	□□□□年□月□月	
A.2.4 身高	_ cm	
A.2.5 体重	_ kg	
A.2.6 民族	□汉族□少数民族：____ 族	
A.2.7 宗教信仰	□无□有	
A.2.8 公民身份证号码	□□□□□□□□□□□□□□□□□□	
A.2.9 文化程度	□文盲□小学□初中□高中/技校/中专□大学专科及以上□不详	
A.2.10 居住情况（多选）	□独居□与配偶居住□与子女居住□与父母居住□与兄弟姐妹居住 □与其他亲属居住□与非亲属关系的人居住□养老机构	
A.2.11 婚姻状况	□未婚□已婚□丧偶□离婚□未说明	
A.2.12 医疗费用支付方式（多选）	□城镇职工基本医疗保险□城乡居民基本医疗保险□自费□公务员补助□企业补充保险□公费医疗及医疗照顾对象□医疗救助□大病保险	
A.2.13 经济来源（多选）	□退休金/养老金□子女补贴□亲友资助□国家普惠型补贴□个人储蓄 □其他补贴	
A.2.14 近 30 天内照护风险事件	A.2.14.1 跌倒	□无□发生过 1 次□发生过 2 次□发生过 3 次及以上
	A.2.14.2 走失	□无□发生过 1 次□发生过 2 次□发生过 3 次及以上
	A.2.14.3 噎食	□无□发生过 1 次□发生过 2 次□发生过 3 次及以上
	A.2.14.4 自杀、自伤	□无□发生过 1 次□发生过 2 次□发生过 3 次及以上
	A.2.14.5 其他	□无□发生过 1 次□发生过 2 次□发生过 3 次及以上

A.3　信息提供者及联系人信息表

A.3.1 信息提供者的姓名	
A.3.2 信息提供者与老人的关系	□本人□配偶□子女□其他亲属□雇佣照顾者□村（居）民委员会工作人员 □其他 ______
A.3.3 联系人姓名	
A.3.4 联系人电话	

表 A.4　疾病诊断和用药情况

A.4.1 疾病诊断（可多选）
□高血压病 I10 ~ I15 □冠心病 I25 □糖尿病 E10 ~ E14 □肺炎 J12 ~ J18 □慢性阻塞性肺疾病 J44 □脑出血 I60 ~ I62 □脑梗死 I63 □尿路感染（30 天内）□帕金森病 G20 ~ G22 □慢性肾衰竭 N18 ~ N19 □肝硬化 K74 □消化性溃疡 K20 ~ K31 □肿瘤 C00 ~ D48 □截肢（6 个月内）□骨折（3 个月内）M8 □癫痫 G40 □甲状腺功能减退症 E01 ~ E03 □白内障 H25 ~ H26 □青光眼 H40 ~ H42 □骨质疏松症 M80 ~ 82 □痴呆 F00 ~ F03 □其他精神和行为障碍 F04 ~ F99 □其他（请补充）：_______ 注：疾病诊断后面编码根据 ICD-10（国际疾病分类第 10 次修订本）的诊断编码号。

A.4.2 用药情况（目前长期服药情况）				
序号	药物名称	服药方法	用药剂量	用药频率
1				
2				
3				
4				

表 A.5　健康相关问题

A.5.1 压力性损伤	□无 □Ⅰ期：皮肤完好，出现指压不会变白的红印 □Ⅱ期：皮肤真皮层损失、暴露，出现水疱 □Ⅲ期：全层皮肤缺失，可见脂肪、肉芽组织及边缘内卷 □Ⅳ期：全层皮肤、组织缺失，可见肌腱、肌肉、腱膜，以及边缘内卷，伴随隧道、潜行 □不可分期：全身皮肤、组织被腐肉、焦痂掩盖，无法确认组织缺失程度，去除腐肉和焦痂才能判断损伤程度
A.5.2 关节活动度	□无，没有影响日常生活功能 □是，影响日常生活功能，部位 □无法判断
A.5.3 伤口情况（可多选）	□无□擦伤□烧烫伤□术后伤口□糖尿病足溃疡□血管性溃疡 □其他伤口
A.5.4 特殊护理情况（可多选）	□无□胃管□尿管□气管切开□胃 / 肠 / 膀胱造瘘□无创呼吸机 □透析□其他

续表

A.5.5 疼痛感 注：通过表情反应和询问来判断。	□无疼痛□轻度疼痛□中度疼痛（尚可忍受的程度） □重度疼痛（无法忍受的程度）□不知道或无法判断
A.5.6 牙齿缺失情况（可多选）	□无缺损 □牙体缺损（如龋齿、楔状缺损） □牙列缺损：○非对位牙缺失○单侧对位牙缺失○双侧对位牙缺失 □牙列缺失：○上颌牙缺失○下颌牙缺失○全口牙缺失
A.5.7 义齿佩戴情况（可多选）	□无义齿□固定义齿□可摘局部义齿□可摘全/半口义齿
A.5.8 吞咽困难的情形和症状（可多选）	□无 □抱怨吞咽困难或吞咽时会疼痛 □吃东西或喝水的时出现咳嗽或呛咳 □用餐后嘴中仍含着食物或留有残余食物 □当喝或吃流质或固体的食物时，食物会从嘴角边流失 □有流口水的情况
A.5.9 营养不良：体质指数（BMI）低于正常值 注：BMI=体重（kg）/[身高（m）]^2。	□无□有
A.5.10 清理呼吸道无效	□无□有
A.5.11 昏迷	□无□有
A.5.12 其他（请补充）：	

附录 B

（规范性）

老年人能力评估

B.1 自理能力评估表

B.1.1 进食：使用适当的器具将食物送入口中并咽下	
□分	4 分：独立使用器具将食物送进口中并咽下，没有呛咳 3 分：在他人指导或提示下完成，或独立使用辅具，没有呛咳 2 分：进食中需要少量接触式协助，偶尔（每月一次及以上）呛咳 1 分：在进食中需要大量接触式协助，经常（每周一次及以上）呛咳 0 分：完全依赖他人协助进食，或吞咽困难，或留置营养管

B.1.2 修饰：指洗脸、刷牙、梳头、刮脸、剪指（趾）甲等	
□分	4 分：独立完成，不需要协助 3 分：在他人指导或提示下完成 2 分：需要他人协助，但以自身完成为主 1 分：主要依靠他人协助，自身能给予配合 0 分：完全依赖他人协助，且不能给予配合

续表

B.1.3 洗澡：清洗和擦干身体	
□分	4 分：独立完成，不需要协助 3 分：在他人指导或提示下完成 2 分：需要他人协助，但以自身完成为主 1 分：主要依靠他人协助，自身能给予配合 0 分：完全依赖他人协助，且不能给予配合
B.1.4 穿 / 脱上衣：指穿 / 脱上身衣服、系扣、拉拉链等	
□分	4 分：独立完成，不需要他人协助 3 分：在他人指导或提示下完成 2 分：需要他人协助，但以自身完成为主 1 分：主要依靠他人协助，自身能给予配合 0 分：完全依赖他人协助，且不能给予配合
B.1.5 穿 / 脱裤子和鞋袜：指穿 / 脱裤子、鞋袜等	
□分	4 分：独立完成，不需要他人协助 3 分：在他人指导或提示下完成 2 分：需要他人协助，但以自身完成为主 1 分：主要依靠他人协助，自身能给予配合 0 分：完全依赖他人协助，且不能给予配合
B.1.6 小便控制：控制和排出尿液的能力	
□分	4 分：可自行控制排尿，排尿次数、排尿控制均正常 3 分：白天可自行控制排尿次数，夜间出现排尿次数增多、排尿控制较差，或自行使用尿布、尿垫等辅助用物 2 分：白天大部分时间可自行控制排尿，偶出现（每天 <1 次，但每周 >1 次）尿失禁，夜间控制排尿较差，或他人少量协助使用尿布、尿垫等辅助用物 1 分：白天大部分时间不能控制排尿（每天≥ 1 次，但尚非完全失控），夜间出现尿失禁，或他人大量协助使用尿布、尿垫等辅助用物 0 分：小便失禁，完全不能控制排尿，或留置导尿管
B.1.7 大便控制：控制和排出粪便的能力	
□分	4 分：可正常自行控制大便排出 3 分：有时出现（每周 <1 次）便秘或大便失禁，或自行使用开塞露、尿垫等辅助用物 2 分：经常出现（每天 <1 次，但每周 >1 次）便秘或大便失禁，或他人少量协助使用开塞露、尿垫等辅助用物 1 分：大部分时间均出现（每天≥ 1 次）便秘或大便失禁，但尚非完全失控，或他人大量协助使用开塞露、尿垫等辅助用物 0 分：严重便秘或者完全大便失禁，需要依赖他人协助排便或清洁皮肤

续表

B.1.8 如厕：如厕排泄大小便，并清洁身体 注：评估中强调排泄前解开裤子、完成排泄后清洁身体、穿上裤子。	
□分	4 分：独立完成，不需要他人协助
	3 分：在他人指导或提示下完成
	2 分：需要他人协助，但以自身完成为主
	1 分：主要依靠他人协助，自身能给予配合
	0 分：完全依赖他人协助，且不能给予配合
总计得分：	

B. 2 基础运动能力评估表

B.2.1 床上体位转移：卧床翻身及坐起躺下	
□分	4 分：独立完成，不需要他人协助
	3 分：在他人指导或提示下完成
	2 分：需要他人协助，但以自身完成为主
	1 分：主要依靠他人协助，自身能给予配合
	0 分：完全依赖他人协助，且不能给予配合
B.2.2 床椅转移：从坐位到站位，再从站位到坐位的转换过程	
□分	4 分：独立完成，不需要他人协助
	3 分：在他人指导或提示下完成
	2 分：需要他人协助，但以自身完成为主
	1 分：主要依靠他人协助，自身能给予配合
	0 分：完全依赖他人协助，且不能给予配合
B.2.3 平地行走：双脚交互的方式在地面行动，总是一只脚在前 注：包括他人辅助和使用辅助具的步行。	
□分	4 分：独立平地步行 50 m 左右，不需要协助，无摔倒风险
	3 分：能平地步行 50 m 左右，存在摔倒风险，需要他人监护或指导，或使用拐杖、助行器等辅助工具
	2 分：在步行时需要他人少量扶持协助
	1 分：在步行时需要他人大量扶持协助
	0 分：完全不能步行
B.2.4 上下楼梯：双脚交替完成楼梯台阶连续的上下移动	
□分	3 分：可独立上下楼梯（连续上下 10 ~ 15 个台阶），不需要协助
	2 分：在他人指导或提示下完成
	1 分：需要他人协助，但以自身完成为主
	0 分：主要依靠他人协助，自身能给予配合；或者完全依赖他人协助，且不能给予配合
总计得分：	

B.3 精神状态评估表

B.3.1 时间定向：知道并确认时间的能力	
□分	4分：时间观念（年、月）清楚，日期（或星期几）可相差一天
	3分：时间观念有些下降，年、月、日（或星期几）不能全部分清（相差两天或以上）
	2分：时间观念较差，年、月、日不清楚，可知上半年或下半年或季节
	1分：时间观念很差，年、月、日不清楚，可知上午、下午或白天、夜间
	0分：无时间观念

B.3.2 空间定向：知道并确认空间的能力	
□分	4分：能在日常生活范围内单独外出，如在日常居住小区内独自外出购物等
	3分：不能单独外出，但能准确知道自己日常生活所在地的地址信息
	2分：不能单独外出，但知道较多有关自己日常生活的地址信息
	1分：不能单独外出，但知道较少自己居住或生活所在地的地址信息
	0分：不能单独外出，无空间观念

B.3.3 人物定向：知道并确认人物的能力	
□分	4分：认识长期共同一起生活的人，能称呼并知道关系
	3分：能认识大部分共同生活居住的人，能称呼或知道关系
	2分：能认识部分日常同住的亲人或照护者等，能称呼或知道关系等
	1分：只认识自己或极少数日常同住的亲人或照护者等
	0分：不认识任何人（包括自己）

B.3.4 记忆：短时、近期和远期记忆能力	
□分	4分：总是能保持与社会、年龄所适应的记忆能力，能完整地回忆
	3分：出现轻度的记忆紊乱或回忆不能（不能回忆即时信息，3个词语经过5分钟后仅能回忆0个～1个）
	2分：出现中度的记忆紊乱或回忆不能（不能回忆近期记忆，不记得上一顿饭吃了什么）
	1分：出现重度的记忆紊乱或回忆不能（不能回忆远期记忆，不记得自己老朋友）
	0分：记忆完全紊乱或者完全不能对既往事物进行正确地回忆

B.3.5 理解能力：理解语言信息和非语言信息的能力（可借助平时使用助听设备等），即理解别人的话	
□分	4分：能正常理解他人的话
	3分：能理解他人的话，但需要增加时间
	2分：理解有困难，需频繁重复或简化口头表达
	1分：理解有严重困难，需要大量他人帮助
	0分：完全不能理解他人的话

续表

B.3.6 表达能力：表达信息能力，包括口头的和非口头的，即表达自己的想法	
□分	4 分：能正常表达自己的想法
	3 分：能表达自己的需要，但需要增加时间
	2 分：表达需要有困难，需频繁重复或简化口头表达
	1 分：表达有严重困难，需要大量他人帮助
	0 分：完全不能表达需要
B.3.7 攻击行为：身体攻击行为（如打/踢/推/咬/抓/摔东西）和语言攻击行为（如骂人、语言威胁、尖叫） 注：长期的行为状态。	
□分	1 分：未出现
	0 分：近一个月内出现过攻击行为
B.3.8 抑郁症状：存在情绪低落、兴趣减退、活力减退等症状，甚至出现妄想、幻觉、自杀念头或自杀行为 注：长期的负性情绪。	
□分	1 分：未出现
	0 分：近一个月内出现过负性情绪
B.3.9 意识水平：机体对自身和周围环境的刺激做出应答反应的能力程度，包括清醒和持续的觉醒状态 注：处于昏迷状态者，直接评定为重度失能。	
□分	2 分：神志清醒，对周围环境能做出正确反应
	1 分：嗜睡，表现为睡眠状态过度延长。当呼唤或推动老年人的肢体时可唤醒，并能进行正确的交谈或执行指令，停止刺激后又继续入睡；意识模糊，注意力涣散，对外界刺激不能清晰的认识，空间和时间定向力障碍，理解力迟钝，记忆力模糊和不连贯
	0 分：昏睡，一般的外界刺激不能使其觉醒，给予较强烈的刺激时可有短时的意识清醒，醒后可简短回答提问，当刺激减弱后又很快进入睡眠状态；或者昏迷，意识丧失，随意运动丧失，对一般刺激全无反应
总计得分：	

B.4 感知觉与社会参与评估表

B.4.1 视力：感受存在的光线并感受物体的大小、形状的能力。在个体的最好矫正视力下进行评估	
□分	2 分：视力正常
	1 分：能看清楚大字体，但看不清书报上的标准字体；视力有限，看不清报纸大标题，但能辨认物体
	0 分：只能看到光、颜色和形状；完全失明
B.4.2 听力：能辨别声音的方位、音调、音量和音质的有关能力（可借助平时使用助听设备等）	
□分	2 分：听力正常
	1 分：在轻声说话或说话距离超过 2 米时听不清；正常交流有些困难，需在安静的环境或大声说话才能听到
	0 分：讲话者大声说话或说话很慢，才能部分听见；完全失聪

续表

B.4.3 执行日常事务：计划、安排并完成日常事务，包括但不限于洗衣服、小金额购物、服药管理	
□分	4 分：能完全独立计划、安排和完成日常事务，无须协助
	3 分：在计划、安排和完成日常事务时需要他人监护或指导
	2 分：在计划、安排和完成日常事务时需要少量协助
	1 分：在计划、安排和完成日常事务时需要大量协助
	0 分：完全依赖他人进行日常事务
B.4.4 使用交通工具外出	
□分	3 分：能自己骑车或搭乘公共交通工具外出
	2 分：能自己搭乘出租车，但不会搭乘其他公共交通工具外出
	1 分：当有人协助或陪伴，可搭乘公共交通工具外出
	0 分：只能在他人协助下搭乘出租车或私家车外出；完全不能出门，或者外出完全需要协助
B.4.5 社会交往能力	
□分	4 分：参与社会，在社会环境有一定的适应能力，待人接物恰当
	3 分：能适应单纯环境，主动接触他人，初见面时难让人发现智力问题，不能理解隐喻语
	2 分：脱离社会，可被动接触，不会主动待他人，谈话中很多不适词句，容易上当受骗
	1 分：勉强可与他人接触，谈吐内容不清楚，表情不恰当
	0 分：不能与人交往
总计得分：	

根据表 B.1 ~ B.4 的评估得分情况，计算老年人能力总得分，填写表 B.5。

B. 5 老年人能力总得分

老年人能力总得分：________

附录 C

（规范性）

老年人能力评估报告

C.1 一级指标分级	C.1.1 自理能力得分：	C.1.2 基础运动能力分：
	C.1.3 精神状态得分：	C.1.4 感知觉与社会参与得分：
C.2 初步等级得分		
C.3 老年人能力初步等级	□能力完好 □能力轻度受损（轻度失能） □能力中度受损（中度失能） □能力重度受损（重度失能） □能力完全丧失（完全失能）	

续表

C.4 能力等级变更依据	依据附录 A 中表 A.5 的 A.5.11“昏迷”、表 A.4 的 A.4.1“疾病诊断”和表 A.2 的 A.2.14“近 30 天内照护风险事件”确定是否存在以下导致能力等级变更的项目： □处于昏迷状态者，直接评定为能力完全丧失（完全失能） □确诊为痴呆（F00 ~ F03）、精神科专科医生诊断的其他精神和行为障碍疾病（F04 ~ F99），在原有能力级别上提高一个等级 □近 30 天内发生过 2 次及以上照护风险事件（如跌倒、噎食、自杀、自伤、走失等），在原有能力级别上提高一个等级
C.5 老年人能力最终等级	综合 C.3“老年人能力初步等级”和 C.4“能力等级变更依据”的结果，判定老年人能力最终等级： □能力完好 □能力轻度受损（轻度失能） □能力中度受损（中度失能） □能力重度受损（重度失能） □能力完全丧失（完全失能）
评估地点 __________ 评估人员签名 ______、______ 日期 ____ 年 __ 月 __ 日 信息提供者签名 _______ 日期 ____ 年 __ 月 __ 日	

项目九

评估报告撰写与应用

学习目标

素质目标

1. 树立“精准服务”理念，强化以老年人需求为中心的照护伦理观。

2. 具有以老人为中心，“以人为本”的职业素养及公平公正诚信的职业道德。

知识目标

3. 理解国家标准《老年人能力评估规范》（GB/T 42195—2022）评估报告的填写要求，评估结果的判定标准及核心内容。

4. 掌握国家标准《老年人能力评估规范》（GB/T 42195—2022）各评估指标的打分依据，能根据老年人的基本情况实施评估，并制订照护方案。

能力目标

1. 能运用评估工具对老年人能力等级进行科学划分，并结合实际案例制订个性化照护计划。

2. 能具备动态评估意识，理解评估周期及特殊情况下的即时评估要求。

知识导读

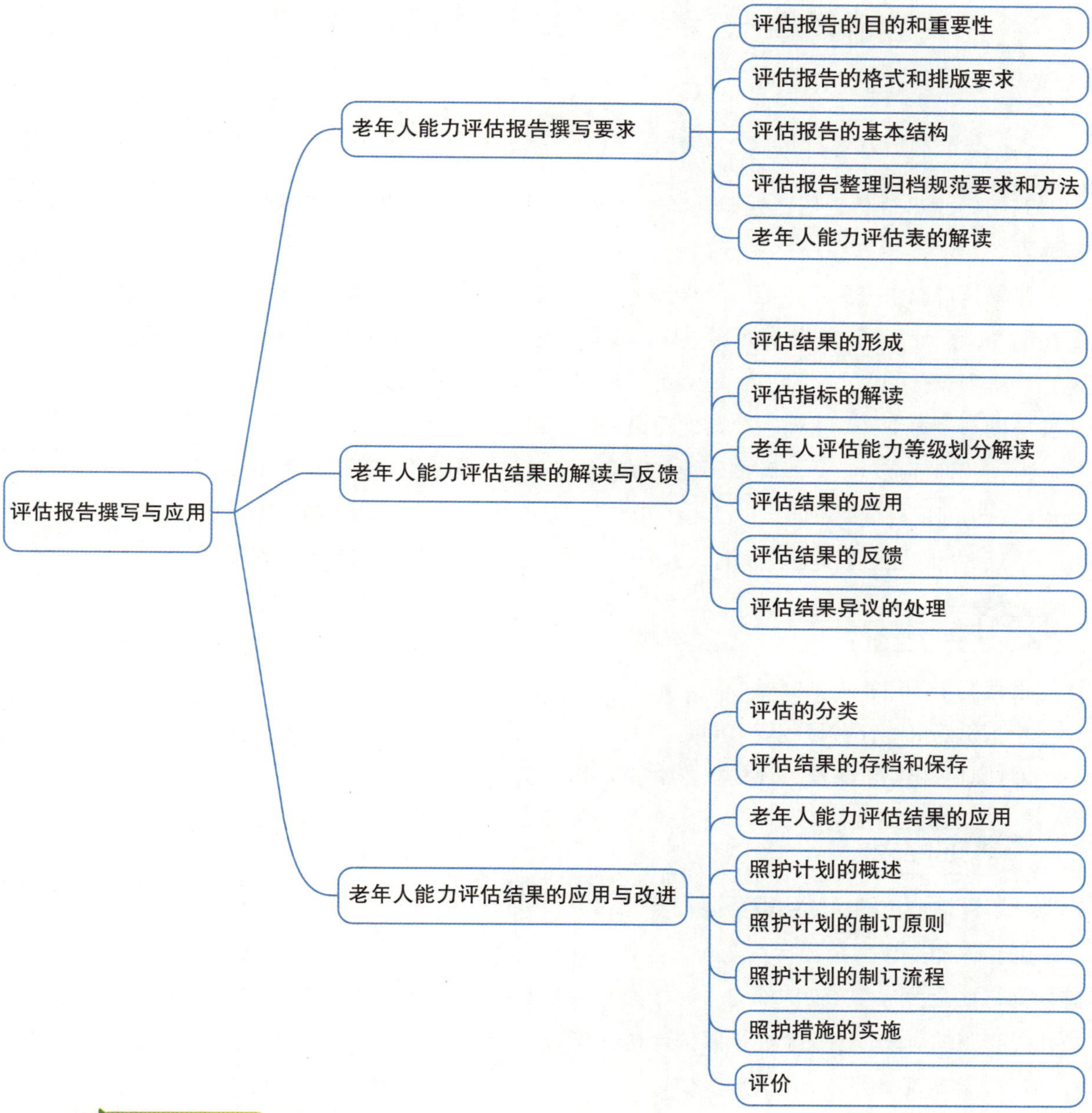

赛证对接

本项目在职业技能大赛及老年人能力评估师（国家职业技能标准）考核中，重点考查《老年人能力评估规范》的评估流程标准化操作、典型案例分析能力及个性化照护计划制订技能，同时强调评估工具的科学应用。要求参赛者既要掌握老年人能力分级标准、评估量表使用等理论知识，又要具备现场评估、数据分析和报告撰写的实践能力，实现“以赛促学、赛证融通”的培养目标。

任务一　老年人能力评估报告撰写要求

案例导入

张奶奶，78 岁，独居，近期记忆力下降，做饭时忘记关火，曾在家中摔倒一次。出院后在家休养。

张奶奶可以由坐到站，能站稳再坐下，但无法站立行走，无法上下楼梯。张奶奶能准确说出是星期几，几月几号，也能分辨出昼夜、四季变化。老人能表达自己的意愿，认识身边的护理员，能正确辨别自己的家人、朋友。能够听懂护理员的话。自己可以计划、安排、执行日常事务，不需要协助。视力下降，平时需要戴老花镜才能看清楚标准字体，听力正常。无攻击行为，情绪积极向上，无抑郁症状。熟悉院内环境，以前经常外出到附近公园活动，熟悉路线，可以找回自己的楼层、房间。现行动不便，自己无法外出，只能在家属的协助下搭乘出租车或私家车外出。

最近 30 天内没有发生过摔倒、走丢、噎食或自杀 / 伤，也没有谵妄和晕厥发生。

任务描述

请根据案例回答以下问题：

1. 张奶奶可能存在哪些能力问题？

2. 针对张奶奶的情况，评估报告中应提出哪些建议？

知识殿堂

课件

一、评估报告的目的和重要性

老年人能力评估报告旨在全面、客观地评估老年人在自理能力、基础运动能力、精神状态、感知觉与社会参与等方面的能力，其作为老年人能力评估过程的总结性文件，为识别老年人的能力状况和照护需求、制订个性化照护计划、匹配服务资源、预防风险提供有力依据。

1. 全面了解老年人的能力状况

通过系统评估老年人的自理能力、基础运动能力、精神状态、感知觉与社会参与等多维度能力，全面掌握老年人的健康状况和功能水平，识别老年人的优势和不足，为制订个性化干预方案提供科学依据。

2. 为照护分级和服务匹配提供依据

根据评估结果确定老年人的照护等级以为养老服务资源的合理分配提供依据，帮助养老机构或家庭选择适合的服务类型和照护模式（如居家养老、社区养老或机构养老）。

3. 制订个性化照护计划

根据评估结果，明确老年人的照护需求，为老年人量身定制照护方案，包括日常生活协助、康复训练、心理支持等；为老年人提供针对性的环境改造建议（如适老化设施配置）；指导老年人使用辅助器具。

4. 风险预警与预防

通过评估老年人能力状况，及时识别老年人潜在的健康和安全风险（如跌倒、走失、营养不良、压疮等），从而制订预防性措施，降低老年人意外事件发生的可能性，提高老年人的生活质量。

二、评估报告的格式和排版要求

（一）评估报告的格式

包括封面信息、正文内容、附录及注意事项。

1. 封面信息

包括报告名称、评估对象姓名、性别、年龄、评估日期、评估机构/单位及评估人员（签名）。

2. 正文内容

包括基本信息、评估内容与结果、综合评估结论。

（1）基本信息。包括：①个人信息（如姓名、性别、出生日期、身份证号、居住地址、联系方式、紧急联系人及联系方式等）；②健康状况（如主要疾病史、当前用药情况、身体功能受限情况等）。

（2）评估内容与结果：依据自理能力评估表（表 9-1-1 ~ 4），评估老年人的自理能力指标、基础运动能力、精神状态、感知觉与社会参与，分别计算各评估表得分情况，根据评分划定等级。

表 9-1-1　自理能力评估表

1. 进食：使用适当的器具将食物送入口中并咽下	
	4 分：独立使用器具将食物送进口中并咽下，没有呛咳
	3 分：在他人指导或提示下完成，或独立使用辅具，没有呛咳
□分	2 分：进食中需要少量接触式协助，偶尔（每月一次及以上）呛咳
	1 分：在进食中需要大量接触式协助，经常（每周一次及以上）呛咳
	0 分：完全依赖他人协助进食，或吞咽困难，或留置营养管
2. 修饰：指洗脸、刷牙、梳头、刮脸、剪指（趾）甲等	
	4 分：独立完成，不需要协助
	3 分：在他人指导或提示下完成
□分	2 分：需要他人协助，但以自身完成为主
	1 分：主要依靠他人协助，自身能给予配合
	0 分：完全依赖他人协助，且不能给予配合

续表

3. 洗澡：清洗和擦干身体	
	4 分：独立完成，不需要协助
	3 分：在他人指导或提示下完成
□分	2 分：需要他人协助，但以自身完成为主
	1 分：主要依靠他人协助，自身能给予配合
	0 分：完全依赖他人协助，且不能给予配合
4. 穿 / 脱上衣：指穿 / 脱上身衣服、系扣、拉拉链等	
	4 分：独立完成，不需要他人协助
	3 分：在他人指导或提示下完成
□分	2 分：需要他人协助，但以自身完成为主
	1 分：主要依靠他人协助，自身能给予配合
	0 分：完全依赖他人协助，且不能给予配合
5. 穿 / 脱裤子和鞋袜：指穿 / 脱裤子、鞋袜等	
	4 分：独立完成，不需要他人协助
	3 分：在他人指导或提示下完成
□分	2 分：需要他人协助，但以自身完成为主
	1 分：主要依靠他人协助，自身能给予配合
	0 分：完全依赖他人协助，且不能给予配合
6. 小便控制：控制和排出尿液的能力	
	4 分：可自行控制排尿，排尿次数、排尿控制均正常
	3 分：白天可自行控制排尿次数，夜间出现排尿次数增多、排尿控制较差，或自行使用尿布、尿垫等辅助用物
□分	2 分：白天大部分时间可自行控制排尿，偶出现（每天 <1 次，但每周 >1 次）尿失禁，夜间控制排尿较差，或他人少量协助使用尿布、尿垫等辅助用物
	1 分：白天大部分时间不能控制排尿（每天≥ 1 次，但尚非完全失控），夜间出现尿失禁，或他人大量协助使用尿布、尿垫等辅助用物
	0 分：小便失禁，完全不能控制排尿，或留置导尿管

续表

7. 大便控制：控制和排出粪便的能力	
	4 分：可正常自行控制大便排出
	3 分：有时出现（每周 <1 次）便秘或大便失禁，或自行使用开塞露、尿垫等辅助用物
□分	2 分：经常出现（每天 <1 次，但每周 >1 次）便秘或大便失禁，或他人少量协助使用开塞露、尿垫等辅助用物
	1 分：大部分时间均出现（每天≥ 1 次）便秘或大便失禁，但尚非完全失控，或他人大量协助使用开塞露、尿垫等辅助用物
	0 分：严重便秘或者完全大便失禁，需要依赖他人协助排便或清洁皮肤
8. 如厕：如厕排泄大小便，并清洁身体 注：评估中强调排泄前解开裤子、完成排泄后清洁身体、穿上裤子。	
	4 分：独立完成，不需要他人协助
	3 分：在他人指导或提示下完成
□分	2 分：需要他人协助，但以自身完成为主
	1 分：主要依靠他人协助，自身能给予配合
	0 分：完全依赖他人协助，且不能给予配合
总计得分：	

表 9-1-2　基础运动能力评估表

1. 床上体位转移：卧床翻身及坐起躺下	
	4 分：独立完成，不需要他人协助
	3 分：在他人指导或提示下完成
□分	2 分：需要他人协助，但以自身完成为主
	1 分：主要依靠他人协助，自身能给予配合
	0 分：完全依赖他人协助，且不能给予配合
2. 床椅转移：从坐位到站位，再从站位到坐位的转换过程	
	4 分：独立完成，不需要他人协助
	3 分：在他人指导或提示下完成
□分	2 分：需要他人协助，但以自身完成为主
	1 分：主要依靠他人协助，自身能给予配合
	0 分：完全依赖他人协助，且不能给予配合

续表

3. 平地行走：双脚交互的方式在地面行动，总是一只脚在前 注：包括他人辅助和使用辅助具的步行。	
□分	4分：独立平地步行50 m左右，不需要协助，无摔倒风险
	3分：能平地步行50 m左右，存在摔倒风险，需要他人监护或指导，或使用拐杖、助行器等辅助工具
	2分：在步行时需要他人少量扶持协助
	1分：在步行时需要他人大量扶持协助
	0分：完全不能步行
4. 上下楼梯：双脚交替完成楼梯台阶连续的上下移动	
□分	3分：可独立上下楼梯（连续上下10～15个台阶），不需要协助
	2分：在他人指导或提示下完成
	1分：需要他人协助，但以自身完成为主
	0分：主要依靠他人协助，自身能给予配合；或者完全依赖他人协助，且不能给予配合
总计得分：	

表9-1-3　精神状态评估表

1. 时间定向：知道并确认时间的能力	
□分	4分：时间观念（年、月）清楚，日期（或星期几）可相差一天
	3分：时间观念有些下降，年、月、日（或星期几）不能全部分清（相差两天或以上）
	2分：时间观念较差，年、月、日不清楚，可知上半年或下半年或季节
	1分：时间观念很差，年、月、日不清楚，可知上午、下午或白天、夜间
	0分：无时间观念
2. 空间定向：知道并确认空间的能力	
□分	4分：能在日常生活范围内单独外出，如在日常居住小区内独自外出购物等
	3分：不能单独外出，但能准确知道自己日常生活所在地的地址信息
	2分：不能单独外出，但知道较多有关自己日常生活的地址信息
	1分：不能单独外出，但知道较少自己居住或生活所在地的地址信息
	0分：不能单独外出，无空间观念

续表

3. 人物定向：知道并确认人物的能力	
	4 分：认识长期共同一起生活的人，能称呼并知道关系
	3 分：能认识大部分共同生活居住的人，能称呼或知道关系
□分	2 分：能认识部分日常同住的亲人或照护者等，能称呼或知道关系等
	1 分：只认识自己或极少数日常同住的亲人或照护者等
	0 分：不认识任何人（包括自己）
4. 记忆：短时、近期和远期记忆能力	
	4 分：总是能保持与社会、年龄所适应的记忆能力，能完整地回忆
	3 分：出现轻度的记忆紊乱或回忆不能（不能回忆即时信息，3 个词语经过 5 分钟后仅能回忆 0 ~ 1 个）
□分	2 分：出现中度的记忆紊乱或回忆不能（不能回忆近期记忆，不记得上一顿饭吃了什么）
	1 分：出现重度的记忆紊乱或回忆不能（不能回忆远期记忆，不记得自己老朋友）
	0 分：记忆完全紊乱或者完全不能对既往事物进行正确地回忆
5. 理解能力：理解语言信息和非语言信息的能力（可借助平时使用助听设备等），即理解别人的话	
	4 分：能正常理解他人的话
	3 分：能理解他人的话，但需要增加时间
□分	2 分：理解有困难，需频繁重复或简化口头表达
	1 分：理解有严重困难，需要大量他人帮助
	0 分：完全不能理解他人的话
6. 表达能力：表达信息能力，包括口头的和非口头的，即表达自己的想法	
	4 分：能正常表达自己的想法
	3 分：能表达自己的需要，但需要增加时间
□分	2 分：表达需要有困难，需频繁重复或简化口头表达
	1 分：表达有严重困难，需要大量他人帮助
	0 分：完全不能表达需要
7. 攻击行为：身体攻击行为（如打 / 踢 / 推 / 咬 / 抓 / 摔东西）和语言攻击行为（如骂人、语言威胁、尖叫） 注：长期的行为状态。	
□分	1 分：未出现
	0 分：近一个月内出现过攻击行为

续表

8. 抑郁症状：存在情绪低落、兴趣减退、活力减退等症状，甚至出现妄想、幻觉、自杀念头或自杀行为 注：长期的负性情绪。	
□分	1分：未出现
	0分：近一个月内出现过负性情绪
9. 意识水平：机体对自身和周围环境的刺激做出应答反应的能力程度，包括清醒和持续的觉醒状态 注：处于昏迷状态者，直接评定为重度失能。	
□分	2分：神志清醒，对周围环境能做出正确反应
	1分：嗜睡，表现为睡眠状态过度延长。当呼唤或推动老年人的肢体时可唤醒，并能进行正确的交谈或执行指令，停止刺激后又继续入睡；意识模糊，注意力涣散，对外界刺激不能清晰的认识，空间和时间定向力障碍，理解力迟钝，记忆力模糊和不连贯
	0分：昏睡，一般的外界刺激不能使其觉醒，给予较强烈的刺激时可有短时的意识清醒，醒后可简短回答提问，当刺激减弱后又很快进入睡眠状态；或者昏迷：意识丧失，随意运动丧失，对一般刺激全无反应
总计得分：	

表 9-1-4　感知觉与社会参与评估表

1. 视力：感受存在的光线并感受物体的大小、形状的能力。在个体的最好矫正视力下进行评估	
□分	2分：视力正常
	1分：能看清楚大字体，但看不清书报上的标准字体；视力有限，看不清报纸大标题，但能辨认物体
	0分：只能看到光、颜色和形状；完全失明
2. 听力：能辨别声音的方位、音调、音量和音质的有关能力（可借助平时使用助听设备等）	
□分	2分：听力正常
	1分：在轻声说话或说话距离超过2米时听不清；正常交流有些困难，需在安静的环境或大声说话才能听到
	0分：讲话者大声说话或说话很慢，才能部分听见；完全失聪
3. 执行日常事务：计划、安排并完成日常事务，包括但不限于洗衣服、小金额购物、服药管理	
□分	4分：能完全独立计划、安排和完成日常事务，无须协助
	3分：在计划、安排和完成日常事务时需要他人监护或指导
	2分：在计划、安排和完成日常事务时需要少量协助
	1分：在计划、安排和完成日常事务时需要大量协助
	0分：完全依赖他人进行日常事务

续表

4. 使用交通工具外出	
□分	3 分：能自己骑车或搭乘公共交通工具外出
	2 分：能自己搭乘出租车，但不会搭乘其他公共交通工具外出
	1 分：当有人协助或陪伴，可搭乘公共交通工具外出
	0 分：只能在他人协助下搭乘出租车或私家车外出；完全不能出门，或者外出完全需要协助
5. 社会交往能力	
□分	4 分：参与社会，在社会环境有一定的适应能力，待人接物恰当
	3 分：能适应单纯环境，主动接触他人，初见面时难让人发现智力问题，不能理解隐喻语
	2 分：脱离社会，可被动接触，不会主动待他人，谈话中很多不适词句，容易上当受骗
	1 分：勉强可与他人接触，谈吐内容不清楚，表情不恰当
	0 分：不能与人交往
总计得分：	

根据表 9–1–1 ～ 4 的评估得分情况，计算老年人能力总得分，填写表 9–1–5。

表 9–1–5　老年人能力总得分

老年人能力总得分：________

（3）综合评估结论：综合“老年人能力初步等级”和“能力等级变更依据”的结果，判定老年人能力最终等级。同时，列举主要功能障碍及风险（如跌倒风险、营养不良风险等）、照护建议（如生活照护需求、医疗建议、心理支持建议等）。老年人能力评估报告见表 9–1–6。

表 9–1–6　老年人能力评估报告

一级指标分级	自理能力得分：	基础运动能力分：
	精神状态得分：	感知觉与社会参与得分：
初步等级得分		
老年人能力初步等级	□能力完好 □能力轻度受损（轻度失能） □能力中度受损（中度失能） □能力重度受损（重度失能） □能力完全丧失（完全失能）	

续表

能力等级变更依据	依据老年人有无昏迷、疾病诊断、近30天内照护风险事件确定是否存在以下导致能力等级变更的项目： □处于昏迷状态者，直接评定为能力完全丧失（完全失能） □确诊为痴呆（F00～F03）、精神科专科医生诊断的其他精神和行为障碍疾病（F04～F99），在原有能力级别上提高一个等级 □近30天内发生过2次及以上照护风险事件（如跌倒、噎食、自杀、自伤、走失等），在原有能力级别上提高一个等级
老年人能力最终等级	综合“老年人能力初步等级”和“能力等级变更依据”的结果，判定老年人能力最终等级： □能力完好 □能力轻度受损（轻度失能） □能力中度受损（中度失能） □能力重度受损（重度失能） □能力完全丧失（完全失能）
评估地点＿＿＿＿＿ 评估人员签名＿＿＿、＿＿＿　　日期＿＿年＿月＿日 信息提供者签名＿＿＿　　日期＿＿年＿月＿日	

3. 附录

包括评估工具说明（如采用量表的名称及评分标准）、评估过程记录（如家属/护理员陈述、现场观察记录）、相关证明材料（如医疗诊断书、检查报告复印件）等。

4. 注意事项

（1）评估报告应写明被评估者的基本信息，包括姓名、性别、年龄、住址（或身份证号码等身份识别信息）等一般信息。

（2）评估报告的结论应为老年人能力最终等级。

（3）出具评估报告前应当核实各个量表的结果及最终结论，从而确保统计准确。

（4）评估报告应当有具备资质的老年人能力评估师的签名和相应评估机构的签章。

（5）评估报告应注明评估时间及出具评估报告的时间（应有公告说明评估结束后出具评估报告的时限要求）。

（6）评估报告中应当注明对评估结果有异议的处理办法或解决途径。被评估者对评估结论有异议时，可在收到评估结论之日起5个工作日内向评估机构提出。

（7）评估结果需与家属或监护人沟通确认。

（8）评估报告应当具有唯一的编号。

（9）评估报告有效期一般为 6 ～ 12 个月，需定期复评。

（二）评估报告的排版要求

1. 简洁清晰

避免冗长文字，多用条目式、表格化形式表达。

2. 逻辑连贯

按照"基本信息→评估内容→结果分析→建议"的顺序展开撰写，层次分明。

3. 语言规范

使用书面化表达，避免语言口语化。使用术语时需要符合行业标准，如"失能""认知障碍"等。

4. 保密处理

涉及老年人的隐私信息（如身份证号、病史等）时，需要脱敏或加密存储。

5. 装订要求

纸质版建议胶装或者活页装订，电子版保存为 PDF 格式，防止篡改。

三、评估报告的基本结构

评估报告的基本结构，包括标题、摘要、引言、方法、结果、讨论、结论和建议。

（一）标题

一般为"老年人能力评估报告"。

（二）摘要

老年人能力评估报告不仅是了解老年人健康状况的工具，更是优化资源配置、提升照护质量、支持政策实施的重要依据。通过科学、系统的评估，可以为老年人提供更精准、更人性化的服务，促进其生活质量和社会参与度的提升，同时推动养老服务行业的规范化和专业化发展。

（三）引言

根据《老年人能力评估师国家职业技能标准（2020 年版）》及《老年人能力评估规范》（GB/T 42195—2022）的相关规定，撰写老年人能力评估报告。

（四）方法

按照量表填表要求，完成老年人能力评估表的填写，正确分析老年人能力状况。

（五）结果

评估人员应根据评估情况填写老年人能力评估报告，并签字，形成老年人能力评估报告。如表 9-1-6。

（六）讨论

对不确定的内容，在充分查阅资料的基础上，明确老年人能力状况。

（七）结论

同评估报告的格式中的综合评估结论。

（八）建议

1. 日常生活活动能力支持建议

（1）轻度失能：建议提供部分协助，如备餐、清洁等，鼓励老年人自主完成力所能及的活动。

（2）中度失能：建议提供日常活动协助，如穿衣、如厕等，同时进行功能训练以延缓退化。

（3）重度失能：建议提供全面照护，包括进食、翻身、个人卫生等，预防压疮和其他并发症。

2. 认知功能干预建议

（1）轻度认知障碍：建议进行认知刺激活动（如记忆训练、益智游戏），延缓认知退化。

（2）中度认知障碍：建议加强安全监护，避免走失或意外，同时进行定向力训练。

（3）重度认知障碍：建议提供全天候照护，确保安全，必要时使用药物干预。

3. 心理支持建议

（1）轻度抑郁 / 焦虑：建议进行心理疏导，鼓励参与社交活动。

（2）中度抑郁 / 焦虑：建议寻求专业心理咨询或药物治疗。

（3）重度抑郁 / 焦虑：建议转介精神科医生，制订综合治疗方案。

4. 风险控制建议

（1）跌倒风险：建议进行平衡训练，改造居家环境（如安装扶手、防滑垫）。

（2）营养不良风险：建议制订个性化营养计划，必要时补充营养剂。

（3）压疮风险：建议定期翻身，使用减压床垫，保持皮肤清洁干燥。

5. 家庭支持建议

（1）指导家属掌握基本的照护技能（如协助翻身、喂食）。

（2）建议家属与老年人多沟通，关注其心理需求。

（3）提醒家属关注自身身心健康，避免照护者倦怠。

6. 政策衔接建议

（1）指导家属申请长期护理保险或养老服务补贴。

（2）建议适合的社区资源（如日间照料中心、老年食堂）。

四、评估报告整理归档规范要求和方法

（一）归档规范要求

1. 归档资料应有专门的储存地或储存区，并具备有利于资料长期储存的环境条件。

2. 归档资料应当用专柜 / 专箱或储存格存放。

3. 归档资料应当有检索目录，以便于查找。

4. 归档资料应当有资料清单。

5. 归档资料的管理及取用应有规范的制度。

6. 建立同步电子档案管理体系。

（二）归档方法

1. 划定专门的归档资料储存室或储存区，并悬挂标识牌；室内通风良好，保持适宜的温度

和湿度。

2. 采用统一的文件柜并编号。

3. 编制纸质版或电子版的检索目录，放置在储存室或储存区易于查找的位置。

4. 一人一档，用统一文件盒或文件袋收纳，封面为标明所含资料的装袋清单（可一人一盒或多人一盒）。

5. 归档资料应由专人管理，建立资料管理制度（包括封存、查询、借阅及归还等）。

6. 其他有利于储存和查询的归档方法。

五、老年人能力评估表的解读

《老年人能力评估规范》（GB/T 42195—2022）是国家标准，旨在科学评估老年人的能力等级，为养老服务提供精准依据。

（一）评估指标体系

评估表包含 4 个一级指标，分别是自理能力、基础运动能力、精神状态、感知觉与社会参与等；26 个二级指标，包括自理能力 8 个二级指标，基础运动能力 4 个二级指标，精神状态 9 个二级指标，感知觉与社会参与 5 个二级指标。

（二）评分方法与等级划分

1. 评分规则

每个二级指标根据完成情况按 4 ~ 0 分或 3 ~ 0 分评分，得分越高老年人能力越好。例如，“进食”评分：完全独立得 4 分，需少量接触式协助得 2 分，完全依赖得 0 分。

2. 能力等级

老年人能力分级见表 9–1–7。

表 9–1–7 老年人能力等级表

能力等级	等级名称	等级划分
0	能力完好	总分 90 分
1	能力轻度受损（轻度失能）	总分 66 ~ 89 分
2	能力中度受损（中度失能）	总分 46 ~ 65 分
3	能力重度受损（重度失能）	总分 30 ~ 45 分
4	能力完全丧失（完全失能）	总分 0 ~ 29 分

说明 1：处于昏迷状态者，直接评定为能力完全丧失（完全失能）。若意识状态改变，应重新进行评估。

说明 2：有以下情况之一者，在原有能力级别上应提高一个级别。①确诊为痴呆（F00 ~ F03）；②精神科专科医生诊断的其他精神和行为障碍疾病（F04 ~ F99）；③近 30 天内发生过 2 次及以上照护风险事件（如跌倒、噎食、自杀、自伤、走失等）。

注：说明 2 中 F00 ~ F99 是 ICD–10（国际疾病分类第 10 次修订本）精神和行为障碍诊断编码号。

（三）评估流程与注意事项

1. 评估流程

（1）信息收集：通过访谈、观察、医学检查获取老年人基本信息及健康数据（如疾病史、用药情况等）。

（2）现场评估及记录：填写《老年人能力评估表》，生成评估报告并划分等级。

2. 注意事项

（1）时间范围：评估基于老年人过去7天的实际表现，而非当下状态（如洗澡能力需观察近期习惯）。

（2）特殊情况处理：药物导致的大小便失禁需单独备注；康复训练期间的行为能力不纳入评估。

（3）评估人员资质：评估人员应具有5年以上从事医疗护理、社会工作等实务经历，以确保评估结果的客观性与正确性。

【练习题】

扫一扫二维码查看练习题。

扫一扫

任务二　老年人能力评估结果的解读与反馈

案例导入

李奶奶，78岁，神志清楚，半年前因脑梗死后致左侧肢体活动障碍，肌力约Ⅱ级，言语不清，长期卧床，不能自主进食、洗澡、穿衣、洗脸、如厕，大小便失禁，现经综合治疗后病人能借用辅助器缓慢行走，右手能自主进食，不能下楼梯，大小便偶尔控制不住。因家中无人照顾，家人想把李奶奶送去养老机构，为找到适宜的养老机构，请评估机构为李奶奶进行了评估，评估结果为能力重度受损。

任务描述

1. 请将李奶奶的评估结果告知老年人及家属，并为李奶奶解读评估结果。

2. 李奶奶及家属如果对评估结果有异议，应该如何进行处理。

知识殿堂

课件

一、评估结果的形成

依照《老年人能力评估规范》（GB/T 42195—2022），评估人员填写老年人能力评估基本信息表（A.1 ~ A.5），根据老年人能力评估表中（B.1 ~ B.5）的分值，填写老年人能力评估报告表（C.1 ~ C.5），并签字形成老年人能力评估报告（表9-2-1）。

表 9-2-1　老年人能力评估报告

C.1 一级指标分级	C.1.1 自理能力得分：　C.1.2 基础运动能力分： C.1.3 精神状态得分：　C.1.4 感知觉与社会参与得分：
C.2 初步等级得分	
C.3 老年人能力初步等级	□能力完好 □能力轻度受损（轻度失能） □能力中度受损（中度失能） □能力重度受损（重度失能） □能力完全丧失（完全失能）
C.4 能力等级变更依据	确定是否存在以下导致能力等级变更的项目： □处于昏迷状态者，直接评定为能力完全丧失（完全失能） □确诊为痴呆（F00 ~ F03）、精神科专科医生诊断的其他精神和行为障碍疾病（F04 ~ F99），在原有能力级别上提高一个等级 □近 30 天内发生过 2 次及以上照护风险事件（如跌倒、噎食、自杀、自伤、走失等），在原有能力级别上提高一个等级
C.5 老年人能力最终等级	综合 C.3“老年人能力初步等级”和 C.4“能力等级变更依据”的结果，判定老年人能力最终等级： □能力完好 □能力轻度受损（轻度失能） □能力中度受损（中度失能） □能力重度受损（重度失能） □能力完全丧失（完全失能）

评估地点 ________
评估人员签名 ______、______　　日期 ____ 年 __ 月 __ 日
信息提供者签名 ______　　日期 ____ 年 __ 月 __ 日

二、评估指标的解读

（一）自理能力

自理能力也称为日常生活活动能力，共分为 8 个二级指标，分别是进食、修饰、洗澡、穿 / 脱上衣、穿 / 脱裤子和鞋袜、小便控制、大便控制、如厕。

1. 进食

这里是指老年人能正确使用器具，能够把食物从餐盘中送入口中，能够进行咀嚼，然后进行吞咽的行为。评估进食的过程中包括为老年人选择合适的饮食种类和适宜的进食体位。依照《老年人能力评估规范》（GB/T 42195—2022），自理能力指标中进食的指标说明、评分及说明见表 9-2-2。

表 9-2-2　老年人自理能力指标中进食的指标说明、评分及说明

序号	自理能力指标	指标说明	评分及说明
1	进食	使用适当的器具将食物送入口中并咽下	4分：独立使用器具将食物送进口中并咽下，没有呛咳
			3分：在他人指导或提示下完成，或独立使用辅具，没有呛咳
			2分：进食中需要少量接触式协助，偶尔（每月一次及以上）呛咳
			1分：在进食中需要大量接触式协助，经常（每周一次及以上）呛咳
			0分：完全依赖他人协助进食，或吞咽困难，或留置营养管

每个分值的判定方法：

（1）4分的判定方法：独立使用器具将食物送进口中并咽下，没有呛咳。这里是指老年人在不用他人帮助的情况下，能使用没有辅助功能的器具取为其准备好的食物，然后能够将食物送进口中，最后能够咀嚼口中的食物（或食用不用咀嚼的食物）并咽下，这个过程中没有呛咳发生。

（2）3分的判定方法：在他人指导或提示下完成，或独立使用辅具，没有呛咳。这里是指老年人进食时需要有人指导或提示下一步的动作，或者是老年人使用辅助器具（如带负压吸盘的碗、掌套式的勺子等）独立完成进食，这个过程中没有呛咳发生。

（3）2分的判定方法：进食中需要少量接触式协助，偶尔（每月一次及以上）呛咳。这里是指老年人进食时，使用一般餐具或辅助器具不能独立完成进食，而是需要有其他人接触式的帮助，如需要协助握住勺子、需要协助拿稳筷子等，但接触式协助的时间比较短、次数比较少，而且进食过程中每月发生一次及以上呛咳。

（4）1分的判定方法：在进食中需要大量接触式协助，经常（每周一次及以上）呛咳。这里是指老年人在进食过程中需要长时间、大量的接触式协助，而且进食过程中每周至少发生一次及以上呛咳。

（5）0分的判定方法：完全依赖他人协助进食，或吞咽困难，或留置营养管。这里是指老年人在进食过程中完全依赖他人才能完成进食；或者能自己进食，但吞咽困难；或者每一餐都需要通过留置营养管进食。

2. 修饰

这里的修饰是指修整装饰自己的仪容仪表即容貌、服饰等。在修饰评估过程中，主要应评估以下指标：包括洗脸、刷牙、梳头、刮脸、剪指（趾）甲等。依照《老年人能力评估规范》（GB/T 42195—2022），自理能力指标中修饰的指标说明、评分及说明见表 9-2-3。

表 9-2-3　老年人自理能力指标中修饰的指标说明、评分及说明

序号	自理能力指标	指标说明	评分及说明
2	修饰	洗脸、刷牙、梳头、刮脸、剪指（趾）甲等	4 分：独立完成、不需要协助
			3 分：在他人指导或提示下完成
			2 分：需要他人协助，但以自身完成为主
			1 分：主要依靠他人协助，自身能给予配合
			0 分：完全依赖他人协助，且不能给予配合

每个分值的判定方法：

（1）4 分的判定方法：独立完成、不需要协助。这里是指老年人在没有其他人的帮助下，能够独立完成；或者是老年人可以使用辅助器具（电动牙刷、电动剃须刀等）独立完成“修饰”中所有的动作。

（2）3 分的判定方法：在他人指导或提示下完成。这里是指老年人在完成洗脸、刷牙、梳头、刮脸、剪指甲等行为时需要有人指导或者提示一些动作，在指导或提示后，老年人能独立完成修饰。

（3）2 分：需要他人协助，但以自身完成为主。这里是指老年人在他人少量协助下，能够完成修饰；或者在他人帮助下，可以使用辅助器具完成修饰。

（4）1 分：主要依靠他人协助，自身能给予配合。这里是指老年人在他人协助下或者利用辅助器具，也不能完成修饰，但当其他人给予修饰时，能够给予配合。

（5）0 分：完全依赖他人协助，且不能给予配合。这里是指老年人在他人协助下或者利用辅助器具，不能完成修饰，当其他人给予修饰时，也不能够给予配合。

3. 洗澡

这里的洗澡是指老年人准备好洗澡的物品后，用水淋湿身体，用手或浴巾等工具，涂上沐浴用品擦拭，再用清水洗净全身的行为。依照《老年人能力评估规范》（GB/T 42195—2022），自理能力指标中洗澡的指标说明、评分及说明见表 9-2-4。

表 9-2-4　老年人自理能力指标中洗澡的指标说明、评分及说明

序号	自理能力指标	指标说明	评分及说明
3	洗澡	清洗和擦干身体	4 分：独立完成，不需要协助
			3 分：在他人指导或提示下完成
			2 分：需要他人协助，但以自身完成为主
			1 分：主要依靠他人协助，自身能给予配合
			0 分：完全依赖他人协助，且不能给予配合

每个分值的判定方法：

（1）4 分的判定方法：独立完成、不需要协助。这里是指老年人不需要其他人的帮助，能够独立完成“洗澡”中的所有行为动作；或者老年人可以使用辅助器具（手柄加长的洗澡刷、智能

洗澡设备等）独立完成清洗和擦干身体等行为。

（2）3分的判定方法：在他人指导或提示下完成。这里是指老年人在完成清洗和擦拭身体等行为时需要有人指导或者提示一些动作，在指导或提示后，老年人能独立完成洗澡。

（3）2分：需要他人协助，但以自身完成为主。这里是指老年人在他人少量协助下，能够完成洗澡；或者在他人少量帮助下，可以使用辅助器具完成洗澡。这里洗澡的大部分动作是老年人完成的。

（4）1分：主要依靠他人协助，自身能给予配合。这里是指老年人在他人协助下或者利用辅助器具，也不能完成洗澡，但当其他人给予洗澡时，能够给予配合。

（5）0分：完全依赖他人协助，且不能给予配合。这里是指老年人在他人协助下或者利用辅助器具，不能完成洗澡，当其他人给予洗澡时，也不能够给予配合。

4. 穿 / 脱上衣

这里的穿 / 脱上衣是指穿上上衣到脱下上衣的过程。包含穿 / 脱上身衣服、系扣子、拉拉链等行为动作。依照《老年人能力评估规范》（GB/T 42195—2022），自理能力指标中穿 / 脱上衣的指标说明、评分及说明见表9-2-5。

表9-2-5　老年人自理能力指标中穿 / 脱上衣的指标说明、评分及说明

序号	自理能力指标	指标说明	评分及说明
4	穿 / 脱上衣	穿 / 脱上身衣服、系扣、拉拉链等	4分：独立完成，不需要他人协助 3分：在他人指导或提示下完成 2分：需要他人协助，但以自身完成为主 1分：主要依靠他人协助，自身能给予配合 0分：完全依赖他人协助，且不能给予配合

每个分值的判定方法：

（1）4分的判定方法：独立完成、不需要协助。这里是指老年人不需要其他人的帮助，能够独立完成“穿 / 脱上衣”过程中的所有行为动作；或者老年人可以使用辅助器具独立完成穿 / 脱上身衣服、系扣、拉拉链等行为。

（2）3分的判定方法：在他人指导或提示下完成。这里是指老年人在完成穿 / 脱上身衣服、系扣、拉拉链等行为时需要有人指导或者提示一些动作，在指导或提示后，老年人能独立完成穿 / 脱上身衣服、系扣、拉拉链等行为。例如指导分辨衣服的正反面、提示穿 / 脱衣服的顺序等，经过指导或提示，老年人能独立完成穿 / 脱上身衣服。

（3）2分的判定方法：需要他人协助，但以自身完成为主。这里是指老年人在他人少量协助下，能够完成穿 / 脱上身衣服、系扣、拉拉链等行为；或者在他人少量帮助下，可以使用辅助器具完成穿 / 脱上身衣服、系扣、拉拉链等行为。这里穿 / 脱上衣的大部分动作是老年人完成的。

（4）1分的判定方法：主要依靠他人协助，自身能给予配合。这里是指老年人在他人协助下或者利用辅助器具，也不能完成穿 / 脱上身衣服、系扣、拉拉链等行为，但当其他人给予穿 / 脱上身衣服、系扣、拉拉链等行为时，能够给予配合。例如，虽然老年人自己不能穿 / 脱上身衣服，但是当其

他人给老年人穿/脱上身衣服时，老年人能知道协助抬起上肢、协助配合将手臂伸入衣袖等行为。

（5）0分的判定方法：完全依赖他人协助，且不能给予配合。这里是指老年人在他人协助下或者利用辅助器具，也不能完成穿/脱上身衣服、系扣、拉拉链等行为，当其他人给予穿/脱上身衣服、系扣、拉拉链等行为时，也不能够给予配合。

5. 穿/脱裤子和鞋袜

这里的穿/脱裤子和鞋袜是指穿上裤子和鞋袜、脱下裤子和鞋袜的过程。依照《老年人能力评估规范》（GB/T 42195—2022），自理能力指标中穿/脱裤子和鞋袜的指标说明、评分及说明见表9-2-6。

表9-2-6　老年人自理能力指标中穿/脱裤子和鞋袜的指标说明、评分及说明

序号	自理能力指标	指标说明	评分及说明
5	穿/脱裤子和鞋袜	穿/脱裤子、鞋袜等	4分：独立完成，不需要他人协助
			3分：在他人指导或提示下完成
			2分：需要他人协助，但以自身完成为主
			1分：主要依靠他人协助，自身能给予配合
			0分：完全依赖他人协助，且不能给予配合

每个分值的判定方法：

（1）4分的判定方法：独立完成、不需要协助。这里是指老年人不需要其他人的帮助，能够独立完成“穿/脱裤子和鞋袜”过程中的所有行为动作；或者老年人可以使用辅助器具独立完成套裤腿、拉拉链、系鞋带等行为。例如，穿脱根据老年人需求改造过的带有子母扣的裤子。

（2）3分的判定方法：在他人指导或提示下完成。这里是指老年人在完成套裤腿、拉拉链、系鞋带等行为时需要有人指导或者提示一些动作，在指导或提示后，老年人能独立完成套裤腿、拉拉链、系鞋带等行为。例如指导分辨裤子的前后面、提示系鞋带的方法等，经过指导或提示，老年人能独立完成穿/脱裤子和鞋袜。

（3）2分的判定方法：需要他人协助，但以自身完成为主。这里是指老年人在他人少量协助下，能够完成套裤腿、拉拉链、系鞋带等行为；或者在他人少量帮助下，可以使用辅助器具完成套裤腿、拉拉链、系鞋带等行为。这里套裤腿、拉拉链、系鞋带等行为的大部分动作是老年人完成的。

（4）1分的判定方法：主要依靠他人协助，自身能给予配合。这里是指老年人在他人协助下或者利用辅助器具，也不能完成套裤腿、拉拉链、系鞋带等行为，但当其他人给予套裤腿、拉拉链、系鞋带等行为时，能够给予配合。例如，虽然老年人自己不能穿/脱裤子和鞋袜，但是当其他人给老年人穿/脱裤子和鞋袜时，老年人能知道协助抬起下肢、协助配合将下肢伸入裤腿等行为。

（5）0分的判定方法：完全依赖他人协助，且不能给予配合。这里是指老年人在他人协助下或者利用辅助器具，也不能完成套裤腿、拉拉链、系鞋带等行为，当其他人给予套裤腿、拉拉链、系鞋带等行为时，也不能够给予配合。

6. 小便控制

小便控制是指老年人有自主意识，具有控制和排出尿液的能力，无排尿障碍。依照《老年人能力评估规范》（GB/T 42195—2022），自理能力指标中小便控制的指标说明、评分及说明见表 9-2-7。

表 9-2-7　老年人自理能力指标中小便控制的指标说明、评分及说明

序号	自理能力指标	指标说明	评分及说明
6	小便控制	控制和排出尿液的能力	4 分：可自行控制排尿，排尿次数、排尿控制均正常 3 分：白天可自行控制排尿次数，夜间出现排尿次数增多、排尿控制较差，或自行使用尿布、尿垫等辅助用物 2 分：白天大部分时间可自行控制排尿，偶出现（每天 <1 次，但每周 >1 次）尿失禁，夜间控制排尿较差，或他人少量协助使用尿布、尿垫等辅助用物 1 分：白天大部分时间不能控制排尿（每天≥ 1 次，但尚非完全失控），夜间出现尿失禁，或他人大量协助使用尿布、尿垫等辅助用物 0 分：小便失禁，完全不能控制排尿，或留置导尿管

每个分值的判定方法：

（1）4 分的判定方法：可自行控制排尿，排尿次数、排尿控制均正常。这里是指老年人不需要其他人的帮助，能够独立完成“小便控制”过程中的所有行为动作，而且老年人在小便前能够独立解开裤子，在小便后能够独立清洁自己的身体，能够独立穿上裤子。

（2）3 分的判定方法：白天可自行控制排尿次数，夜间出现排尿次数增多、排尿控制较差，或自行使用尿布、尿垫等辅助用物。这里是指老年人不需要其他人帮助的情况下，白天能够自行控制排尿，夜间出现排尿增多，有时控制较差的情况，但仍能在小便前独立解开裤子，在小便后独立清洁自己的身体，能够独立穿上裤子；或者老年人在排尿控制较差时，能够自己独立使用尿布、尿垫等辅助用物。

（3）2 分的判定方法：白天大部分时间可自行控制排尿，偶尔出现（每天 <1 次，但每周 >1 次）尿失禁，夜间控制排尿较差，或他人少量协助使用尿布、尿垫等辅助用物。这里是指老年人白天多数时间可自行控制排尿，偶尔会出现每天 <1 次但每周 >1 次的尿失禁，夜间控制排尿较差，需要他人提醒定时排尿等；或者需要其他人少量协助使用尿布、尿垫等辅助用物。

（4）1 分的判定方法：白天大部分时间不能控制排尿（每天≥ 1 次，尚非完全失控），夜间出现尿失禁，或他人大量协助使用尿布、尿垫等辅助用物。这里是指老年人白天大部分时间已经不能控制排尿，但还没有完全失控，会出现每天≥ 1 次的尿失禁，夜间出现尿失禁。在小便前解裤子，在小便后清洁身体，穿裤子等需要他人给予大量协助；或者老年人白天和夜间都会出现尿失禁，需要他人大量协助使用尿布、尿垫、纸尿裤等辅助用物。

（5）0 分的判定方法：小便失禁，完全不能控制排尿，或留置导尿管。这里是指老年人已完全不能控制排尿，出现尿失禁，需要长期使用尿布、尿垫、纸尿裤等辅助用物；或者老年人已经

留置导尿管。

7. 大便控制

大便控制是指老年人具有控制和排出粪便的能力，排便受自主意识控制，无排泄障碍。依照《老年人能力评估规范》（GB/T 42195—2022），自理能力指标中大便控制的指标说明、评分及说明见表 9-2-8。

表 9-2-8　老年人自理能力指标中大便控制的指标说明、评分及说明

序号	自理能力指标	指标说明	评分及说明
7	大便控制	控制和排出粪便的能力	4 分：可正常自行控制大便排出
			3 分：有时出现（每周 < 1 次）便秘或大便失禁，或自行使用开塞露、尿垫等辅助用物
			2 分：经常出现（每天 < 1 次，但每周 > 1 次）便秘或大便失禁，或他人少量协助使用开塞露、尿垫等辅助用物
			1 分：大部分时间均出现（每天 ≥ 1 次）便秘或大便失禁，但尚未完全失控，或他人大量协助使用开塞露、尿垫等辅助用物
			0 分：严重便秘或者完全大便失禁，需要依赖他人协助排便或清洁皮肤

每个分值的判定方法：

（1）4 分的判定方法：可正常自行控制大便排出。这里是指老年人不需要其他人的帮助，能够独立完成“大便控制”过程中的所有行为动作，而且老年人在大便前能够独立解开裤子，在大便后能够独立清洁自己的身体，能够独立穿上裤子。

（2）3 分的判定方法：有时出现每周 < 1 次的便秘或大便失禁，或自行使用开塞露、尿垫等辅助用物。这里是指老年人不需要其他人帮助的情况下，绝大多数时间能够自行控制排便，有时控制较差，会出现每周 < 1 次的便秘或大便失禁，但仍能在大便前独立解开裤子，在大便后独立清洁自己的身体，能够独立穿上裤子；或者老年人在控制和排出粪便能力较差时，在不需要人帮助的情况下，能够自己独立使用开塞露、尿垫等辅助用物。

（3）2 分的判定方法：经常出现（每天 < 1 次，但每周 > 1 次）便秘或大便失禁，或他人少量协助使用开塞露、尿垫等辅助用物。这里是指老年人经常会出现每天 < 1 次但每周 > 1 次的便秘或大便失禁，或者在老年人控制和排出粪便的能力下降时（出现每天 < 1 次但每周 > 1 次的便秘或大便失禁），需要他人少量协助使用开塞露、尿垫等辅助用物。

（4）1 分的判定方法：大部分时间均出现（每天 ≥ 1 次）便秘或大便失禁，但尚未完全失控，或他人大量协助使用开塞露、尿垫等辅助用物。这里是指老年人大部分时间（每天 ≥ 1 次）存在便秘或大便失禁，但还没有完全失控，在便秘使用开塞露时需要他人给予大量协助才能排除粪便，在大便失禁时，需要他人大量协助使用尿垫、纸尿裤等辅助用物。

（5）0 分的判定方法：严重便秘或者完全大便失禁，需要依赖他人协助排便或清洁皮肤。这里是指老年人排便失去控制，出现严重便秘，需要完全依赖他人人工取便、清洁皮肤；或者老年人排便失去控制，出现完全大便失禁，需要完全依赖他人长期使用纸尿裤等辅助用物、清洁

皮肤等。

8. 如厕

如厕是指老年人在有便意或尿意的时候，自己知道要去卫生间或使用便盆、尿壶排泄大小便，以及排泄前解开裤子、完成排泄后清洁身体、穿上裤子的行为能力。依照《老年人能力评估规范》（GB/T 42195—2022），自理能力指标中如厕的指标说明、评分及说明见表 9-2-9。

表 9-2-9 老年人自理能力指标中如厕的指标说明、评分及说明

序号	自理能力指标	指标说明	评分及说明
8	如厕	如厕排泄大小便，并清洁身体	4 分：独立完成，不需要他人协助
			3 分：在他人指导或提示下完成
			2 分：需要他人协助，但以自身完成为主
			1 分：主要依靠他人协助，自身能给予配合
			0 分：完全依赖他人协助，且不能给予配合

注：评估中强调排泄前解开裤子、完成排泄后清洁身体、穿上裤子。

每个分值的判定方法：

（1）4 分的判定方法：独立完成，不需要他人协助。这里是指老年人不需要其他人的帮助，能够独立完成“如厕”过程中的所有行为动作；或者老年人可以使用辅助器具独立完成排泄前解开裤子、排泄后清洁身体、穿上裤子等行为。例如，使用纸尿裤的老年人能自己独立更换纸尿裤并完成皮肤清洁。

（2）3 分的判定方法：在他人指导或提示下完成。这里是指老年人在完成“如厕”过程中需要有人指导或者提示一些动作，在指导或提示后，老年人能独立完成排泄前解开裤子、排泄后清洁身体、穿上裤子等行为。例如需要指导解开裤子、提示冲水的方法等，经过指导或提示，老年人能独立完成“如厕”过程中的所有行为动作。

（3）2 分的判定方法：需要他人协助，但以自身完成为主。这里是指老年人在他人少量协助下，能够完成排泄前解开裤子、排泄后清洁身体、穿上裤子等行为；或者在他人少量帮助下，可以使用辅助器具完成排泄前解开裤子、排泄后清洁身体、穿上裤子等行为。这里排泄前解开裤子、排泄后清洁身体、穿上裤子等行为的大部分动作是老年人完成的。

（4）1 分的判定方法：主要依靠他人协助，自身能给予配合。这里是指老年人在他人协助下或者利用辅助器具，也不能完成如厕排泄大小便、排泄前解开裤子、排泄后清洁身体、穿上裤子等行为，但当其他人给予如厕排泄大小便、排泄前解开裤子、排泄后清洁身体、穿上裤子等行为时，能够给予配合。例如，虽然老年人自己不能穿上裤子，但是当其他人给老年人穿裤子时，老年人能知道协助抬起下肢、协助配合将下肢伸入裤腿等行为。

（5）0 分的判定方法：完全依赖他人协助，且不能给予配合。这里是指老年人在他人协助下或者利用辅助器具，也不能完成如厕排泄大小便、排泄前解开裤子、排泄后清洁身体、穿上裤子等行为，当其他人给予排泄前解开裤子、排泄后清洁身体、穿上裤子等行为时，也不能够给予配合。

（二）基础运动能力

基础运动能力共分为 4 个二级指标，分别是床上体位转移、床椅转移、平地行走、上下楼梯。

1. 床上体位转移

床上体位转移是指在床上进行翻身从而改变卧床体位，以及由卧位到坐起、由坐起到躺下等运动活动。依照《老年人能力评估规范》（GB/T 42195—2022），基础运动能力指标中床上体位转移的指标说明、评分及说明见表 9-2-10。

表 9-2-10　老年人基础运动能力指标中床上体位转移的指标说明、评分及说明

序号	基础运动能力指标	指标说明	评分及说明
9	床上体位转移	卧床翻身及坐起躺下	4 分：独立完成，不需要他人协助 3 分：在他人指导或提示下完成 2 分：需要他人协助，但以自身完成为主 1 分：主要依靠他人协助，自身能给予配合 0 分：完全依赖他人协助，且不能给予配合

每个分值的判定方法：

（1）4 分的判定方法：独立完成，不需要他人协助。这里是指老年人不需要其他人的任何帮助，能够独立完成平卧位和侧卧位之间相互转换、独立完成卧位和坐位之间相互转换的所有行为动作。

（2）3 分的判定方法：在他人指导或提示下完成。这里是指老年人在完成“床上体位转移”过程中需要有人指导或者提示一些动作，在指导或提示后，老年人能独立完成平卧位和侧卧位之间相互转换、独立完成卧位和坐位之间相互转换的行为。例如需要指导如何用力、提示翻身的要领等，经过指导或提示，老年人能独立完成“床上体位转移”过程中的所有行为动作。

（3）2 分的判定方法：需要他人协助，但以自身完成为主。这里是指老年人在他人少量协助下，能够完成平卧位和侧卧位之间相互转换、完成卧位和坐位之间相互转换的行为。这里“床上体位转移”过程中的大部分动作是老年人完成的。

（4）1 分的判定方法：主要依靠他人协助，自身能给予配合。这里是指老年人在完成“床上体位转移”过程中需要大部分依靠他人协助，他人的协助起到了主导力量，在这个过程中老年人能够给予配合。

（5）0 分的判定方法：完全依赖他人协助，且不能给予配合。这里是指老年人在床上体位转

移过程中，需要完全依赖他人，在他人协助床上体位转移时，无法主动用力，不能给予配合。

2. 床椅转移

床椅转移是指从床上转移到轮椅上、或从轮椅上转移到床上。包括从床边（轮椅边）坐起、双足站立、旋转身体、坐于轮椅（或床边）等。依照《老年人能力评估规范》（GB/T 42195—2022），基础运动能力指标中床椅转移的指标说明、评分及说明见表 9-2-11。

表 9-2-11　老年人基础运动能力指标中床椅转移的指标说明、评分及说明

序号	基础运动能力指标	指标说明	评分及说明
10	床椅转移	从坐位到站位，再从站位到坐位的转换过程	4 分：独立完成，不需要他人协助 3 分：在他人指导或提示下完成 2 分：需要他人协助，但以自身完成为主 1 分：主要依靠他人协助，自身能给予配合 0 分：完全依赖他人协助，且不能给予配合

每个分值的判定方法：

（1）4 分的判定方法：独立完成，不需要他人协助。这里是指老年人不需要其他人的任何帮助，能够独立完成床边（轮椅边）坐起、双足站立、旋转身体、坐于轮椅（或床边）的所有行为动作。

（2）3 分的判定方法：在他人指导或提示下完成。这里是指老年人在完成“床椅转移”过程中需要有人指导或者提示一些动作，在指导或提示后，老年人能独立完成床边（轮椅边）坐起、双足站立、旋转身体、坐于轮椅（或床边）的所有行为动作。例如需要指导如何旋转身体、提示下一步动作等，经过指导或提示，老年人能独立完成“床椅转移”过程中的所有行为动作。

（3）2 分的判定方法：需要他人协助，但以自身完成为主。这里是指老年人在他人少量肢体协助下，能够完成床边（轮椅边）坐起、双足站立、旋转身体、坐于轮椅（或床边）的所有行为动作。这里“床椅转移”过程中的大部分动作是老年人完成的。

（4）1 分的判定方法：主要依靠他人协助，自身能给予配合。这里是指老年人在完成“床椅转移”过程中需要大部分依靠他人协助，他人的协助起到了主导力量，在这个过程中老年人能够给予配合。

（5）0 分的判定方法：完全依赖他人协助，且不能给予配合。这里是指老年人在“床椅转移”过程中，需要完全依赖他人，在他人协助“床椅转移”时，无法主动用力，不能给予配合。

3. 平地行走

平地行走是指从站立开始，然后采用一只脚在前、双脚交互的方式在地面行走。包括他人辅助和使用辅助具的步行，例如可戴着矫形器、假肢或使用合适的助行器，但不包括使用带轮的助行架。依照《老年人能力评估规范》（GB/T 42195—2022），基础运动能力指标中平地行走的指标说明、评分及说明见表 9-2-12。

表 9-2-12　老年人基础运动能力指标中平地行走的指标说明、评分及说明

序号	基础运动能力指标	指标说明	评分及说明
11	平地行走	双脚交互的方式在地面行动，总是一只脚在前，包括他人辅助和使用辅助具的步行	4 分：独立平地步行 50 m 左右，不需要协助，无摔倒风险
			3 分：能平地步行 50 m 左右，存在摔倒风险，需要他人监护或指导，或使用拐杖、助行器等辅助工具
			2 分：在步行时需要他人少量扶持协助
			1 分：在步行时需要他人大量扶持协助
			0 分：完全不能步行

每个分值的判定方法：

（1）4 分的判定方法：独立平地步行 50 m 左右，不需要协助，无摔倒风险。这里是指老年人不需要其他人的任何帮助，能够自己站立，并能独立在平地上行走 50 m 左右，在这个过程中，未使用拐杖、助行器等辅助工具，不需要别人的协助，没有摔倒的风险。

（2）3 分的判定方法：能平地步行 50 m 左右，存在摔倒风险，需要他人监护或指导，或使用拐杖、助行器等辅助工具。这里是指老年人在步行过程中有摔倒的风险，需要其他人监护或指导一些动作，可以完成平地步行 50 m 左右，例如提示抬头挺胸、目视前方等；或者老年人在步行过程中使用拐杖、助行器等辅助工具的情况下，可以完成平地步行 50 m 左右。

（3）2 分的判定方法：在步行时需要他人少量扶持协助。这里是指老年人在他人少量肢体协助下，能够完成平地行走。这里“平地行走”过程中的大部分动作行为是老年人自己完成的。

（4）1 分的判定方法：主要依靠他人协助，自身能给予配合。这里是指老年人在完成“平地行走”过程中需要大部分依靠他人协助，他人的协助起到了主导力量，在这个过程中老年人能够给予配合。

（5）0 分的判定方法：完全不能步行。这里是指其他人员给予大量协助的情况下，老年人依然无法完成步行，老年人完全不能完成步行。

4. 上下楼梯

上下楼梯是指双脚交替连续完成在楼梯台阶上下行走移动。上下楼梯能力是基础运动能力中最为困难的一个项目，上下楼梯评估项目的前提是老年人可以步行，在评估过程中可使用扶手和助行器。依照《老年人能力评估规范》（GB/T 42195—2022），基础运动能力指标中上下楼梯的指标说明、评分及说明见表 9-2-13。

表 9-2-13 老年人基础运动能力指标中上下楼梯的指标说明、评分及说明

序号	基础运动能力指标	指标说明	评分及说明
12	上下楼梯	双脚交替完成楼梯台阶连续的上下移动	3 分：可独立上下楼梯（连续上下 10 ~ 15 个台阶），不需要协助
			2 分：在他人指导或提示下完成
			1 分：需要他人协助，但以自身完成为主
			0 分：主要依靠他人协助，自身能给予配合；或者完全依赖他人协助，且不能给予配合

每个分值的判定方法：

（1）3 分的判定方法：可独立上下楼梯（连续上下 10 ~ 15 个台阶），不需要协助。这里是指老年人不需要其他人的任何帮助，能够自己独立连续上下 10 ~ 15 个台阶，在这个过程中，没有使用拐杖、助行器等辅助工具，不需要别人的协助，老年人可自己抓扶楼梯扶手连续上下 10 ~ 15 个台阶。

（2）2 分的判定方法：在他人指导或提示下完成。这里是指老年人在完成连续上下 10 ~ 15 个台阶的过程中，需要有人指导或者提示一些动作，例如指导如何转移重心、提示手握紧扶手等，经过指导或提示，老年人能独立完成连续上下 10 ~ 15 个台阶。

（3）1 分的判定方法：需要他人协助，但以自身完成为主。这里是指老年人在他人少量肢体协助下，能够完成连续上下 10 ~ 15 个台阶。这里“上下楼梯”过程中的大部分动作行为是依靠老年人自身力量完成的，他人的协助力量起辅助作用。

（4）0 分的判定方法：主要依靠他人协助，自身能给予配合；或者完全依赖他人协助，且不能给予配合。这里是指老年人在上下楼梯过程中，主要依靠他人的大量协助，在这个过程中，老年人可以给予配合；或者老年人完全依赖其他人的协助，在他人给予协助时，自身不能给予配合。

（三）精神状态

精神状态共分为 9 个二级指标，分别是时间定向、空间定向、人物定向、记忆、理解能力、表达能力、攻击行为、抑郁症状、意识水平。

1. 时间定向

时间定向是指人们在日常生活中对时间的感知能力。它包括人们对过去、现在和未来的时间的认识和理解。依照《老年人能力评估规范》（GB/T 42195—2022），精神状态指标中时间定向的指标说明、评分及说明见表 9-2-14。

表 9-2-14　老年人精神状态指标中时间定向的指标说明、评分及说明

序号	自理能力指标	指标说明	评分及说明
13	时间定向	知道并确认时间的能力	4 分：时间观念（年、月）清楚，日期（或星期几）可相差一天
			3 分：时间观念有些下降，年、月、日（或星期几）不能全部分清（相差两天或以上）
			2 分：时间观念较差，年、月、日不清楚，可知上半年或下半年或季节
			1 分：时间观念很差，年、月、日不清楚，可知上午、下午或白天、夜间
			0 分：无时间观念

每个分值的判定方法：

（1）4 分的判定方法：时间观念（年、月）清楚，日期（或星期几）可相差一天。这里是指老年人能准确回答出评估时所问的年份和月份，老年人能回答出评估时所问的日期（或星期几），阴历阳历均可，但相差不能超过一天。

（2）3 分的判定方法：时间观念有些下降，年、月、日（或星期几）不能全部分清（相差两天或以上）。这里是指老年人能准确回答出评估时所问的年份和月份，老年人能回答出评估时所问的日期（或星期几），阴历阳历均可，但相差超过两天或以上。

（3）2 分的判定方法：时间观念较差，年、月、日不清楚，可知上半年或下半年或季节。这里是指老年人不能准确回答出评估时所问的年份、月份和日期（或星期几），阴历阳历均回答不出来，但老年人能回答出评估时所处的时间为上半年或者下半年或者所处的季节。

（4）1 分的判定方法：时间观念很差，年、月、日不清楚，可知上午、下午或白天、夜间。这里是指老年人不能准确回答出评估时所问的年份、月份和日期（或星期几），阴历阳历均回答不出来，但老年人能回答出评估时所处的时间为上午或者下午、白天或者黑夜。

（5）0 分的判定方法：无时间观念。这里是指老年人不能准确回答出评估时所问的年份、月份和日期（或星期几），阴历阳历均回答不出来，而且老年人不能回答出评估时所处的时间为上午或者下午、白天或者黑夜。

2. 空间定向

空间定向是指在空间中定位、导航和理解方向的能力。它包括知觉、认知、记忆、决策和行动等多个方面。依照《老年人能力评估规范》（GB/T 42195—2022），精神状态指标中空间定向的指标说明、评分及说明见表 9-2-15。

表 9-2-15　老年人精神状态指标中空间定向的指标说明、评分及说明

序号	自理能力指标	指标说明	评分及说明
14	空间定向	知道并确认空间的能力	4 分：能在日常生活范围内单独外出，如在日常居住小区内独自外出购物等
			3 分：不能单独外出，但能准确知道自己日常生活所在地的地址信息
			2 分：不能单独外出，但知道较多有关自己日常生活的地址信息
			1 分：不能单独外出，但知道较少自己居住或生活所在地的地址信息
			0 分：不能单独外出，无空间观念

每个分值的判定方法：

（1）4 分的判定方法：能在日常生活范围内单独外出，如在日常居住小区内独自外出购物等。这里是指老年人对日常生活范围内的空间的感知、认知正常，对地图、路牌等信息能够准确记忆和理解，能准确说出自己所居住的具体地址，同时能准确回答出自己外出及回家的具体线路。

（2）3 分的判定方法：不能单独外出，但能准确知道自己日常生活所在地的地址信息。这里是指老年人对日常生活范围内的空间的感知、认知正常，对地图、路牌等信息能够准确记忆和理解，能准确说出自己所居住的具体地址，但是不能准确回答出自己外出及回家的具体线路。

（3）2 分的判定方法：不能单独外出，但知道较多有关自己日常生活的地址信息。这里是指老年人对日常生活范围内的空间的感知、认知有所下降，对地图、路牌等信息的大部分内容能够准确记忆和理解，知道较多有关自己所居住的具体地址，但是不能准确辨别方位，不能说出自己外出及回家的具体线路。

（4）1 分的判定方法：不能单独外出，但知道较少自己居住或生活所在地的地址信息。这里是指老年人对日常生活范围内的空间的感知、认知严重下降，对地图、路牌等信息的内容不能说出来，知道较少有关自己所居住的具体地址，不能准确辨别方位，不能说出自己外出及回家的具体线路。

（5）0 分的判定方法：不能单独外出，无空间观念。这里是指老年人对日常生活范围内的空间的感知、认知完全错误，对地图、路牌等信息的内容不能说出来，不知道有关自己所居住的具体地址，不能准确辨别方位，不能说出自己外出及回家的具体线路。

3. 人物定向

人物定向是指对人物的身份（姓名、年龄）与自己关系的辨识能力。依照《老年人能力评估规范》（GB/T 42195—2022），精神状态指标中人物定向的指标说明、评分及说明见表 9-2-16。

表 9-2-16　老年人精神状态指标中人物定向的指标说明、评分及说明

序号	自理能力指标	指标说明	评分及说明
15	人物定向	知道并确认人物的能力	4 分：认识长期共同一起生活的人，能称呼并知道关系
			3 分：能认识大部分共同生活居住的人，能称呼或知道关系
			2 分：能认识部分日常同住的亲人或照护者等，能称呼或知道关系等
			1 分：只认识自己或极少数日常同住的亲人或照护者等
			0 分：不认识任何人（包括自己）

每个分值的判定方法：

（1）4 分的判定方法：认识长期共同一起生活的人，能称呼并知道关系。这里是指老年人能正确认出长期共同一起生活的人，能正确称呼对方，并且能知道自己和对方的关系。例如能准确回答出叔叔、姑姑等亲戚的姓名并能正确说出与他们之间的关系。

（2）3 分的判定方法：能认识大部分共同生活居住的人，能称呼或知道关系。这里是指老年人能正确认出共同生活居住中的大多数人，能正确称呼对方，并且能知道自己和对方的关系。例如在同学、同事、朋友中能正确回答出 2 个人的姓名及和他们的关系。

（3）2 分的判定方法：能认识部分日常同住的亲人或照护者等，能称呼或知道关系等。这里是指老年人能认识自己，能认识一少部分共同生活居住的人，能正确称呼对方，并且能知道自己和对方的关系。例如在同学、同事、朋友中能正确回答出 1 个人的姓名及和他们的关系。

（4）1 分的判定方法：只认识自己或极少数日常同住的亲人或照护者等。这里是指老年人能认识自己，能认识极少部分共同生活居住的人，但是不能正确称呼对方，不知道自己和对方的关系。例如在亲戚、家人中只能认识极个别共同居住的人，但不能回答出姓名及和他们的关系。

（5）0 分的判定方法：不认识任何人（包括自己）。这里是指老年人不认识自己，不能认出共同生活居住的任何人，并且不能正确称呼对方，不知道自己和对方的关系。

4. 记忆

记忆是人脑对经验过的事物的识记、保持、再现或再认，它包括三个基本环节：识记、保持、回忆和再认，它是进行思维、想象等高级心理活动的基础。依照《老年人能力评估规范》（GB/T 42195—2022），精神状态指标中记忆的指标说明、评分及说明见表 9-2-17。

表 9-2-17　老年人精神状态指标中记忆的指标说明、评分及说明

序号	自理能力指标	指标说明	评分及说明
16	记忆	短时、近期和远期记忆能力	4 分：总是能保持与社会、年龄所适应的记忆能力，能完整地回忆
			3 分：出现轻度的记忆紊乱或回忆不能（不能回忆即时信息，3 个词语经过 5 分钟后仅能回忆 0 ~ 1 个）
			2 分：出现中度的记忆紊乱或回忆不能（不能回忆近期记忆，不记得上一顿饭吃了什么）
			1 分：出现重度的记忆紊乱或回忆不能（不能回忆远期记忆，不记得自己的老朋友）
			0 分：记忆完全紊乱或者完全不能对既往事物进行正确地回忆

每个分值的判定方法：

（1）4 分的判定方法：总是能保持与社会、年龄所适应的记忆能力，能完整地回忆。这里是指在生活、工作中能与社会保持一致，能对过去的事情进行正确地回忆，能完整地回忆社会上发生的事情，能够回忆出与年龄相符合的经历过的事情，远期记忆能力完好，能对很久以前自己发生的事情进行准确回忆。

（2）3 分的判定方法：出现轻度的记忆紊乱或回忆不能（不能回忆即时信息，3 个词语经过 5 分钟后仅能回忆 0 ~ 1 个）。这里是指能对过去的事情进行正确地回忆，能记得自己以前认识的朋友，但识记、保持、回忆和再认三个基本环节中，有一个环节是紊乱的；或者不能回忆刚刚发生的事情，并且给予 3 个词语进行复述，经过 5 分钟后仅能回忆起 0 ~ 1 个。

（3）2 分的判定方法：出现中度的记忆紊乱或回忆不能（不能回忆近期记忆，不记得上一顿饭吃了什么）。这里是指能对过去的事情进行正确地回忆，能记得自己以前认识的朋友，但识记、保持、回忆和再认三个基本环节中，有两个环节是紊乱的；或者不能回忆刚刚发生的事情，不能回忆近期发生的事情，不记得上一顿饭吃了什么。

（4）1 分的判定方法：出现重度的记忆紊乱或回忆不能（不能回忆远期记忆，不记得自己的老朋友）。这里是指能对过去的事情进行回忆，但识记、保持、回忆和再认三个基本环节中，有三个环节是紊乱的；或者不记得自己的老朋友，同时不能回忆刚刚发生和远期发生的事情。

（5）0 分的判定方法：记忆完全紊乱或者完全不能对既往事物进行正确的回忆。这里是指完全不能对过去的事情进行回忆，识记、保持、回忆和再认三个基本环节都是错误的；或者不记得自己的老朋友，同时不能回忆刚刚发生和远期发生的事情。

5. 理解能力

理解能力是指个体对语言信息和非语言信息的理解和解释能力。理解能力涉及对语言或非语言信息的理解、分析和推理，以及对语言、概念和逻辑的理解。依照《老年人能力评估规范》（GB/T 42195—2022），精神状态指标中理解能力的指标说明、评分及说明见表 9-2-18。

表 9-2-18　老年人精神状态指标中理解能力的指标说明、评分及说明

序号	自理能力指标	指标说明	评分及说明
17	理解能力	理解语言信息和非语言信息的能力（可借助平时使用助听设备等），即理解别人的话	4分：能正常理解他人的话 3分：能理解他人的话，但需要增加时间 2分：理解有困难，需频繁重复或简化口头表达 1分：理解有严重困难，需要大量他人帮助 0分：完全不能理解他人的话

每个分值的判定方法：

（1）4 分的判定方法：能正常理解他人的话。这里是指在没有其他人的任何帮助下，老年人能独立理解他人所说的语言信息和非语言信息，同时能独立理解他人话语的推理和逻辑能力。

（2）3 分的判定方法：能理解他人的话，但需要增加时间。这里是指老年人能独立理解他人所说的语言信息和非语言信息，同时能独立理解他人话语的推理和逻辑能力，但是需要增加时间进行思考。

（3）2 分的判定方法：理解有困难，需频繁重复或简化口头表达。这里是指老年人对他人所说的语言信息和非语言信息理解有困难，即使是增加时间，也需有人频繁重复或简化口头表达才能理解，但是对他人话语的推理和逻辑能力仍然存在，通过给予时间和重复口述仍能理解，回答正确。

（4）1 分的判定方法：理解有严重困难，需要大量他人帮助。这里是指老年人对他人所说的语言信息和非语言信息理解有严重困难，即使是增加时间，给予频繁重复或简化口头也不能理解，需要他人给予解释、说明等大量帮助，而且老年人对他人话语的推理和逻辑能力明显性下降，需要有人给予大量的推理和解释才能理解，回答正确。

（5）0 分的判定方法：完全不能理解他人的话。这里是指老年人对他人所说的语言信息和非语言信息完全不能理解，即使是增加时间，给予频繁重复或简化口头也不能理解，他人给予解释、说明等大量帮助也不能理解，而且老年人对他人话语的推理和逻辑能力完全丧失。

6. 表达能力

表达能力是指表达信息的能力，是一个人把自己的思想、情感、想法和意图等，用语言、文字、图形、表情和动作等清晰明确地表达出来，并善于让他人理解、体会和掌握的能力。表达能力包括口头的和非口头的。依照《老年人能力评估规范》（GB/T 42195—2022），精神状态指标中表达能力的指标说明、评分及说明见表 9-2-19。

表 9-2-19　老年人精神状态指标中表达能力的指标说明、评分及说明

序号	自理能力指标	指标说明	评分及说明
18	表达能力	表达信息能力，包括口头的和非口头的，即表达自己的想法	4 分：能正常表达自己的想法
			3 分：能表达自己的需要，但需要增加时间
			2 分：表达需要有困难，需频繁重复或简化口头表达
			1 分：表达有严重困难，需要大量他人帮助
			0 分：完全不能表达需要

每个分值的判定方法：

（1）4 分的判定方法：能正常表达自己的想法。这里是指老年人能利用口头语言和书面文字表达出自己的想法，并且能利用肢体语言、面部表情等表达出自己的想法。

（2）3 分的判定方法：能表达自己的需要，但需要增加时间。这里是指老年人能利用口头语言和书面文字表达出自己的想法，并且能利用肢体语言、面部表情等表达出自己的想法，但需要增加时间来思考。

（3）2 分的判定方法：表达需要有困难，需频繁重复或简化口头表达。这里是指老年人用口头语言和书面文字表达出自己的想法有困难，即使是增加时间，也需有人频繁重复或简化口头表达才能表达，并且用肢体语言、面部表情等表达出自己的想法也有困难，即使是增加时间，也需有人频繁重复或简化口头表达才能表达。

（4）1 分的判定方法：表达有严重困难，需要大量他人帮助。这里是指老年人用口头语言和书面文字表达出自己的想法有严重困难，即使是增加时间，给予频繁重复或简化口头也不能表达，需要他人给予解释、说明等大量帮助才能表达，并且用肢体语言、面部表情等表达自己的想法也有严重困难，即使是增加时间，给予频繁重复或简化口头也不能表达，需要他人给予解释、说明等大量帮助才能表达。

（5）0 分的判定方法：完全不能表达需要。这里是指老年人完全无法用口头语言、书面文字、肢体语言、面部表情等表达出自己的想法，即使是增加时间，给予频繁重复或简化口头也不能表达，他人给予解释、说明等也不能表达。

7. 攻击行为

攻击行为是指以伤害另一生命的身体或心理为目的的行为，即对他人的敌视、伤害或破坏性行为，在老年人能力评估过程中的攻击行为主要是指身体攻击行为和语言攻击行为两部分。依照《老年人能力评估规范》（GB/T 42195—2022），精神状态指标中攻击行为的指标说明、评分及说明见表 9-2-20。

表 9-2-20　老年人精神状态指标中攻击行为的指标说明、评分及说明

序号	自理能力指标	指标说明	评分及说明
19	攻击行为	身体攻击行为（如打 / 踢 / 推 / 咬 / 抓 / 摔东西）和语言攻击行为（如骂人、语言威胁、尖叫）	1 分：未出现 0 分：近一个月内出现过攻击行为

每个分值的判定方法：

（1）1 分的判定方法：近一个月内未出现攻击行为情况。这里是指老年人在任何情况下，近一个月内没有出现过身体攻击行为和语言攻击行为。

（2）0 分的判定方法：近一个月内出现过攻击行为。这里是指老年人在任何情况下，近一个月内出现过一次及以上的身体攻击行为或语言攻击行为。

8. 抑郁症状

抑郁症状是以连续且长期的心情低落为主要的临床特征，主要表现有长时间的情绪低落、兴趣减退、活力减退等症状，甚至出现妄想、幻觉、自杀念头或自杀行为。依照《老年人能力评估规范》（GB/T 42195—2022），精神状态指标中抑郁症状的指标说明、评分及说明见表 9-2-21。

表 9-2-21　老年人精神状态指标中抑郁症状的指标说明、评分及说明

序号	自理能力指标	指标说明	评分及说明
20	抑郁症状	存在情绪低落、兴趣减退、活力减退等症状，甚至出现妄想、幻觉、自杀念头或自杀行为 （注：长期的负性情绪）	1 分：未出现 0 分：近一个月内出现过负性情绪

每个分值的判定方法：

（1）1 分的判定方法：未出现抑郁情绪。这里是指老年人在遇到不开心的事情时能进行积极的自我调节，平时心态积极，情绪稳定，能与他人维持良好的关系，会合理安排自己的休闲活动，从未出现过妄想、幻觉、自杀念头或自杀行为。

（2）0 分的判定方法：近一个月内出现过负性情绪。这里是指老年人近一个月内，存在以下情况：连续且长期的负性情绪，如经常性的情绪低落、唉声叹气、愁眉苦脸；或者经常出现情绪不稳定，表现出时而忧伤时而愤怒且无法控制等现象；或者出现社会性退缩，孤立自己，甚至出现妄想、幻觉、自杀念头、自杀行为。

9. 意识水平

意识水平主要指的是大脑的觉醒程度，是机体对自身和周围环境的刺激做出应答反应的能力程度，包括清醒和持续的觉醒状态。可通过语言和躯体等行为进行判断。依照《老年人能力评估规范》（GB/T 42195—2022），精神状态指标中意识水平的指标说明、评分及说明见表 9-2-22。

表 9-2-22 老年人精神状态指标中意识水平的指标说明、评分及说明

序号	自理能力指标	指标说明	评分及说明
21	意识水平	机体对自身和周围环境的刺激做出应答反应的能力程度，包括清醒和持续的觉醒状态（注：处于昏迷状态，直接评定为重度失能）	2 分：神志清醒，对周围环境能做出正确反应 1 分：嗜睡，表现为睡眠状态过度延长。当呼唤或推动老年人的肢体时可唤醒，并能进行正确的交谈或执行指令，停止刺激后又继续入睡；意识模糊，注意力涣散，对外界刺激不能清晰的认识，空间和时间定向力障碍，理解力迟钝，记忆力模糊和不连贯 0 分：昏睡，一般的外界刺激不能使其觉醒，给予较强烈的刺激时可有短时的意识清醒，醒后可简短回答提问，当刺激减弱后又很快进入睡眠状态；或者昏迷：意识丧失，随意运动丧失，对一般刺激全无反应

每个分值判定方法：

（1）2 分的判定方法：神志清醒，对周围环境能做出正确反应。这里是指老年人意识清醒，能进行正确地交谈或执行指令，并且认知能力正常，对自身及周围环境的认知能力良好。

（2）1 分的判定方法：嗜睡或意识模糊。这里是指老年人符合定义中“嗜睡”或者“意识模糊”内容中所述的所有行为表现。

（3）0 分的判定方法：昏睡或昏迷。这里是指老年人符合定义中“昏睡”或者“昏迷”内容中所述的所有行为表现。

（四）感知觉与社会参与

感知觉与社会参与共分为 5 个二级指标，分别是视力、听力、执行日常事务、使用交通工具外出、社会交往能力。

1. 视力

视力指视觉器官对物品形态的辨别能力，如感受出光线的强弱，分辨物体大小、形状等。视力是衡量眼功能是否正常的主要标准。视力评估的主要方法是评估老年人对光线的感受、物体的大小、形状和颜色，另一种评估方法是评估老年人辨识报纸字体大小的能力。一般采用《人民日报》，大字体一般为标题，标准字体一般为正文。评估人员将报纸平行放在距老年人眼睛 30 cm 左右的位置。依照《老年人能力评估规范》（GB/T 42195—2022），感知觉与社会参与指标中视力的指标说明、评分及说明见表 9-2-23。

表 9-2-23 老年人感知觉与社会参与指标中视力的指标说明、评分及说明

序号	感知觉与社会参与指标	指标说明	评分及说明
22	视力	感受存在的光线并感受物体的大小、形状的能力。在个体的最好矫正视力下进行评估	2 分：视力正常 1 分：能看清楚大字体，但看不清书报上的标准字体；视力有限，看不清报纸大标题，但能辨认物体 0 分：只能看到光、颜色和形状；完全失明

每个分值判定方法：

（1）2 分的判定方法：视力正常。这里是指老年人能感受出来光线的强弱，能感受出物体的大小、形状和颜色，并且能看清报纸上大字体和标准字体。

（2）1 分的判定方法：能看清楚大字体，但看不清书报上的标准字体；视力有限，看不清报纸大标题，但能辨认物体。这里是指老年人能感受出来光线的强弱，能看清楚报纸上大字体，但看不清书报上的标准字体；或者老年人虽然看不清报纸的大标题，但能辨认物体的大小、形状和颜色。

（3）0 分的判定方法：只能看到光、颜色和形状；完全失明。这里是指老年人看不清楚报纸上大字体及标准字体，但能看到光、颜色和形状；或者老年人完全失明，感受不到任何光线，看不到任何物体。

2. 听力

听力是指耳朵接收和处理声音的能力。它涉及两个主要过程：声音的接收和声音的理解。听力评估是指通过耳朵接收声音信息并进行分析、理解信息的过程。依照《老年人能力评估规范》（GB/T 42195—2022），感知觉与社会参与指标中听力的指标说明、评分及说明见表 9-2-24。

表 9-2-24　老年人感知觉与社会参与指标中听力的指标说明、评分及说明

序号	感知觉与社会参与指标	指标说明	评分及说明
23	听力	能辨别声音的方位、音调、音量和音质的有关能力（可借助平时使用助听设备等）	2 分：听力正常 1 分：在轻声说话或说话距离超过 2 米时听不清；正常交流有些困难，需在安静的环境或大声说话才能听到 0 分：讲话者大声说话或说话很慢，才能部分听见；完全失聪

每个分值的判定方法：

（1）2 分的判定方法：听力正常。这里是指老年人可接收到正常交流的声音，能听到像电视、电话、门铃的声音等，能准确分辨出声音的方位，且能通过音调和音质准确辨别出是否是熟悉的声音。

（2）1 分的判定方法：在轻声说话或说话距离超过 2 米时听不清；正常交流有些困难，需在安静的环境或大声说话才能听到。这里是指老年人能辨别出声音的方位，能通过音调和音质辨别出是否是熟悉的声音，但接收音量的能力下降，轻声说话或说话距离超过 2 米时已听不清；或者老年人能辨别出声音的方位，能通过音调和音质辨别出是否是熟悉的声音，但对声音的辨别能力下降，需在安静的环境或提高声音说话才能听到。

（3）0 分的判定方法：讲话者大声说话或说话很慢，才能部分听见；完全失聪。这里是指老年人感受声音和辨别声音的能力严重下降，即使是大声说话或说话很慢，也只能听见部分声音；或者完全失聪，听不见任何声音。

3. 执行日常事务

执行日常事务是指计划、安排并完成日常事务，评估老年人执行日常事务的能力。主要通过询问、观察、沟通交流的方式来评定老年人处理日常生活中各种事情及任务的能力。

包括但不限于洗衣服、安排小金额购物、服药管理等。依照《老年人能力评估规范》(GB/T 42195—2022),感知觉与社会参与指标中执行日常事务的指标说明、评分及说明见表 9-2-25。

表 9-2-25 老年人感知觉与社会参与指标中执行日常事务的指标说明、评分及说明

序号	感知觉与社会参与指标	指标说明	评分及说明
24	执行日常事务	计划、安排并完成日常事务,包括但不限于洗衣服、小金额购物、服药管理	4 分:能完全独立计划、安排和完成日常事务,无须协助
			3 分:在计划、安排和完成日常事务时需要他人监护或指导
			2 分:在计划、安排和完成日常事务时需要少量协助
			1 分:在计划、安排和完成日常事务时需要大量协助
			0 分:完全依赖他人进行日常事务

每个分值的判定方法:

(1)4 分的判定方法:能完全独立计划、安排和完成日常事务,无须协助。这里是指老年人能对日常生活中的事务独立的做出计划,能对各类日常事务有明确且合理的时间安排,且能独立并正确地完成日常生活中的各种事务,比如购物、做饭、服药等,在这个过程中,不需要其他人的任何帮助。

(2)3 分的判定方法:在计划、安排和完成日常事务时需要他人监护或指导。这里是指老年人对日常生活中的事务做出计划时、对各类日常事务进行时间安排时、在处理日常生活中的各种事务时,都需要其他人监护或指导,经过监护和指导,老年人能对日常生活中的事务做出计划,能对各类日常事务有明确且合理的时间安排,能处理日常生活中的各种事务。

(3)2 分的判定方法:在计划、安排和完成日常事务时需要少量协助。这里是指老年人在他人少量协助下,能够完成对日常生活中的事务做出计划,对各类日常事务有明确且合理的时间安排,能处理日常生活中的各种事务。这些过程中,老年人起到了主要作用,其他人的协助起到了辅助作用。

(4)1 分的判定方法:在计划、安排和完成日常事务时需要大量协助。这里是指老年人在他人大量协助下,才能够完成对日常生活中的事务做出计划,才对各类日常事务有明确且合理的时间安排,才能处理日常生活中的各种事务。这些过程中,其他人的协助起到了主要作用,老年人起到了辅助作用。

(5)0 分的判定方法:完全依赖他人进行日常事务。这里是指老年人完全没有日常事务的计划能力、对各类日常事务的安排能力和日常生活中各种事务的处理能力,在执行日常事务时,完全依赖他人。

4. 使用交通工具外出

使用交通工具外出是指安全地使用各种交通工具出门。包括但不限于单车、公交车、地铁、出租车、私家车等,以及是否知道如何前往目的地的路线、时间等相关信息。依照《老年人能力

评估规范》(GB/T 42195—2022)，感知觉与社会参与指标中使用交通工具外出的指标说明、评分及说明见表 9-2-26。

表 9-2-26　老年人感知觉与社会参与指标中使用交通工具外出的指标说明、评分及说明

序号	感知觉与社会参与指标	指标说明	评分及说明
25	使用交通工具外出		3 分：能自己骑车或搭乘公共交通工具外出
			2 分：能自己搭乘出租车，但不会搭乘其他公共交通工具外出
			1 分：当有人协助或陪伴，可搭乘公共交通工具外出
			0 分：只能在他人协助下搭乘出租车或私家车外出，或者完全不能出门，或者外出完全需要协助

每个分值的判定方法：

(1) 3 分的判定方法：能自己骑车或搭乘公共交通工具外出。这里是指老年人能根据出发地和目的地的距离选择交通工具和合适的路线，如自行车、公交车、地铁等，且如果老年人搭乘公共交通工具时，自己能知道乘车站点、换乘站点及位置，正确换乘。在这些过程中不需要其他人的任何帮助。

(2) 2 分的判定方法：能自己搭乘出租车，但不会搭乘其他公共交通工具外出。这里是指老年人能知道出发地和目的地的距离，能自己呼叫出租车、到指定地点搭乘出租车、搭乘后自己能完成付费。但不会搭乘其他公共交通工具。

(3) 1 分的判定方法：当有人协助或陪伴，可搭乘公共交通工具外出。这里是指老年人能根据出发地和目的地的距离选择合适的路线和公共交通工具，但在搭乘公共交通工具时需要有人协助或陪伴，才能知道乘车站点、换乘站点及位置，做到正确换乘。

(4) 0 分的判定方法：只能在他人协助下搭乘出租车或私家车外出；完全不能出门，或者外出完全需要协助。这里是指老年人已不能根据出发地和目的地的距离选择合适的路线。老年人只能在他人协助下搭乘出租车或私家车才可以外出，或者已经完全不能出门，或者外出时完全需要他人协助。

5. 社会交往能力

社会交往能力是指人与周围社会的互动和交流能力，包括人与家庭成员、朋友、邻居、公共服务机构等的交流和互动能力。评估中的社会交往能力主要包含以下六个方面：(1) 社会适应能力：遇到新环境时，懂得改变自己的态度、价值观，接受和遵从新环境的社会规范和准则，主动做出与社会相符的行为；或者改变环境使之适合个体自身需要的能力。(2) 人际感受能力：对他人的感情、动机、需要、思想等内心活动和心理状态的感知能力，以及对自己言行影响他人程度的感受能力。(3) 人事记忆力：记忆与交往对象及其交往活动相关的一切信息的能力。(4) 人际理解力：理解他人的思想、感情与行为的能力。(5) 人际想象力：设身处地为他人着想，从对方的地位、处境、立场思考问题，评价对方行为的能力。(6) 风度和表达力：人际交往中举

止、谈吐得当，真挚、友善、富于感染力的情感表达能力。依照《老年人能力评估规范》（GB/T 42195—2022），感知觉与社会参与指标中社会交往能力的指标说明、评分及说明见表 9-2-27。

表 9-2-27　老年人感知觉与社会参与指标中社会交往能力的指标说明、评分及说明

序号	感知觉与社会参与指标	指标说明	评分及说明
26	社会交往能力		4 分：参与社会，在社会环境有一定的适应能力，待人接物恰当
			3 分：能适应单纯环境，主动接触他人，初见面时难让人发现智力问题，不能理解隐喻语
			2 分：脱离社会，可被动接触，不会主动待他人，谈话中很多不适词句，容易上当受骗
			1 分：勉强可与他人接触，谈吐内容不清楚，表情不恰当
			0 分：不能与人交往

每个分值的判定方法：

（1）4 分的判定方法：参与社会，在社会环境有一定的适应能力，待人接物恰当。这里是指老年人的表现至少满足六大社会交往能力的 5 项要求。

（2）3 分的判定方法：能适应单纯环境，主动接触他人，初见面时难让人发现智力问题，不能理解隐喻语。这里是指老年人的表现至少基本满足六大社会交往能力中社会适应能力、人事记忆力、风度和表达力的 2 项要求，但不满足人际感受能力、人际理解力、人际想象力中的要求。

（3）2 分的判定方法：脱离社会，可被动接触，不会主动待他人，谈话中很多不适词句，容易上当受骗。这里是指老年人的表现基本满足六大社会交往能力中社会适应能力、人事记忆力中的部分要求，但不满足定义中人际感受能力、人际理解力、人际想象力、风度和表达力中所描述的要求。

（4）1 分的判定方法：勉强可与他人接触，谈吐内容不清楚，表情不恰当。这里是指老年人的表现基本满足六大社会交往能力中社会适应能力所描述的部分要求，其他均不满足要求。

（5）0 分的判定方法：不能与人交往。这里是指老年人的六大社会交往能力要求均不能满足，老年人没有任何社会交往能力。

三、老年人评估能力等级划分解读

（一）0 级

能力完好，总分 90，表示老年人各项能力良好，可以自理。

（二）1 级

能力轻度受损（轻度失能），总分 66 ~ 89 分，表示老年人有轻度功能缺陷，但日常生活基本能够自理，只需要少量的生活协助。

（三）2 级

能力中度受损（中度失能），总分 46 ~ 65 分，表示老年人有中度功能缺陷，日常生活需要一定帮助。

（四）3 级

能力重度受损（重度失能），总分 30 ~ 45 分，表示老年人有严重功能缺陷，日常生活明显依赖他人。

（五）4 级

能力完全丧失（完全失能），总分 0 ~ 29 分，完全丧失生活能力，日常生活需要完全依赖他人。

四、评估结果的应用

老年人能力评估结果对于了解老年人的生活自理状况、制订个性化照护或康复计划等方面具有重要意义。

1. 确定照护需求

根据老年人的评估能力等级，可以确定老年人的照护需求，可以选择合适的照护机构和服务，以满足老年人的日常生活需求。

2. 制订个性化照护计划

制订有针对性的照护计划。对于部分依赖的老年人，可以提供辅助工具或康复指导。对于严重依赖的老年人，则需要提供 24 小时的全面的照护服务。

3. 制订照护措施

根据老年人的评估能力等级，可以制订相应的照护措施，可以合理安排照护活动，如康复训练等。

4. 评估照护效果

通过老年人能力评估还可以监测老年人功能状态的变化，从而用于评估照护效果。

5. 资源分配

根据老年人的评估能力结果，有助于医疗机构、养老机构和社区工作者合理分配资源，优先满足那些自理能力低下、需要更多帮助的老年人。

五、评估结果的反馈

最终评估结果确定以后，将评估结果报告告知业务受理人员，由业务受理人员告知老年人 / 代理人；并将评估结果报告保存、备案。在将评估结果告知老年人及家属时，要注意以下几点。

1. 要有同感

事先了解老年人的脾气、性格和喜好，设身处地地从老年人的角度正确地向其传达评估结果，使他们觉得自己被了解和接受，这会给老年人以最大的支持。

2. 感情真切

用坦诚的态度与老年人交流，使他们感受到一种真挚的关心；告知过程中要和蔼可亲、平易近人，让老年人能感受到你的亲切感。

3. 接纳老年人

大部分老年人缺乏安全感，迫切希望得到别人的关怀、接纳和认可，告知结果时要用爱心和同理心去接纳他们。

4. 尊重老年人

大部分老年人常感无用，容易产生自卑感，告知结果时要给予其明显的尊重与支持，能增强老年人的自爱和自尊。

5. 耐心细致

老年人多爱唠叨，告知结果时老年人若有疑问，不要表现出任何的反感和不愉快，要耐心地去解答老年人的疑惑。

6. 因人而异

每一个老年人均有不同的特点，告知评估结果时要把每一位老年人视为独立的个体，根据实际情况适时调整沟通方式。

六、评估结果异议的处理

老年人 / 代理人如对评估结果有异议，可以按照以下步骤进行处理。

1. 提供额外的信息

老年人 / 代理人如对评估结果有异议，可以向其提供材料，包括评估机构获得的上级主管部门的资格认证或委托，评估员的评估资格证、社会工作者资格证书或养老护理员职业资格证书，评估小组组长的评估资格证、高级养老护理员职业资格证书，评估程序等。

2. 复核评估

老年人 / 代理人如对评估结果有异议，准备书面复核材料，评估办公室受理并确认资料无误后，上报评估复核委员会，评估复核委员会接受复核书面材料，确认材料无误后，组织评估专家组安排实地调查，评估调查组实地调查情况核实后，出具调查结果报告，向评估复核委员会汇报实际调查结果，评估复核委员会审核最终处理结果报告后，将最终处理结果报告通知评估办公室，评估办公室确认最终处理结果后，通知复核申请人，告知处理结果。

3. 第三方复评

老年人 / 代理人如对评估结果有异议，可以向主管政府部门提出复评申请，主管政府部门收到复评申请后，及时安排其他评估机构进行复评，复评结论为最终评估结论。

【练习题】

扫一扫二维码查看练习题。

扫一扫

拓展阅读

《老年人能力评估》与《老年人能力评估规范》的不同

一、属性与功能的不同

《老年人能力评估》（MZ/T 039—2013）属于行业标准，《老年人能力评估规范》（GB/T 42195—2022）是国家标准，二者的属性与功能上均发生了变化。行业标准是行业内的技术标准，国家标准是为政府职能整合、财政支持、人才培训和保障等方面的不断完善而建立的基本规范。

二、应用范围不同

行业标准应用涉及的是全国某个特定的行业。国家标准则广泛应用于民政、养老、卫健、医保、残联等多个部门或行业。标准的适用主体发生了改变，各部门的联动效更加凸显，可提高服务效力。

三、评估内容不同

《老年人能力评估规范》的评估指标作出了重大调整，评估实施与评估结果更详尽准确。老年人认知功能评估内容较前更加专业翔实，计分方法与等级划分进行了简化，可操作性更强。

任务三　老年人能力评估结果的应用与改进

案例导入

张爷爷，77 岁，大学教授，入住康乐家园养老机构 7 年，高血压 10 年，平时遵医嘱服用降压药，血压控制良好，3 个月前突患脑梗死，右侧轻度偏瘫，现在老人能自行进食、洗漱、洗澡、如厕、穿脱衣服，大小便控制正常，借助拐杖可以平地行走、上下楼梯，外出购物、乘坐公共交通工具外出需协助，平时喜欢吃咸菜、红烧肉，喜欢绘画、书法。依照《老年人能力评估规范》（GB/T 42195—2022）为张爷爷进行评估，能力评估等级为 1 级：能力轻度受损（轻度失能）。

任务描述

1. 根据张爷爷的评估能力等级，为张爷爷制订一份个性化的照护计划。

2. 为张爷爷实施照护计划的过程中，请进行结果跟踪与评估，以改进照护张爷爷的服务质量及效率。

知识殿堂

一、评估的分类

根据所处的情况不同，评估可以分为以下几类。

（一）常规评估

对有评估服务需求的老年人，根据国家标准《老年人能力评估规范》（GB/T 42195—2022）进行全面、系统的评估，并出具评估结果。

课件

（二）入院评估

对于入住养老机构的老年人，机构会在老年人入院时给予评估。评估者事先向老年人和陪同人员解释评估的目的和要求，并取得老年人的合作，养老机构会根据评估结果为老年人制订相应的照护方案。

（三）例行评估

主要是评估的持续状态，一般每年应不少于一次，评估结果整理归档，并形成评估小结，记录老年人的健康状态。

（四）出院评估

老年人在出院时，养老机构给予老年人的评估。评估者应对老年人出、入院评估结果给予对比分析，形成小结做出评价。方便为老年人提供合理、可行的出院计划。

（五）即时评估

老年人发生特殊情况导致能力发生变化时，而立即进行的实时评估。

二、评估结果的存档和保存

（一）建立健康档案

建立一个专门的健康档案系统，来存储和管理老年人的能力评估结果，可以使用电子档案系统或纸质档案，根据实际情况选择合适的方式。

（二）设立访问权限和管理制度

应有专人管理，设立档案管理制度（查询、借阅制度等）。

（三）符合法律要求

在评估结果存档时，要符合法律要求，如遵守个人信息保护法，保护评估对象隐私。

（四）便于查询

统一编号，一人一档，便于查询。

三、老年人能力评估结果的应用

老年人能力评估为科学划分老年人能力等级、制订个性化的照护计划、推进基本养老服务体系建设、优化养老服务供给、规范养老服务机构运营等提供了基本依据，在养老产业中具有重要地位。以下主要讲述如何将评估结果应用于照护计划。

四、照护计划的概述

制订照护计划是以老年人评估为基础，以照护问题为依据，设计如何满足照护对象的需要、增加照护对象的舒适、维持和促进照护对象的功能和促进照护对象康复的动态决策过程。其目的是要确定照护对象的照护重点；明确预期目标；提供照护评价标准；设计照护措施的实施方案。全面的照护计划体现出照护工作的组织性和科学性，而老年人评估贯穿于照护计划的整个过程。

五、照护计划的制订原则

（一）安全性

老年人生理上的机能退化、患病率增加及存在不服老、不愿意麻烦别人的心态，都有可能增加老年人出现意外伤害的危险性，因此在制订照护计划时应以安全性为首要原则，提高风险防范意识，预防为主，加强防范措施，确保老年人的安全。

（二）以照护对象为中心

照护计划是根据照护对象的生理、心理和社会等方面的需求而计划的照护活动。是在确认老年人需求的基础上，并有老年人参与的情况下进行的照护，所做的一切目的均在于解决老年人的问题，满足个体需求。由于同样的问题可以由不同原因引起，同样的问题可针对老年人不同需求而采用不同措施，充分体现了以服务对象为中心的整体照护，而不单纯只是针对疾病、症状的照护。

（三）自立支援的原则

基于支持老年人自立和提高生命质量的理念，鼓励老年人坚持力所能及的活动，最大限度地维持老年人的留存功能，有助于保持老年人的自理能力，增强老年人生活的信心及自尊心，提高生活质量。

（四）协作性

为保证照护质量，在制订照护计划并实施的过程中，要求照护人员在工作中随时与老年人、医生及其他工作人员进行讨论，在制订计划和实施时取得老年人的理解和参与，使老年人从被动接受照护转变为主动参与照护。在参与过程中使老年人的健康意识和自我照顾能力得到增强；并且照护人员与照护对象建立起友好的、相互信任的关系。

（五）可观察性

可观察性指老年人健康状况一旦发生改变，照护人员可以通过直接评估及时发现问题，可观察性可以是生理、认知和行为上的改变。

（六）可测量性

目标陈述应使用可测量性的术语，以利于照护人员客观地测评老年人状况的改变及其改变的程度。避免使用模糊的限定词，如正常、稳定、可接受或足够等。

（七）时限性

每个目标都应有实现目标的时间限定，使照护人员能够确定老年人健康状况的改善情况。

（八）可行性

确定目标时必须对老年人环境资源进行全面评估，以保证制订的目标是有可能达到的。

（九）平等性原则

尊重老年人平等享有健康的权利，充分利用现有的人力、物力，制订切实合理的照护服务计划，使老年人得到公正平等的照护服务。

六、照护计划的制订流程

（一）评估

评估是一个系统地、连续地收集、组织、核实和记录照护对象有关健康资料的过程，是制订照护计划的第一步，也是制订照护计划最基本的步骤。评估是一个连续的、动态的过程，从与老年人第一次见面时开始，直到老年人出院或护理照护结束时才终止。照护计划服务的对象是人，人在维持内、外环境平衡，保持和促进健康的过程中，机体各方面情况时刻都会发生变化，应随时收集有关照护对象的反应和身体情况变化的资料，以便及时发现问题、确定问题，修改和补充照护计划。所以照护评估贯穿于照护工作的始终，贯穿于照护计划的全过程。

经过对老年人全方位能力评估后，根据能力等级确定老年人的照护问题和照护级别，制订照护计划以老年人各方面的能力水平为最重要依据。此外，还应多方面考虑，不仅要整合照护团队，包括营养、医疗、康复、社会工作等服务资源，还应依据老年人的健康水平及家庭照护情况进行。在照护过程中，应做好即时评估和照护记录，根据老年人的能力变化及时调整照护计划。

（二）确定照护问题

照护问题是通过评估发现的照护对象现存的或潜在的健康问题，是照护人员为达到预期结果选择措施的基础。一般情况下，老年人可以存在多个照护问题，在实际照护中，需要确定解决问题的优先顺序，因而需要对这些照护问题进行排序，然后根据问题的轻、重、缓、急合理地安排照护计划。按照优先顺序常将照护问题分为首优、中优和次优三类。在对照护问题进行排序时，要将对老年人健康威胁最大的首优问题放在首位，其他的中优和次优依次排序。

（三）制订照护目标

照护目标是期望照护对象在接受照护后的自理能力、认知、行为及情感等的改变。制订目标的意义在于，设置目标可以明确照护工作的方向，指导照护人员为达到目标中所期望的结果去计划照护措施。照护目标是选择照护措施的依据，也是评价照护措施的标准。

1. 目标分类

根据实现目标所需的时间长短可将照护计划的目标分为短期目标和长期目标。

（1）短期目标。指在相对较短的时间内（一般指一周之内）可达到的目标。

（2）长期目标。指需要相对较长时间才能实现的目标，通常需要超过 1 周甚至要数月才能实现。长期目标有利于照护人员为针对一个长期存在的问题采取连续的照护措施。长期目标往往需要一系列短期目标才能更好地实现，一系列的短期目标不仅可以使照护人员分清各阶段的工作任务，也可以因短期目标的逐步实现而增加老年人达到长期目标的信心。

2. 目标的陈述方式

照护目标的陈述公式为：主语 + 谓语 + 行为标准 + 时间、条件状语。

（1）主语：目标是期望照护对象所能发生的改变，因此目标的主语应是照护对象，主语也可以是照护对象的生理功能或照护对象机体的一部分，如照护对象的皮肤、体重。虽然有时在目标陈述中会省略主语，但句子的逻辑主语一定是照护对象。

（2）谓语：指照护对象将要完成的行为动作，也就是行为动词。

（3）行为标准：指照护对象完成该行为动作所要达到的程度。

（4）时间状语：指照护对象对象完成该行为动作所需的时间，限定照护对象应在何时达到目标中陈述的结果，即何时对目标进行评价，这一成分的重要性在于限定了评价时间。

（5）条件状语：指照护对象完成该行为动作所必须具备的条件状况。

例如：3 周后（时间状语）老年人（主语）独自（条件状语）行走（谓语）100 米（行为标准）。

（四）制订照护措施

照护措施描述的是照护人员为帮助照护对象达到预定目标所需采取的具体方法。照护措施的制订是建立在照护问题所陈述的相关因素的基础上、结合评估所获得的照护对象的具体情况，运用知识和经验作出决策的过程。

1. 制订照护措施时的注意事项

（1）照护措施应该有针对性。制订照护措施的目的是为了完成预定的目标，因此应针对目标制订。措施应该针对照护问题的相关因素，否则即使照护措施没有错误，也无法促使目标的实现。

（2）照护措施应切实可行。措施的制订需考虑：①照护对象的具体情况，照护措施应符合照护对象的年龄、身体情况、认知情况及照护对象自己对改变目前状况的愿望等，照护计划中所强调的是要为照护对象制订个体化的方案；②现有的条件、设施、设备等是否能实施照护措施；③照护人员的情况，是否有足够的人员，人员的知识水平、技术水平是否能胜任实施所制订的措施等。

（3）与其他医务人员的措施相一致。如果照护措施与医疗计划相互矛盾，容易使照护对象不知所措，并造成不信任感。制订措施时应参阅其他医务人员的病历记录、医嘱，意见不同时应一起协商，达成共识。

（4）照护措施应基于科学的基础上。每项照护措施都应有措施依据，措施依据来自自然科学、行为科学、人文科学的知识，禁止将没有科学依据的措施用于照护对象，照护措施的前提是一定要保证照护对象的安全。

（5）照护措施应具体，有指导性。使照护人员和照护对象均能准确、容易地执行措施，也就是制订的照护措施的可操作性。

2. 照护措施的内容

（1）生活照护：照护内容包括但不限于协助老年人饮食、清洁、穿衣、修饰、排泄、睡眠等日常生活的活动。

（2）基础照护：照护内容包括但不限于协助老年人测量生命体征、服药、控制感染等。

（3）康复照护：照护内容包括但不限于协助老年人步态训练、言语听力训练、肢体训练、认知训练、生活技能训练等方面。

（4）心理支持：照护内容包括但不限于环境适应、情绪疏导、心理支持、危机干预、健康宣教等。

（5）文化娱乐服务：服务内容包括但不限于书画、手工、棋牌、健身、讲座及纪念日庆贺活动。

3. 照护措施的流程

根据老年人评估能力等级及健康需求，为老年人提供规范的、标准化的照护服务。为此，应制订统一的照护服务流程，以确保照护服务的规范化和标准化，具体照护服务流程包括每日照护服务流程、每周照护服务流程。

（五）照护计划成文

照护计划成文是将照护问题、照护目标、照护措施以一定的格式记录下来。完整的照护计划是对老年人的健康问题做出评估和处理的记录，体现出老年人的健康情况，也是照护人员之间及照护人员与其他工作人员之间相互交流信息资料的工具。照护计划具体的书写格式，因不同机构有各自具体的条件和要求，所以书写格式也是多种多样的。无论采用何种成文格式，只要能够真实反映老年人的情况和问题，能够促进照护工作，方便使用就可采用。

七、照护措施的实施

实施是执行和完成照护计划的过程。通过执行各种照护措施，解决照护对象存在的健康问题。在实施照护措施的过程中，必须保证老年人安全，预防并发症的发生。在实施的过程中，不是机械地去执行计划，而是要把老年人评估贯穿在实施的过程中，根据老年人的身体情况灵活地实施。

八、评价

评价是指将老年人现在的健康状态与照护计划预定的目标进行比较并做出判断的过程，也就是将老年人的各项能力再次进行评估并与之前的评估结果进行比较的过程。此阶段的主要任务是评价照护后的效果，即将照护实施状态与目标进行比较，确定目标实现的程度。通过评价可以确定是否达到预期目标，了解照护活动的效果或效率，谋求照护方案的不断完善等。

（一）评价内容

1. 组织管理的评价

评价养老服务机构的组织管理质量是否有效地保证了照护计划的贯彻执行，主要内容有各种文书的规范化、人员分工的组织形式、照护人员履行职责情况、机构环境调节是否有利于照护计划的实施等。

2. 照护过程的评价

检查照护人员进行照护活动的行为过程是否符合标准。

3. 照护效果的评价

评价中最重要的部分，核心内容是评价老年人各项能力的改善情况是否达到预期目标。

（二）评价流程

PDCA[P：计划（plan），D：执行（do），C：检查（check），A：处理（action）] 循环应用于质量管理领域，是全面管理质量体系的基本方法，是已被我国各级医院、照护机构广泛采用的质量管理程序，包括 4 个阶段。

1. 计划阶段

主要是通过评估确定所提出的问题，确定质量管理目标并制订相应的措施。

2. 执行阶段

即根据预定目标和措施计划，落实执行各部门和负责人，组织计划的实施。

3. 检查阶段

也就是跟踪评估结果、检查计划实施的阶段。对照各项评价标准，衡量目标实现程度及各项工作达标情况。目标实现大致分三种水平：一是目标完全实现，二是目标部分实现，三是目标未实现。分析确定目标未实现的原因：对目标未实现部分及未达标的工作内容进行分析讨论，以发现导致目标未实现的原因。

4. 处理阶段

根据评估的结果，及时反思、分析、总结，做好跟踪评估，促进照护服务制度化、标准化、系统化、规范化。对照护计划进行修订通常有以下几个方法：（1）停止，对已实现的照护目标和已解决的问题，停止原有的照护措施。（2）取消，原有的潜在照护问题未发生，危险性不存在可取消相应目标、措施等。（3）增加，针对未发现或新出现的照护问题。评价本身也是一个再评估过程，若再评估表明出现了新的照护问题，应将这一问题及时加入照护计划中。（4）修订，对目标未实现或部分未实现，问题仍然存在的，应重新评估，分析目标未实现的原因，然后对照护问题、目标或照护措施不恰当的地方进行修改，并进行新一轮循环的照护活动，再次进行跟踪评估，直至最终达到目标。

【练习题】

扫一扫二维码查看练习题。

扫一扫

拓展阅读

王奶奶，78 岁，患有 2 型糖尿病 20 年，高血压 20 年，心房颤动 10 年，经口服药物控制，病情稳定。老人近半年记忆力下降，从家里走失 1 次，家人身心憔悴，将老人送入某养老机构，经养老院入院评估后给予介护二级，将老人安置在介护楼层，每月护理费用为 2000 元，家属对评估结果产生异议，要求降低护理等级，声称老年人在家能自行洗澡，不需要洗脚、助浴服务，机构领导考虑到提高机构床位入住率，不想失去客户，于是答应家属的要求，将护理等级降为介护一级，每月护理费为 1500 元，并签署协议，将老人安排入住。王奶奶入住养老机构 2 个月后，由于饮食不规律，发生过一次低血糖反应，当时由于照护人员发现及时，没有出现意外，机构也就没有告知老人家属，未对老人进行再次评估。一周后，王奶奶一个人在浴室沐浴时发生跌倒，导致左侧股骨颈骨折，后经保守治疗 1 月余不幸在养老机构去世，家属随后将机构告上法庭，要求赔偿经济损失 20 万元，法院最终判定养老机构对老人照护不当，赔偿老人家属 10 万元。请思考以下问题。

机构是否应该为了入住率而答应家属降低护理等级？如果家属对评估结果有异议，应该如何正确处理？

点燃思考

李爷爷，77 岁，生活不能自理，长期卧床，现入住康乐养老机构。身高 172 cm，体重 69 kg，大专文化，事业单位退休，丧偶，月收入 5000 元，子女经济上可以给予补贴。喜欢书法、绘画。不喜欢吃蔬菜、不爱喝白开水，喜欢吃红烧肉、咸菜、甜品饮料。性格倔强，不善与人沟通。既往病史：高血压病史 12 年，2 型糖尿病史 7 年，曾发生 1 次脑梗死。

目前状况：入住机构 1 年，李爷爷因脑梗死引起左侧肢体偏瘫，能够自行使用餐具进食，但偶尔需要提醒或协助。需要协助洗澡。能够自行穿衣，但拉拉链时较为困难，需要帮助。能够自行前往卫生间，但偶尔需要协助擦拭和起身。从床上到椅子上转移时，需要照护员搀扶或使用助行器。在室内行走时需要助行器，室外行走则需要照护员陪伴以防摔倒。无法自行上下楼梯，需要照护员协助或使用电梯。大部分时间能够自行控制，但偶尔出现失禁情况。能够自行洗脸、刷牙，但洗头、剃须等需要照护员协助。无法自行使用交通工具，外出时需要照护员陪同或使用轮椅。吞咽功能下降，饮水时偶有呛咳。康乐养老机构工作人员刚刚为李爷爷进行了例行评估。

照护任务

请根据老人情况更新健康档案和书写健康保健指导书。

实际照护任务

1. 请规范书写李爷爷的评估报告，并正确保存。
2. 请为李爷爷及家属解读评估结果。
3. 请根据评估结果为李爷爷制订照护计划。